Rehabilitation als biographischer Prozeß

V. Paeslack

Springer

Berlin
Heidelberg
New York
Barcelona
Budapest
Hongkong
London
Mailand
Paris
Santa Clara
Singapur
Tokio

V. Paeslack (Hrsg.)

Rehabilitation als biographischer Prozeß

Lebensschicksal Querschnittlähmung

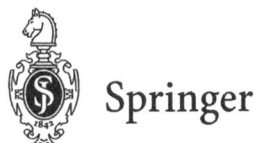 Springer

Prof. Dr. med. Volkmar Paeslack
Reinhard-Hoppe-Straße 5
D-69118 Heidelberg

Die Deutsche Bibliothek – CIP-Einheitsaufnahme

Rehabilitation als biographischer Prozeß: Lebensschicksal Querschnittlähmung/V. Paeslack (Hrsg.). – Berlin; Heidelberg; New York; Barcelona; Budapest; Hongkong; London;
Mailand; Paris; Santa Clara; Singapur; Tokio: Springer, 1995

ISBN-13: 978-3-642-79982-2   e-ISBN-13: 978-3-642-79981-5
DOI: 10.1007/978-3-642-79981-5
NE: Paeslack, Volkmar [Hrsg.]

© Springer-Verlag Berlin Heidelberg 1996
Softcover reprint of the hardcover 1st edition 1996

Satz und Repro: Cicero Lasersatz GmbH, Dinkelscherben b. Augsburg
SPIN 10131780   25/3134 - 5 4 3 2 1 0 - Gedruckt auf säurefreiem Papier

Vorwort

Im gesamten sozialen Feld, so auch im Bereich der Medizin und ihrer mittelbaren und unmittelbaren Nachbargebiete beginnt sich im letzten Jahrzehnt ein verstärktes Interesse für das Thema „Behinderung" und für Fragen der Auseinandersetzung mit Impairment, Disability und Handicap im weitesten Sinne durchzusetzen.

So wird heute ein schwerer angeborener oder erworbener körperlicher, seelischer oder geistiger Schaden nicht nur als einmal eingetretenes unabhänderliches Ereignis, sondern als Ausdruck eines biographischen Prozesses verstanden, der von der betroffenen Person, ebenso wie von ihrer familiären und sozialen Umgebung lebenslang bewußte und vielschichtige Bemühungen fordert.

In eindrucksvoller Weise wird dies am Lebensschicksal des Querschnittgelähmten deutlich.

Gleichzeitig dokumentieren sich hier die Aufgabenstellungen, in die die klinischen und außerklinischen Fachdienste, die an der Rehabilitation des Querschnittgelähmten teilhaben, eingebunden sind,

Mit der Wahl des diesjährigen Kongreßthemas – „Rehabilitation als biographischer Prozeß" – wird versucht, den Spuren nachzugehen, die eine derartige schwere Behinderung im Lebensschicksal des Betroffenen eingräbt.

Der Vorstand der Deutschsprachigen Medizinischen Gesellschaft für Paraplegie (DMGP) hat die Mitarbeiter des Heidelberger Querschnittgelähmtenzentrums erneut beauftrgt, im Jahre 1993 den Jahreskongreß vorzubereiten und durchzuführen.

Den Einladungen zu diesem Kongreß sind mehrere Hundert Mitglieder der ärztlichen, pflegerischen und therapeutischen Dienste in den deutschsprachigen Querschnittgelähmtenzentren und aus dem benachbarten Ausland gefolgt, gleichzeitig hat eine kleinere Zahl von querschnittgelähmten Frauen und Männern und deren Angehörigen an unseren Versammlungen teilgenommen.

In ca. 30 Beiträgen wurden schwerpunktmäßig die nachstationäre Situation des Querschnittgelähmten, gleichzeitig die Schwierigkeiten und Möglichkeiten einer umfassenden Reintegration dieses Personenkreises diskutiert.

Im Rahmen des Kongresses wurde gleichzeitig, der Tradition folgend, der Ludwig-Guttmann-Preis der DMGP verliehen.

Die Veröffentlichung der Kongreßbeiträge erfolgt, wenn auch etwas verspätet, mit freundlicher und großzügiger Unterstützung des Springer-Verlages und unter wesentlicher Hilfestellung der Schweizer Paraplegikerstiftung und ihres Präsidenten, Herrn Dr. G. A. Zäch.

Ihnen gilt unserer besonderer Dank.

Volkmar Paeslack

Inhaltsverzeichnis

Mitarbeiterverzeichnis

Belzl, H., Krankengymnast
BG-Unfallklinik Tübingen
Abteilung für Querschnittgelähmte
D-72076 Tübingen

Bötel, Karin, Ergotherapeutin
BG-Unfallklinik Bergmannsheil
Ergotherapie
Gilsingstraße 14
D-44789 Bochum

Bötel, U., Dr.
BG-Unfallklinik Bergmannsheil
Abteilung für Rückenmarkverletzte
Gilsingstraße 14
D-44789 Bochum

Brunner, C., Assistenzarzt
Paraplegiker-Zentrum Balgrist
CH-8032 Zürich

Burgdörfer, H., Dr. med.
BG-Unfallkrankenhaus
Abteilung für Urologie
Bergedorfer Straße 10
D-21033 Hamburg

Cagol, Elke, Krankengymnastin und
Sporttherapeutin
Reha-Klinik Langensteinbach
KG-Abteilung
D-7516 Karlsbad-Langensteinbach

Dennig, Katharina, Dipl.-Psych.
Stiftung Orthopädische Universitäts-
klinik
Schlierbacher Landstraße 200a
D-69118 Heidelberg

Drewes, Astrid, Ergotherapeutin
BG-Unfallklinik Bergmannsheil
Ergotherapie
Gilsingstraße 14
D-44789 Bochum

Drews, U., Krankenpfleger
BG-Unfallkrankenhaus
Bergedorfer Straße 10
D-21033 Hamburg

Drzin-Schilling, Bärbel, Dipl.-Psych.
Stiftung Orthopädische Uniklinik
Schlierbacher Landstraße 200a
D-69118 Heidelberg

Emmenegger, K.
Abteilung Berufsfindung
Schweizer Paraplegiker-Zentrum
CH-6207 Nottwil

Exner, G., Dr. med.
BG-Unfallkrankenhaus
Querschnittgelähmten-Zentrum
Bergedorfer Straße 10
D-21033 Hamburg

Förger, Ester, Ergotherapeutin
BG-Unfallklinik Bergmannsheil
Ergotherapie
Gilsingstraße 14
D-44789 Bochum

Gläser, E. Dr. med.
BG-Unfallklinik Bergmannsheil
Abteilung Rückenmarkverletzungen
Gilsingstraße 14
D-44789 Bochum

Glaesener, J. J.
Abt. Physikal. Medizin
Krankenhaus St. Georg
D-20099 Hamburg

Gostkowski, L., Dipl.-Sportlehrer,
Dipl.-Physiotherapeut
BG-Unfallklinik Murnau
D-82418 Murnau

Grosse, Wiltrud, Ltd. Lehrkraft der
Schwesternschule der Universität
D-69120 Heidelberg

Grüninger, W., Prof. Dr. med.
Reha-Klinik für Querschnittgelähmte
Krankenhaus Hohe Warte
D-95445 Bayreuth

Grunze, M., Dr. med.
Dünenwaldklinik
Dünenstraße 1
D-17449 Trassenheide

Hoser, H., Dr. med.
Querschnittgelähmten-Zentrum
BG-Unfallkrankenhaus Hamburg
Bergedorfer Straße 10
D-21033 Hamburg

Joachimi, C., Geschäftsführer
Fördergemeinschaft der Querschnitt-
gelähmten in Deutschland e. V.
Langenbergweg 100
D-53179 Bonn

Kaiser, Rolf, Arzt
Abteilung für Sport- und Leistungsme-
dizin, Medizinische Universitätsklinik
Bergheimer Straße 58
D-69115 Heidelberg

Kick, Elisabeth, Leitende Physio-
therapeutin
Reha-Klinik für Querschnittgelähmte
Krankenhaus Hohe Warte
D-95445 Bayreuth

Koch, H. G., Dr. med.
Medizinische Informatik
Schweizer Paraplegiker-Zentrum
CH-6207 Nottwil

Kopp, Annette, Krankengymnastin
BG-Unfallklinik Tübingen
Abteilung für Querschnittgelähmte
D-72076 Tübingen

Krieger, Beate, Ergotherapeutin
Orthopädische Universitätsklinik und
Paraplegiker-Zentrum Balgrist
Ergotherapie
CH-8008 Zürich

Langenkamp, Karin, Kranken-
gymnastin
Querschnittgelähmten-Zentrum des
BG-Unfallkrankenhauses
Bergedorfer Straße 10
D-21033 Hamburg

Lederer, Gerlinde, Dipl.-Sportlehrerin
Psychotherapie/Rehabilitationszentrum
A-8144 Tobelbad

Lieske, Ingrid, Krankengymnastin
BG-Unfallkrankenhaus
Bergedorfer Straße 10
D-21033 Hamburg

Lüder, Kirsten, Krankengymnastin
Querschnittgelähmten-Zentrum des
BG-Unfallkrankenhauses
Bergedorfer Straße 10
D-21033 Hamburg

Mach, O., Dipl.-Sportlehrer
BG-Unfallklinik Murnau
D-82418 Murnau

Mach, P., Dr. med.
Querschnittgelähmten-Zentrum des
BG-Unfallkrankenhauses
Bergedorfer Straße 10
D-21033 Hamburg

Michel, D., Dr.
Schweizer Paraplegiker-Zentrum
CH-62707 Nottwil

Morgenthaler, Karin, Ergotherapeutin
Werner-Wicker-Klinik
D-34537 Bad Wildungen

Pape, Anne, Krankengymnastin
Reha-Zentrum für Querschnitt-
gelähmte der Stiftung Orthopädische
Universitätsklinik
Schlierbacher Landstraße 200a
D-69118 Heidelberg

Priller, J., Dr. med.
Arzt für Neurologie und Psychiatrie
Marktplatz 32
D-91207 Lauf

Rogosch, K., Dr. med.
Querschnittgelähmten-Zentrum des
BG-Unfallkrankenhauses
Bergedorfer Straße 10
D-21033 Hamburg

Rothe, Marga, Prof. Dr.
Arbeitsgemeinschaft zur Förderung
von Kindern und Jugendlichen
Bergheimer Straße 45
D-69115 Heidelberg

Schmekel, J., Dipl.-Kaufmann
Fördergemeinschaft der Querschnitt-
gelähmten Deutschlands e. V.
D-69207 Sandhausen

Schmidbauer, B., Dipl.-Sportlehrer
Rehabilitationszentrum
A-6323 Bad Häring

Schmidt-Bachaly, D., Dr. med.
Abteilung Urologie
Querschnittgelähmten-Zentrum des
BG-Unfallkrankenhauses
Bergedorfer Straße 10
D-21033 Hamburg

Schreiner, Margit, Krankengymnastin
BG-Unfallklinik Tübingen
Abteilung für Querschnittgelähmte
D-72076 Tübingen

Stichel, W., Dr. med.,
Facharzt für Orthopädie
Behandlungszentrum für Querschnitt-
gelähmte „Haus Steierberg" der
Gesundheitseinrichtungen
D-99755 Sülzhayn

Strittmatter, R., Pflegedirektor
Schweizer Paraplegiker-Zentrum
CH-6207 Nottwil

Tews, H., Stationsleitung
Querschnittgelähmten-Zentrum
BG-Unfallkrankenhaus Hamburg
Bergedorfer Straße 10
D-21033 Hamburg

Wagner, M., Dr. med.
Reha-Klinik für Querschnittgelähmte
Krankenhaus Hohe Warte
D-95445 Bayreuth

Wegner, Heidemarie, Sozialarbeiterin/
Klinikfürsorgerin
Behandlungszentrum für Querschnitt-
gelähmte „Haus Steierberg" der
Gesundheitseinrichtungen
D-99755 Sülzhayn

Zäch, G. A., Dr. med.
Schweizer Paraplegiker-Zentrum
CH-6207 Nottwil

Zürner, G., Leitender Physiotherapeut
Reha-Klinik für Querschnittgelähmte
Krankenhaus Hohe Warte
D-95445 Bayreuth

Einleitung

V. Paeslack

Hinter der Wahl des Leitthemas des 6. Jahreskongresses der Deutschsprachigen Medizinischen Gesellschaft für Paraplegie e. V. – DMGP – steht die Hoffnung und Erwartung, etwas mehr zu verstehen von den Prozessen und der Problematik, in die der von einer schweren Behinderung – hier also der Querschnittlähmung – betroffene Mensch hineingestellt ist, wie er sich mit ihr auseinandersetzt, wie wir, als die nicht von der Behinderung unmittelbar Betroffenen einbegriffen sind und unseren Part in dem biographischen Geschehen spielen, der uns aufgetragen ist.

Diese Formulierung des Tagungsthemas wurde mitbestimmt von der großen medizinischen Tradition, die in unserem Tagungsort Heidelberg entscheidende Wurzeln hat: Es sind dies die Themen einer anthropologischen Medizin, die verbunden ist mit so illustren Namen wie Viktor von Weizsäcker, Ludolf Krehl, Richard Siebeck und Paul Christian.

Die von ihnen entwickelte und vertretene Denkrichtung der Medizin postulierte als wesentlichen Aspekt der Begegnung zwischen Patient und Arzt die „Einführung des Subjektives in die Medizin".

Das war, insbesondere angesichts der spektakulären Fortschritte der naturwissenschaftlichen – und **nur** naturwissenschaftlich – orientierten Medizin in der Mitte dieses Jahrhunderts ein revolutionärer neuer Ansatz: Hier wurde die Forderung erhoben, nicht mehr Krankheit, krankes Organ, „Pathologie" zu behandeln. Stattdessen war das neue und entscheidende Thema der kranke Mensch, die „Person", also das Individuum als unverwechselbares Einzelwesen in seinen vielfältigen biographischen und sozialen Einbindungen.

Es ist im hier vorgegebenen Rahmen nicht möglich, dieses in der Tat faszinierende Thema im Einzelnen weiter auszubreiten. Es soll deshalb lediglich versucht werden, auf den Kontext aufmerksam zu machen, in dem, je länger je mehr, die Auseinandersetzung mit der schweren, der langdauernden Krankheit, ebenso aber auch mit der lebensbestimmenden schweren körperlichen Behinderung und der psychisch sozialen Belastung steht.

Krankheit, Behinderung als biographischer Prozeß – diese Betrachtungsweise gilt in gleichem Maße für die Auseinandersetzung mit diesem Geschehen, für die Rehabilitation: Rudolf Virchow, der große Pathologe, hat am Ende des vergangenen Jahrhunderts nicht nur mit seiner Zellenlehre die Basis des modernen medizinischen Denkens gelegt. Er hat auch gleichlaufend und mit gleicher Gewichtung in seiner Lehre zur Sozialpathologie deutlich gemacht, daß das Krank-Sein und das Behindert-Sein Teil des „normalen" menschlichen Daseins ist.

Diesen Denkansatz haben die vorher genannten Vertreter einer modernen anthropologischen Medizin in vielfältiger Weise in Klinik und Forschung nachvollzogen.

Wir, damit meine ich uns alle, die wir uns um eine ganz bestimmte Gruppe von schwer körperlich Behinderten, den Querschnittgelähmten bemühen, haben in den vergangenen Jahrzehnten in zunehmendem Maße erfahren und erfahren es immer erneut in der täglichen Arbeit, daß Querschnittlähmung eben nicht einfach nur eine Verletzung des Rückenmarks mit daraus folgenden bestimmten neurologischen Primär- und Sekundärkomplikationen ist.

Die Verletzung, die Erkrankung des Rückenmarks ereignet sich, meist in dramatischer, wohl gar katastrophenartiger Weise in den jeweiligen individuellen biographischen Prozeß der betroffenen Person hinein.

Dieses Ereignis bedingt viel mehr als nur die immer wieder zitierte klassische Trias von motorischer, sensibler und vegetativer Lähmung. Es kommt zu einer rückblickenden Neubewertung der abgelaufenen Lebensabschnitte, zu entscheidenden Veränderungen in der vorgegebenen sozialen Situation, insbesondere im Rahmen der Familienstrukturen, meist zu einem Abbruch und im günstigen Fall zu einer allmählichen positiven Neuorientierung der gesamten Lebensplanung.

Vorhandene interpersonelle, insbesondere partnerschaftliche Beziehungen erfahren eine neue, andere Bewertung, lösen sich oder bekommen ein neues Gewicht.

Neue Bezugssysteme werden entwickelt, Abhängigkeiten entstehen.

Die Frage nach der Lebensqualität muß neu gestellt und beantwortet werden.

Die auf dem Jahreskongreß 1993 der DMGP vorgetragenen Referate werden hier in der Erwartung und Hoffnung vorgelegt, damit einen Beitrag für die umfassende und weitreichende Eingliederung und für eine Neuorientierung der gesamten Lebenssituation der betroffenen schwerbehinderten Frauen, Männer und Kinder zu leisten.

Laudatio anläßlich der Verleihung des Ludwig-Guttmann-Preises für das Jahr 1993 an Herrn Prof. Dr. Paeslack

U. Bötel

Lieber, verehrter Herr Paeslack,

hatte der holsteinische Beutepreuße 1990 dem Rheinpreußen Meinecke eine Laudatio anläßlich der Verleihung des Guttmann-Preises halten dürfen, ist es ihm jetzt eine besondere Ehre und Genugtuung, dem reinen Preußen Paeslack ehrende Worte zuteil werden zu lassen.

Als Sie 1925 in Berlin geboren wurden, ist Ihnen sicher nicht an der Wiege gesungen worden, daß Sie dereinst den Lehrstuhl für Rehabilitationsmedizin an der altehrwürdigen Universität zu Heidelberg innehaben würden, oder daß Sie Ihr Leben und Ihre wissenschaftliche Schaffenskraft über viele Jahrzehnte den Querschnittgelähmten zur Verfügung stellen würden.

Dem Kenner der Geschichte und Kultur Berlins wird die Entwicklung nicht mehr ganz so erstaunlich erscheinen, wenn er erfährt, daß Sie von 1935–1943 Schüler des „Grauen Klosters" waren und dort die Reifeprüfung ablegten, bevor Sie das Schicksal nahezu aller junger Männer der damaligen Zeit ereilte und Sie nach dem Arbeitsdienst zum Wehrdienst eingezogen, an der Ostfront eingesetzt wurden und eine schwere Verwundung erlitten, dann in französische Kriegsgefangenschaft gerieten, aus der Sie allerdings, nicht zuletzt wegen der Verwundungen, glücklicherweise frühzeitig entlassen wurden.

Bei Kenntnis der Vorgeschichte kann es auch nicht verwundern, daß Sie nach Rückkehr ins Zivilleben und vor Zulassung zum Medizinstudium im Wintersemester 1946 in der Pflege Geisteskranker in der psychiatrischen Klinik der v. Bodelschwingh'schen Anstalten in Bethel bei Bielefeld tätig waren.

Ihr Medizinstudium absolvierten Sie an der Johannes Gutenberg-Universität in Mainz, im klinischen Abschnitt als Stipendiat der Studienstiftung des Deutschen Volkes, eine Auszeichnung, die nur den Besten zu Teil wird. Unmittelbar nach dem Staatsexamen wurden Sie, ebenfalls in Mainz, zum Doktor der Medizin promoviert mit einer Arbeit zur Frage der Chorea-Psychosen und absolvierten Ihre Pflichtassistentenzeit von 1952–1953 an der medizinischen Klinik der Städtischen Krankenanstalten Darmstadt. Seit 1953 leben Sie ununterbrochen in Heidelberg, so daß aus dem reinen Preußen ein langjähriger Nordbadener geworden ist.

Unter Prof. Plügge absolvierten Sie an der medizinischen Universitätspoliklinik in Heidelberg die internistische Fachausbildung und kamen so als internistischer Konsiliarius, der sich wissenschaftlich auch für die Fragen des Diabetes mellitus, der medizinischen Soziologie und der allgemeinen Rehabilitationsmedizin interessierte, mit der Betreuung von Querschnittgelähmten in der orthopädischen Universitätsklinik bei Prof. Dr. Lindemann in Berührung. Vertieft wurden Kenntnisse und Interesse durch Studienaufenthalte in Stoke Mandeville bei Sir Ludwig Guttmann, weshalb auch nicht verwundern kann, daß Ihre Habilitationsschrift 1963 unter dem Titel „Die internistische Situation des Querschnittgelähmten" veröffentlicht wurde.

Die Sir Ludwig eigene intensive Überzeugungskraft führte Prof. Lindemann initiativ zur Gründung einer modernen und leistungskräftigen Querschnittgelähmten-Abteilung an der Orthopädischen Universitätsklinik Heidelberg, deren Eröffnung 1966 Prof. Lindemann selbst allerdings nicht mehr erleben konnte, deren erster und bisher einziger Leiter Sie jedoch wurden. Einmalig ist in Deutschland das Konzept geblieben, daß zwei Häuser zur wirklich umfassenden Querschnittgelähmten-Behandlung zur Verfügung standen, indem im Ludwig Guttmann-Haus die Akutbehandlung durchgeführt wurde, im Kurt Lindemann-Haus jedoch die berufliche Reintegration,

Gerade in diesem Zusammenhang ist auch wohl die Schaffung des Lehrstuhles für Rehabilitation 1965 zu sehen, wobei Gerüchten zufolge der Bestand des Lehrstuhls nach Ihrer Emeritierung jedoch nicht in der bisherigen Form gesichert ist.

Ihr Rehabilitationsverständnis und Ihre stetige, auch kritische Aufmerksamkeit hat die Entwicklung der Behandlung und Rehabilitation Querschnittgelähmter sowohl in Deutschland als auch international ganz wesentlich mitbestimmt, wobei Ihre weltweite Bedeutung auch dadurch unterstrichen wurde, daß Sie Präsident der IMSOP waren sowie Gründungsvorsitzender unserer DMGP.

Beispielhaft waren die Erfolge des Heidelberger Rehabilitationsteams, das entscheidende Akzente in der krankengymnastischen und ergotherapeutischen Behandlung der Querschnittgelähmten setzte und über einen großen und kompetenten Mitarbeiterstab verfügte, so daß ich, als ich 1968 aus Berlin nach Ludwigshafen kam, nur mit etwas Neid auf den großen Nachbarn blicken konnte.

Mit Ehrerbietung verleiht Ihnen heute die DMGP den Ludwig Guttmann-Preis 1993 und dankt Ihnen für die den Querschnittgelähmten geleistete Arbeit, wobei der Dank auch Ihre verehrte Frau und Familie einschließt, die bei den vielen Aufgaben und Aktivitäten auch manche Entbehrung hat hinnehmen müssen.

Dr. Uwe Bötel, 1. Vorsitzender der DMGP 1992/1993

Klinischer Sport der Querschnittgelähmten – ist das Angebot noch zeitgemäß?

E. CAGOL

Dank dem Begründer der modernen Behandlung von Querschnittgelähmten – Sir Ludwig Guttmann – spielt der Sport eine wichtige Rolle in der Rehabilitation.

Daß dies mit Recht so ist und das Sporttreiben nicht nur eine Beschäftigung ist, um den Patienten von seinem Schicksal abzulenken, zeigen viele Untersuchungen: von Guttmann selbst oder auch von K. Schüle (Dt. Sporthochschule Köln) u. Mitarbeitern. In deren Untersuchungen wurde deutlich, daß sich die sporttreibenden Rollstuhlfahrer selbständiger fühlen und mobiler sind als die Vergleichsgruppe, obwohl diese weit weniger vom Rollstuhl abhängig war. Hieraus kann man schließen, daß die Sportler aufgrund der höheren Fitneß und besseren Fertigkeiten ihre noch vorhandenen physischen und psychischen Ressourcen besser nutzen als die nichtsporttreibenden Querschnittgelähmten. Bei dieser bewegungsärmeren Gruppe kommen alle mit dem Bewegungsmangel verbundenen Risikofaktoren überproportional häufig zur Geltung. Hinzu kommt vielfach eine ungenügende Abhärtung mit einem entsprechenden Anfälligkeitsprofil. Bezüglich der psychischen Situation sollte nicht außeracht gelassen werden, daß durch regelmäßige sportliche Aktivität die Konzentration körpereigener Opiate (Endorphine) steigt, die die Stimmungslage anheben.

Trotzdem treibt nur ein geringer Anteil der Querschnittgelähmten in der nachklinischen Phase regelmäßig Sport. Schuld hat sicherlich nicht nur die Tatsache, daß es zu wenig Rollstuhl-Sportvereine gibt. Wenn befragte Querschnittgelähmte sagen, sie könnten die geforderten Leistungen nicht erfüllen, unter dem angebotenen Sportprogramm befinde sich keine sie interessierende Sportart oder meinen, wenn sie Krankengymnastik treiben würden, sei das genug, dann hat der klinische Sport versagt.

Dieses Versagen wird noch deutlicher, wenn man berücksichtigt, daß solche Aussagen v.a. von Älteren, von Tetraplegikern und von Frauen stammen. Das heißt, auf die Interessen dieser Gruppen wird weniger eingegangen als auf die Gruppe der jungen männlichen Paraplegiker, die von Hause aus sportinteressierter und leistungsorientierter sind.

Ihnen kommt das traditionelle Sportangebot mit Tischtennis, Basketball, Schwimmen und Bogenschießen insofern entgegen, als es zu einer Zeit etabliert wurde, in der es wichtig war, das negativ besetzte Image der Querschnittgelähmten abzubauen. Man versuchte dies beispielsweise durch öffentliche Wettkämpfe in diesen Sportarten, die die Leistungsfähigkeit der Rollstuhlfahrer darstellten. Die anderen Behinderten führte eine solche Zurschaustellung von sportlichen Höchstleistungen eher in die Resignation und Passivität.

Muß also das Sportangebot an der Klinik neu überdacht werden? Ist es um neue Sportarten zu erweitern?

Um diese Frage zu beantworten, sollte die Struktur der betreffenden Sportarten auf dem Hintergrund der Ziele des klinischen Sportes reflektiert werden.

Da die Ziele in diesem Auditorium hinlänglich bekannt sein dürften, genügt eine nebenbei eingeblendete Zusammenstellung.

Um die Ziele mit möglichst vielen Patienten zu erreichen, muß die Struktur der Sportarten folgenden Kriterien Genüge tun:
– relative Voraussetzungslosigkeit und Anforderungslosigkeit für fast alle Läsionshöhen und Altersgruppen sowie für Männer und Frauen;
– die Inhalte, Bewegungen, Techniken und Belastungsformen müssen dosierbar und bezüglich der Intensiät abstufbar sein.

Voraussetzungslosigkeit z.B. heißt, daß die Sportart für einen Großteil der Patienten in einem gewissen zeitlichen Rahmen erlernbar ist und Dosierbarkeit bedeutet beispielsweise, daß der jeweils einzelne Patient seiner individuellen Möglichkeit entsprechend belastet werden kann.

Ich möchte dies konkretisieren anhand des bei uns in Krankengymnastik und Sport bewährten Phasenverlaufs:

In die 1. **Phase, die Phase der Gewöhnung** (an die neue Situation, den veränderten Körper, das Hilfsmittel Rollstuhl) fällt das Rollstuhltraining. Dies ist zunächst eine Gebrauchsschulung, die aber dann immer mehr von Spielen abgelöst wird, in denen die erworbenen Fähigkeiten automatisiert werden. Es gibt eine Vielzahl kleiner Spiele, Spielformen aus der Psychomotorik oder der „New Games"-Bewegung, die die vorgenannten Forderungen nach Voraussetzungslosigkeit und Dosierbarkeit erfüllen.

In der 2. **Phase, der Phase der Aktivierung,** wird der Patient, der „patiens", also der Leidende, der Passive zum aktiv Handelnden. Er/Sie setzt sich mit Tischtennis, Bogenschießen, Federball und anderen leichten Rückschlagspielen, Kraftraum und Schwimmen auseinander. All diese Sportarten sind anpaßbar an die individuellen Bedingungen des Patienten, z.B. bezüglich der Hilfsmittel für Tetraplegiker (Bogenschießen, Rückschlagspiele), dosierbar bezüglich Belastung (Kraftraum) oder auch veränderbar im Hinblick auf den Inhalt. Zum Beispiel lassen sich viel mehr Frauen für das Bogenschießen erwärmen, das vielen von ihnen zunächst zu kriegerisch erscheint, wenn man nicht das Ziel – Pfeil in Gold – betont, sondern den Weg dazu – Gedanken, die aus dem zeremoniellen Bogenschießen des Zen-Buddhismus stammen und die auf dem meditativen Aspekt des Bogenschießens abheben.

Ebenso ist Schwimmen für die meisten Patienten erlernbar, wenn man sorgfältig methodisch vorgeht und Alter, Vorerfahrung, Läsionshöhe, Spastik etc. beachtet. Die besonderen Eigenschaften des Mediums Wasser bedingen zum einen, daß viele Querschnittgelähmte sich darin selbständig und ohne Hilfsmittel bewegen können, was für die Psyche ungemein wichtig ist. Zum anderen haben diese Eigenschaften des Wassers auch eine Menge an therapeutisch erwünschten Effekten (auf die Spastik, keine Fehl- oder Überbelastung möglich, Erleichterung der Ausatmung etc.).

In dieser 2. Phase verlangen wir von allen Patienten, das Angebot der Sportgruppen wahrzunehmen. Denn nur dann können sie auch beurteilen, ob der angebotene Sport ihren Bedürfnissen entspricht oder nicht.

In der **3. Phase, der Phase der Selbständigkeit,** ist es jedoch möglich, daß der Patient Prioritäten bezüglich bestimmter Sportdisziplinen setzt. Da er sich inzwischen ein gewisses Grundrepertoire an Bewegungsfertigkeiten erworben hat, ist es möglich, komplexere Spielformen durchzuführen, z. B. Basketball, Badminton, Speckbrett-Tennis, Hockey, Handball u. v. a. Die Regeln, Spielgeräte, Spielfeld, Hilfsmittel sind an das Können der Patienten anzupassen und mit ihnen abzusprechen. Dabei kristallisieren sich oft Kombinationen verschiedener Spiele heraus, z. B. Gruppenfederball nach Volleyballregeln oder Torspiele, bei denen Spieler ähnlicher Stärke gegeneinander spielen (vgl. holl. Korbball). Natürlich geht es auch darum, Wettkämpfe regelgerecht zu organisieren und auszutragen oder speziell mit einem Schwächeren zu üben. Letztendlich bedeutet das, daß die Teilnehmer mitgestalten bzw. mitbestimmen.

Es ist klar, daß Mitbestimmung ganz entscheidend von den Vorerfahrungen abhängig ist und nur in ganz kleinen Schritten erweitert werden kann. Dafür müssen Freiräume zur Verfügung stehen. Der Therapeut kann dann auch nicht mehr nur Trainer, Leiter, sein, sondern vielmehr Organisator, Berater, Initiator, Partner.

In dieser 3. Phase orientieren sich die Teilnehmer auch für die nachklinische Zeit. Sie probieren mit Angehörigen Sport aus (z. B. Badminton gegen einen Fußgänger oder Angehörige setzen sich in den Rollstuhl und spielen mit), sie suchen sich Adressen von Vereinen oder Informationen über andere Sportarten heraus. Wenn möglich werden auch querschnittgelähmte Sportler eingeladen, die Orientierung geben können.

Die Ziele, die ich für diese Phase dargestellt habe, lassen sich m. E. nur in einer offenen Spiel- und Sportgruppe verwirklichen, um über die notwendige Flexibilität zu verfügen.

Um ein Fazit zu ziehen, möchte ich nochmals die Frage in meinem Thema aufgreifen: Klinischer Sport der Querschnittgelähmten – ist das Angebot noch zeitgemäß?

Das Angebot kann sehr wohl noch zeitgemäß sein, vorausgesetzt man versteht darunter nicht, daß man jedem sportlichen Modetrend nachlaufen muß. Um es klar zu sagen: spektakulärer Sport, der Zuschauer aufstöhnen läßt und dem Ausführenden absoluten Nervenkitzel beschert, hat in der Klinik nichts zu suchen. Ein so gearteter Sport erfüllt weder die Kriterien der Voraussetzungslosigkeit noch die der individuell optimalen Belastung. Abgesehen davon geraten die Ziele des klinischen Sportes in den Hintergrund. Mag ein solcher Actionsport dem Ausführenden zwar Spaß machen, so sind doch die medizinisch-therapeutischen Ziele sehr in Frage gestellt. Ebenso wie ein reines Spaßprogramm unsinnig ist, droht auch ein rein an medizinisch-therapeutischen Erfordernissen ausgerichtetes Sportprogramm schnell langweilig zu werden. Beides wird keine längerfristigen Auswirkungen haben.

Auch Sportarten, die zwar für manche Querschnittgelähmten in Frage kommen, wie Kanu, Tauchen, Tennis, Wintersport, Leichtathletik etc. entsprechen nicht den Kriterien der Voraussetzungslosigkeit, sie setzen nämlich eine bestimmte sportliche Grundausbildung voraus. Sie sind deshalb erst im nachklinischen Sport relevant.

Medizinisch-therapeutische Ziele, jedoch auch eine umfassende sportliche Grundausbildung plus Spaß und Geselligkeit lassen sich gut mit den vorgestellten

Angeboten des klinischen Sportes erreichen: mit den „klassischen" Sportarten also, die man um die erwähnten Spielformen und -kombinationen erweitert.

Um möglichst viele und unterschiedliche Patienten zu motivieren, optimal zu belasten und zu aktivieren reicht es jedoch nicht aus, daß man nur bestimmte Bewegungsinhalte ausführen läßt, sondern es kommt auf das Wie an: wie man methodisch vorgeht, wie man differenziert, wie man auf die Wünsche und Vorstellungen der Patienten eingeht, wie man ihre Mitwirkung zuläßt, ja sie fordert, sich selber zurückzieht und dem Patienten eine Handlungskompetenz zugesteht.

Ich denke, daß Querschnittgelähmte, die sportliches Tun von dieser Seite her kennengelernt haben, für die Zeit nach der Klinik mehr Ideen haben, wo sie Sport weiter treiben können. Dies kann der herkömmliche Rollstuhlsportverein sein oder auch ein Nichtbehindertenverein, der Freizeitsport anbietet. Es können dies Freizeitspiele mit Freunden oder in der Familie sein, innerhalb der VHS oder ähnlichen Institutionen.

Auf diesem Weg sollten die Rollstuhlfahrer besser unterstützt werden als bisher. Ich denke da v.a. an eine Öffnung der Sportverwaltungsorgane, der Verbände und Vereine (v.a. Nichtbehinderten-) und der kommunalen Behörden für qualifizierte Querschnittgelähmte. Gute Beiträge in der Hilfsmittelversorgung kommen schließlich doch von den Betroffenen selbst. Warum sollten sie nicht auch gute Ideen haben, wie der Sport für Querschnittgelähmte oder allgemein für Behinderte besser in die Gänge gebracht werden kann?

Rasengolf für Paraplegiker

G. Lederer

Zur Rehabilitation querschnittgelähmter Menschen gehört eine Summe von Maßnahmen, die eine möglichst große Kompensation körperlicher und seelischer Schäden zum Ziel haben. Passive und aktive Therapieformen sind die systematischen Behandlungen von Läsionen des aktiven Bewegungsapparates und des passiven Stütz- und Halteapparates.

Nach wünschenswertem Einstieg ins berufliche Leben sollte jeder Querschnittgelähmte die Wahl haben, einige der ihm im Rehabilitationszentrum angebotenen Freizeitsportarten zu betreiben oder darauf zu verzichten.

In meinem Referat möchte ich eine künftige Sportart für Querschnittgelähmte vorstellen: **Rasengolf!** Dieser Gesellschaftssport gibt dem Rollstuhlfahrer die Gelegenheit, gemeinsam mit Nichtbehinderten auf die „Runde" gehen bzw. fahren zu können. Dafür müssen allerdings die notwendigen Gegebenheiten und Sicherheitsbestimmungen geschaffen werden. Dabei muß der Golfelektrorollstuhl den allgemeinen Golfplatzauflagen und Regeln entsprechen. Gleichzeitig muß man sich grundsätzliche Gedanken über den Paraplegiker als Golfspieler und seine Sonderplatzregeln machen. Letztere müssen wahrscheinlich mit der notwendigen Begründung von einem Golf-Club bzw. Golflehrer dem Royal Club St. Andrew in GB vorgestellt und eingereicht werden. Damit könnte das Handicap des Querschnittgelähmten nach den allgemeinen Golfregeln anerkannt werden.

Bei der vorjährigen Golfpromotion demonstrierte der Österr. Nationaltrainer Johannes Lamberg, daß Golf für Rollstuhlfahrer besonders geeignet ist, da man sehr gut aus Arm-, Schulter- und Rumpfdrehung den Golfschlag ausüben kann. Dazu kommt der Vorteil der leichteren Erlernbarkeit gegenüber einem „Geher"! Denn die Fehlerquellen, die sonst von der Bein- und Hüftstellung her auftreten können, sind beim Paraplegiker, der beim Golfschlag an Hüfte und Rumpf mit einem Gurt fixiert ist, weitgehend ausgeschlossen. Voraussetzung dafür sind gutes Gleichgewicht, freie Schulter- und Armgelenke, Selbständigkeit vom Rollstuhl aus und Freude an sportlicher Aktivität in freier Natur.

Es wurde im zweiten Anlauf eine Rollstuhlkonstruktion – ähnlich einem Golfplatzrasenmäher auf drei Rädern, – entwickelt.

Gleichzeitig versuchten wir Golf in den Therapiesport zu integrieren und das mit möglichst wenig Aufwand.

Der Test mit einem LEVO-Aufrichterrollstuhl und mit Golf-Luftbällen, die wegen ihrer Lochung und ihrer weichen Beschaffenheit nicht weit fliegen können, war außerordentlich gut.

Der Levo-Rollstuhl gab dem Paraplegiker die Möglichkeit, die Entfernung zum Ball exakter einnehmen zu können und durch leichtes Verändern seiner verti-

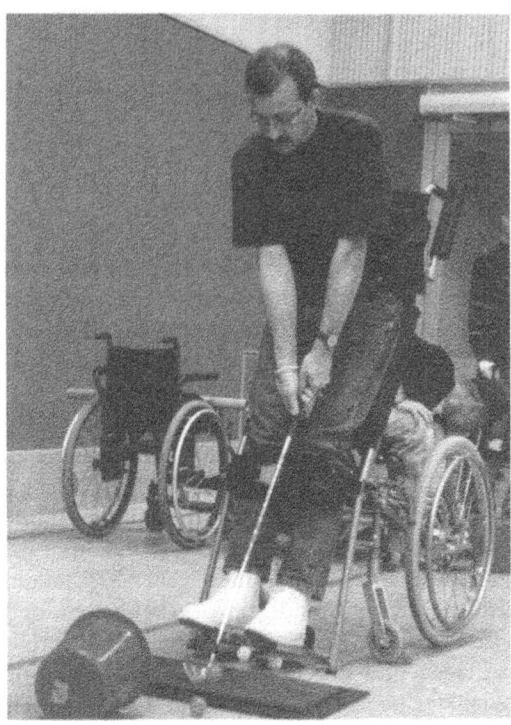

kalen Position im Rollstuhl auch bei den verschiedenen Schlägerlängen besser zum Ball zu stehen.

Mit dem aufrechten Stand aus diesem Rollstuhl konnte der Paraplegiker in etwa die gleiche Ansprechposition (Vorbereitung) zum zu schlagenden Golfball einnehmen, wie ein „Geher". Die bisher immer etwas hinderlichen Knie aus der sitzenden Rollstuhlposition des Spielers waren jetzt im Auf- und Durchschwung mit dem Schläger kein Störfaktor mehr.

Nun konnten wir sogar Golf im Freien von der Wiese aus spielen wie auch im Turnsaal von der Abschlagmatte aus.

Damit hatten wir eine weitere Form der spielerischen Schulung von Gleichgewicht, Kraft- und Koordination mit gleichzeitigem Stehtraining gefunden. Für ein erfolgreiches Golfspiel sind allgemein folgende Schläge zu üben: Abschläge, Rasen- und Annäherungsschläge, dazu gehören auch das Chippen, Pitchen und Bunkerschläge.

Nicht zu kurz darf das Üben mit dem Putter auf den Übungsgrüns kommen, also die Vorbereitung des letzten Schlages vor dem Loch.

Die Entwicklungsarbeiten für das neue „Dreirad-Golfmobil" gingen mit der Integrierung des Aufrichterrollstuhles weiter. Der Wendekreis des E-Car verkleinerte sich durch das Dreiradsystem gegenüber dem vorangegangenen Prototyp, der mit dem herkömmlichen Vier-Radstand ausgestattet war. Eine stabile Standsicherheit beim Schlag auf unebenem Boden ist durch den Dreiradstand mit seiner ausgewogenen Gewichtsverteilung von Batterien, Sitz- und Spieler auch im Gelände gegeben.

So wird die Schwierigkeit der Bespielbarkeit eines Loches geringer, die durch natürliche Hindernisse (z. B. Bäume, Bäche, Grasflächen mit hohem Wuchs) ebenso erhöht wird wie durch künstliche Hindernisse, zu denen insbesondere sog. Bunker – mit Sand gefüllte Vertiefungen – gehören.

Durch die geringe Breite des Fahrzeuges mit 1,15 m und einer Länge von 1,50 m ist eine ausreichende Wendigkeit gegeben. Das Gesamtgewicht des Golfmobils mit dem integrierten Aufstehrollstuhl beträgt nur 190 kg. Damit steht dem Befahren der Grün's und Fairway's nichts mehr im Wege.

Jedes einzelne Loch besteht aus einem Abschlag (Tee), der Spielbahn (Fairway), sowie dem Grün (Green), auf dem sich – von besonders kurz geschnittenem Spezialrasen umgeben – das eigentliche Loch, ein Behälter von 108 mm Durchmesser und mindestens 100 mm Tiefe befindet, das durch eine weithin sichtbare Fahne gekennzeichnet ist.

Gegenwärtig spielen Rollstuhlgolfer mit einem normalen Schlägersatz, bestehend aus 14 Schlägern, deren Form und Machart vorbestimmt sind. Ein Schläger besteht aus Griff, Schaft und Kopf. Ein kompletter Schlägersatz besteht normalerweise aus Holz 1, 3, 5, Eisen 3 bis 9, Pitching Wedge, Sand Wedge und Putter. Die längsten Schläge können mit dem Holz 1 (driver) ausgeführt werden. Je höher die Nummer der Schläger, desto steiler die Flugkurve und entsprechend kürzer die Schlaglänge. Entsprechend der Anwinkelung (loft) des Schlägerkopfes variieren die Schlaglängen. J. Lamberg ist voraussagend schon der Meinung, daß an den Schlägern nicht die Anwinkelung des Schlägerkopfes verändert, sondern lediglich die Schaftlänge verlängert werden müßte. Denn der Paragolfer spielt – auf Grund der ähnlichen Schlagposition wie Nichtbehinderte – jeden technisch vorgeschriebenen Schlag ebenbürtig.

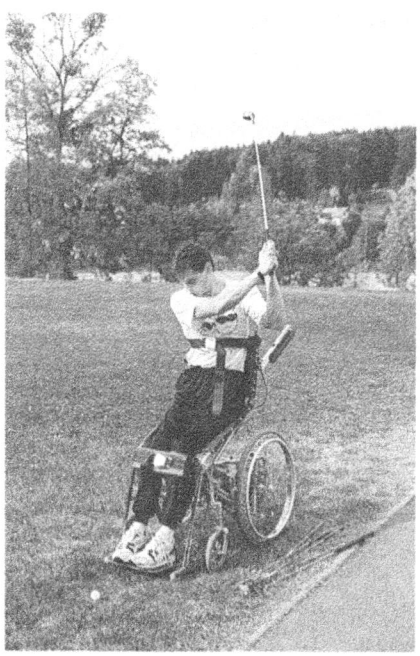
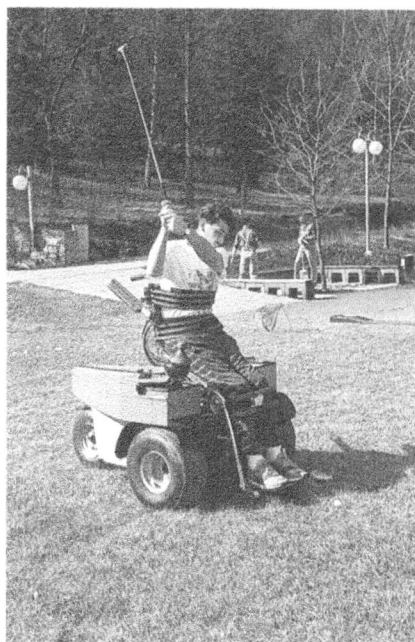

Der einzige Unterschied liegt in der Schlaglänge, bedingt durch die Lähmungshöhe des Golfers und den damit verbundenen teilweisen Ausfall der Rumpfmuskulatur. Er kann sich im Aufschwung nicht so voll aufdrehen, demnach werden die Schläge etwas kürzer ausfallen. Dieselbe Situation tritt bei älteren Golfern auf: Sie sind im Schwung auch nicht mehr so elastisch und drehfreudig, sondern kompensieren mit kleinen Ausweichbewegungen. Das könnte für die Zukunft hinsichtlich der Handicapwirksamkeit folgendes bedeuten:

Männliche Paragolfer schlagen vom Damenabschlag ab und die weiblichen vom Jugendabschlag oder mit Vorgabe. Die Vorgabe (Handicap) für einen Spieler setzt der Golfclub jährlich aufgrund der durchschnittlichen Schlaganzahl, die der Spieler für 18 Löcher braucht, fest.

Somit wünsche ich allen künftig am Golfspiel interessierten Paraplegikern „ein schönes Spiel" und viel Geduld beim Üben auf der Übungsanlage (drivingrange). Nach drei Monaten könnten sie wie jeder „Geher" die Platzreifeprüfung ablegen. Sie besteht aus einem praktischen und einem theoretischen Teil. Der theoretische Teil beinhaltet Fragen über die Golfetikette und einzelne Golfregeln.

Abschließend möchte ich noch bemerken, daß sich im heutigen Zeitgeistdenken viele von der Leistung im Sport abwenden und ihre Freizeit naturverbundeneren Sportarten zuwenden – warum nicht auch Paraplegiker?!

Biographie eines Rollstuhlsportvereins
über 25 Jahre – frühe Ziele, späte Erkenntnisse

U. Bötel

Es ist eine durchaus reizvolle Aufgabe, die 25jährige Biographie eines Rollstuhlsportvereins zu zeichnen, zumal der beschriebene Verein, die Behindertensportgemeinschaft Bochum-Langendreer (Rollstuhlfahrer), auch ein Stück Geschichte des deutschen Rollstuhlsports mitgeschrieben hat.

Ist ein Verein auch keine natürliche Person, so kann doch die Vereinsgeschichte, wenn auch mit einiger Mühe, mit dem menschlichen Leben verglichen werden. So entspricht die Vereinsvorgeschichte der individuell kindlichen Entwicklung und den ersten Flirtversuchen, während die Gründung bereits einerseits die Eheschließung, gleichzeitig jedoch auch die Geburt eines legitimen Kindes darstellt, die Aufbauphase als Kindheit und frühes eheliches „Zusammenraufen" bezeichnet werden kann, die darauffolgende Stabilisierungsphase als Stabilisierung in Ehe und Beruf. Die Vereinsbemühungen um erweiterte Integration sind der erweiterten Familienplanung und -gründung vergleichbar, die darauf folgende neue Stabilität stellt ein Stadium der Reife dar.

Nachdem Sir Ludwig Guttmann, dem wir so viele auch heute noch gültige Impulse für die Behandlung der Querschnittgelähmten verdanken, die Bedeutung des Sports aus dem Rollstuhl heraus auch für die persönliche positive Rehabilitationsentwicklung erkannt hatte und stetiger Motor der Rollstuhlsportentwicklung war, fanden diese Ideen auch in Deutschland aus den Zentren heraus schnelle Nachahmer. Die Bedeutung des klinischen Sports und des Rehabilitationssports im Rahmen der Erstbehandlung des Querschnittgelähmten sind auch heute unbestritten. Folgerichtig entwickelten sich auch in Deutschland die Rollstuhlsportgruppen zunächst eng an die Zentren angelehnt, wobei es in Bochum besondere Schwierigkeiten dadurch gab, daß im Klinikgelände selbst oder nahe zugeordnet zwar Möglichkeiten für die Durchführung klinischen Sports noch eben ausreichend zur Verfügung standen, nicht aber für die Durchführung eines geordneten Sportbetriebs in einem Verein. Die sich schnell bildende Gruppe auch nach der stationären Behandlung weiter sporttreibender Rollstuhlfahrer war deshalb frühzeitig gezwungen, sich andere Sportstätten im Stadtbereich zu suchen. Die Bemühungen, auch weiter durch Sport die Rehabilitation der Querschnittgelähmten zu verbessern, wurden von der Bergbau-Berufsgenossenschaft als Träger des „Bergmannsheil" Bochum schon früh gefördert, so daß 1957 ein erstes kleines hauseigenes Sportfest stattfinden konnte. Auch wurde rasch der Weg nach außen gesucht, so daß 1958 die ersten Rollstuhlfahrer am internationalen Sportfest in Stoke Mandeville teilnahmen und 1964 eine kleine Gruppe zu den Paralympics nach Tokio geschickt wurde. An einen eigenständigen Rollstuhlsportverein wurde zunächst jedoch nicht gedacht, vielmehr gliederte sich diese Rollstuhlfahrergruppe an die bestehende Versehr-tensportgemeinschaft in Bochum an, in der sie sich jedoch nie sehr heimisch fühlte, da traditionsgemäß der Versehrtensport durch amputierte Kriegsversehrte dominiert wurde.

Es konnte deshalb nicht verwundern, daß Bestrebungen entstanden, selbstän-dig die Geschicke des Rollstuhlsports mit seinen Besonderheiten in die Hand zu nehmen, tatkräftig unterstützt durch Friedrich-Wilhelm Meinecke, den damali-gen ärztlichen Leiter der Abteilung für Rückenmarkverletzte. Folgerichtig kam es am 10. 2. 1968 zur Gründung des Vereins, der auch vom deutschen Versehrten-sportverband anerkannt wurde.

Die frühen Ziele der Vereinsmitglieder waren neben der Erhaltung und Förderung des Rehabilitationsstandes und der Gesundheit vor allem auch die gesellschaftlichen Aspekte, das Zurück zur „Familie" der Mitpatienten. Dabei ist zu berücksichtigen, daß damals die Rolle des Rollstuhlfahrers in der Gesellschaft wesentlich schlechter war als heute. Der Sport wurde begriffen als möglichst weit-gehende Angleichung an die normalen Regelwerke, so daß der Rollstuhlsport eine rollstuhladaptierte Kopie des normalen Sports war. Infolgedessen spielte auch früh der Leistungsvergleich im Wettkampf auf möglichst hoher Stufe mit mög-lichst vielen Leistungsträgern eine große Rolle, um sich zu bestätigen. Von wesentlicher Bedeutung für den Verein war jedoch auch, selbstbestimmt Sport nach den Bedingungen für Rollstuhlfahrer treiben zu können.

Obwohl der Breitensport mit Spielen, Gymnastik, Schwimmen und Tischtennis die Grundlage des Vereinslebens bildete, traten früh ehrgeizige Projekte im Leistungs- und Hochleistungsbereich zumindest gleichberechtigt in den Vordergrund, so daß der normale Sportbetrieb mit breiter Basis von Allgemein-sportlern und einer schmalen Spitze von Hochleistungssportlern nicht dem Vereinsgefüge entsprach.

Betrachtet man die Wachstumskurve des Vereins in den früheren Jahren, so erkennt man, daß, ausgehend von 17 aktiven Rollstuhlsportlern bei der Gründung, rasch innerhalb von 5 Jahren die Zahl von 55 aktiven Rollstuhlfahrern erreicht wurde, während sich der Zuwachs in den nächsten 5 Jahren auf knapp 70 Aktive verlangsamte (Tabelle 1). In diesem Bereich war zunächst eine Stabili-sierung erreicht. Hinsichtlich der Kostenträger des Behindertensports finden sich im Gründungsjahr ausschließlich Versicherte der Bergbau-Berufsgenossenschaft, im folgenden Jahr nur zwei Versicherte von RVO-Kassen mit nur sehr allmähli-chem Anstieg der RVO-Versicherten, während Versicherte anderer Berufs-genossenschaften ab 3. Jahr zunehmend vertreten sind (Tabelle 2).

Tabelle 1. Entwicklung der Aktiven

	Rollstuhlfahrer	Bogenschützen (Fußgänger)
1968	17	–
1973	55	–
1978	68	–
1983	71	19
1988	86	30
1990	73	52
1993	85	80

Tabelle 2. Kostenträger des Rollstuhlsports

	Bergbau-BG	Andere BG	Sonstige (RVO)
1968	17	–	–
1973	23	6	26
1978	22	18	28
1983	22	21	28
1988	21	20	45
1993	20	19	46

Heute zeigt sich, daß bei der Bergbau-Berufsgenossenschaft nur noch weniger als ein Drittel der Aktiven versichert sind, etwas mehr als ein Drittel jeweils bei RVO-Kassen und anderen Berufsgenossenschaften. Die Rückentwicklung im Bergbau-Bereich erklärt sich einerseits durch die rückläufige Zahl von Untertage-unfällen mit Querschnittlähmung, zum anderen mit dem allmählichen Ausscheiden alter Aktiver aus dem aktiven Sport, obwohl heute noch Gründungsmitglieder auch aktive Mitglieder des Vereins sind.

Eine sehr untergeordnete Rolle spielten in den ersten 10 Jahren Frauen und Tetraplegiker als aktive sporttreibende Mitglieder des Vereins. In den Jahren 1979 und 1980 erfolgte eine rasche Zunahme der Zahl weiblicher Sportlerinnen, erklärt durch eine kleine Gruppe sehr aktiver Frauen, die gemeinsam im Zentrum rehabilitiert wurden und sich gegenseitig in den Verein lockten. Dies führte dann jedoch auch 1986 zu einem plötzlichen Abfall der Anzahl dieser Frauen, da mehrere von ihnen, die weiter entfernt wohnten, gemeinsam aus dem Verein austraten, um näher gelegenen Sportgruppen beizutreten. Ein erneuter Anstieg erfolgte erst im letzten Jahr. Bei den Tetraplegikern ergab sich erst sehr spät ein mäßiger Anstieg, da trotz der großen Zahl rehabilitierter Tetraplegiker nur wenige sich dazu entschließen, aktiv Sport zu treiben (Tabelle 3).

In den früheren Jahren wurden als Sportarten im Verein Basketball, Tischtennis, Bogenschießen, Schwimmen, Leichtathletik, klassischer Fünfkampf (Kugel, Speer, Schwimmen, 100 m Schnellfahren und Bogenschießen) sowie Rollstuhlslalom betrieben.

Fast jeder Aktive bestritt mehrere Sportarten, wobei die Leistungsspitzen auch durchaus in mehreren Sportarten erfolgreich waren. Basketball als kampfbetonte Mannschaftssportart erfreute sich großer Beliebtheit, so daß bei leistungsstarken Spielern auch nicht verwundern konnte, daß die Bochumer Basketball-

Tabelle 3. Entwicklung Tetraplegiker und Frauen

	Tetraplegiker	Frauen
1968	–	–
1973	1	2
1978	3	2
1983	3	9
1988	5	3
1993	5	9

mannschaft in den 60er und 70er Jahren zu den führenden Mannschaften in der Bundesrepublik gehörte. Rollstuhlslalom erforderte die perfekte Beherrschung des Rollstuhls unter schwierigen Bedingungen und ist inzwischen leider keine paralympische Sportart mehr. Große Bedeutung hatte von Anfang an auch Tischtennis, wobei sich frühe Leistungsträger auch über Jahrzehnte in der Weltspitze halten konnten. Trotz sehr mangelhafter Trainingsmöglichkeiten wegen fehlender geeigneter Bäder wurden leistungsstarke Schwimmer hervorgebracht.

Der Verein nahm an allen berufsgenossenschaftlichen Sportfesten für Rollstuhlfahrer teil und richtete selbst das BG-Sportfest 1971 aus. Günstig wirkte sich auf die Akzeptanz des Vereins die Berufung von leistungsstarken Sportlern in die Paralympic-Mannschaften aus, wobei die Bochumer Teilnehmer auch immer gut für den Gewinn von Medaillen waren, zunächst in allen Sportarten, später ausschließlich im Tischtennis, erst 1992 wieder im Rollstuhlschnellfahren. Entsprechend hoch war deshalb die Beteiligung von Vereinsmitgliedern an Europa- und Weltmeisterschaften im Tischtennis sowie an den Europameisterschaften im Bogenschießen. Sportler nahmen auch an den internationalen Spielen in Stoke Mandeville, St. Etienne und Wien mit Erfolg teil.

Schon 1969 richtete der Verein ein internationales Sportfest in Bochum aus, im weiteren Verlauf mehrfach deutsche Meisterschaften im Tischtennis sowie im Bogenschießen. Bis 1980 hatte der Verein eine solide Mitgliederzahl und solide sportliche Ergebnisse erreicht.

Ein neues Kapitel der Vereinsgeschichte wurde 1980 aufgeschlagen, als endlich ein von der Stadt Bochum gestelltes Bogenschießgelände zur Verfügung stand, auf dem auch ein Vereinshaus errichtet werden konnte. Die Stadt knüpfte daran die Bedingung, daß auch nichtbehinderte Bogenschützen in den Verein integriert werden sollten, so daß erstmals in der Geschichte des Behindertensports in Deutschland eine Behindertensportgemeinschaft Nichtbehinderte aufnahm, während sonst eher Behinderte Regelsportvereinen als Sonderabteilungen angegliedert wurden. Die Zahl der nichtbehinderten Bogenschützen steigerte sich dabei in den letzten beiden Jahren so, daß heute nahezu die Hälfte der aktiven Sportler des Vereins nichtbehinderte Bogenschützen sind (s. Tabelle 1). Besonders das Bogenschießen eignet sich zur integrativen Sportausübung, weshalb auch schon in früheren Jahren behinderte Sportler an Wettkämpfen der nichtbehinderten Bogenschützen im Deutschen Schützenbund teilnahmen.

Hatten in den früheren Jahren die aktiven Rollstuhlsportler gleichzeitig mehrere Sportarten auch auf Hochleistungsebene ausgeführt, war der Sportbetrieb der späten Jahre bestimmt durch sportartspezifische Interessen, weshalb folgerichtig auch relativ eigenständige Sportabteilungen fachspezifisch im Verein entstanden.

Nach wie vor waren die meisten Aktiven in den Abteilungen für Tischtennis, Bogenschießen und Basketball zu finden, hinzu kam jedoch auch eine Abteilung für Sportschießen, während die Leichtathletikabteilung ausschließlich noch die Rollstuhlschnellfahrdisziplinen bis hin zum Marathon pflegte, nicht aber mehr die technischen Disziplinen. Trotz inzwischen guter Trainingsmöglichkeiten gedieh die Schwimmabteilung nicht wegen mangelnden Interesses am Leistungssport, auch hatte eine Abteilung für Rollstuhltanz nur eine kurze Blüte.

Es gab zwar einen leistungsstarken Fechter im Verein, mehr Interessenten konnten jedoch nicht andauernd gewonnen werden, ebensowenig im Gewichtheben.

In den späteren Jahren kam es auch in den Zielsetzungen zu veränderten Erkenntnissen, indem jetzt der Rollstuhlsport als durchaus auch sonst übliche Freizeitgestaltung gesehen wird, unabhängig von dem durchaus gesehenen gesundheitlichen Gewinn. Hochleistungssport wird im Gegensatz zur früheren Vereinsgeschichte jetzt nur noch im Einzelfall besonders gefördert und betrieben, da Sport heute mehr als früher mit dem frühen Ehrgeiz aus reiner Freude an der Bewegung betrieben wird und durch Befriedigung auch bei „kleinem" Erfolg. Wurde früher der Sport aus dem normalen Gebrauchsrollstuhl heraus durchgeführt, wird der Rollstuhl jetzt auch als Sportgerät begriffen mit ganz spezifischen Anforderungen an bestimmte Bedingungen wie dem fürs Rennen geschaffenen Rennrollstuhl oder dem besonders konstruierten Basketball- oder Tennisstuhl. Das Miteinander von Behinderten und Nichtbehinderten spielt heute eine größere Rolle als die frühere Flucht vor der verständnislosen Gesellschaft in die „sichere Familie". So spielt auch im Vereinsleben die fröhliche Zusammenkunft eine nicht wegzudenkende Rolle. Mehr als früher wird heute der Rollstuhl als das Paar Schuhe empfunden, das man auch einmal auszieht, wenn es drückt. Dem frühen Ehrgeiz und Drang zum Erfolg auf möglichst hoher Ebene ist ein gesundes Selbstvertrauen und fröhliche Selbstverständlichkeit gefolgt.

Stiftung Deutscher Rollstuhlsport ... damit alle Rollstuhlfahrer eine Chance bekommen ...

J. Schmekel

Der Sport im Rollstuhl nahm seinen Anfang, als Sir Ludwig Guttmann im englischen Stoke Mandeville ein Therapiezentrum für Querschnittgelähmte gründete. Damit wurde diesen schwerbehinderten Frauen und Männern erstmals eine Überlebenschance eröffnet. Heute, ein halbes Jahrhundert später, ist Rollstuhlsport weltweit anerkannt als Rehabilitations- und Leistungssport.

Die Rollstuhlsportler in Deutschland gründeten 1977 den Deutschen Rollstuhl-Sportverband e. V. (DRS). Mit dieser gelungenen Initiative lieferten sie selbst den Beweis für den Erfolg ihrer Rehabilitation mit Hilfe des Sports. Nach stetiger Aufwärtsentwicklung sind dem DRS jetzt mehr als 170 Vereine mit weit über 5000 sporttreibenden Rollstuhlfahrern angeschlossen. Der Sportbetrieb des Verbandes gliedert sich in 14 weitgehend selbständige Fachbereiche.

Trotz aller Anstrengungen und Erfolge konnten erst etwa 10% der potentiellen Rollstuhlsportler zur regelmäßigen sportlichen Aktivität motiviert werden; 40–50%, ein Prozentsatz, der dem der Gesamtbevölkerung entspricht, müßten erreichbar sein. Dazu bedarf es jedoch großer Anstrengungen, die der DRS mit seinen bescheidenen Mitteln nicht leisten kann. Insbesondere eine sichere Finanzierungsbasis ist erforderlich, die es erlaubt, hauptamtliche Mitarbeiter auf Dauer einzustellen und so dem Rollstuhlsport in seiner ganzen Breite ein organisatorisches Fundament zu geben.

Ende 1992 wurde die Stiftung Deutscher Rollstuhlsport gegründet. Ihr Zweck ist die Förderung des deutschen Rollstuhlsports. Wieder waren es die sporttreibenden Rollstuhlfahrer selbst, die diese Initiative ergriffen. Menschen, die trotz schwerster Körperbehinderung ihr Leben meistern und möchten, daß dies möglichst vielen Schicksalsgefährten auch gelingt.

Der Zweck der Stiftung soll insbesondere verwirklicht werden durch
a) Förderung von Maßnahmen zur Fortentwicklung des Breitensports,
b) Unterstützung des Deutschen Rollstuhl-Sportverbandes mit dem Schwerpunkt Breitensport,
c) Begleitung von Trainingsmaßnahmen von bedürftigen Sportlerinnen und Sportlern,
d) Finanzierung von Forschungsvorhaben und wissenschaftlichen Arbeiten auf dem Gebiet des Rollstuhlsportes,
e) Unterstützung des Rollstuhlsportes in der PR- und Medienarbeit.

Insgesamt 23 Stifter brachten das Grundstockvermögen von 230000 DM ein. Damit ist ein guter Anfang gemacht. In sehr bescheidenem Umfang kann aus den Erträgen des Vermögens bereits gefördert werden. In den nächsten Jahren wird es jedoch eine der wichtigsten Aufgaben der Verantwortlichen sein, diese neue Stiftung bekanntzumachen, damit ihr weitere Mittel zufließen und sie in absehbarer Zeit nennenswerte Förderungen vornehmen kann.

Sportstiftungen gibt es viele. Gemessen am sozialen Anspruch dürfte sich die Stiftung Deutscher Rollstuhlsport auf Anhieb einen der vorderen Plätze in der Wertscala errungen haben. Für wohl keinen anderen Personenkreis ist sportliche Aktivität in solch einem Maße gesundheitsfördernd, wie für einen Querschnittgelähmten und ähnlich schwer Behinderte. Mithelfen, daß möglichst viele von Ihnen eine reale Chance bekommen – das will die Stiftung Deutscher Rollstuhlsport.

Leistungssport im Rollstuhl, Gefahren und Nutzen

M. GRUNZE, R. KAISER

Körperliches Training ist wesentlicher Therapiebestandteil der Rehabilitation Querschnittgelähmter. In der Frührehabilitation werden überwiegend krankengymnastische Verfahren, später Spielsportarten eingesetzt. Leistungsorientiertes Training wird von den Rehabilitanten in dieser Phase oder später meist aus eigener Initiative aufgenommen. Aufgrund verschiedener Besonderheiten bei querschnittgelähmten Patienten bedarf der Sport- und Leistungssport dieser Personengruppe einer eingehenden Betrachtung, um auf der einen Seite Schäden zu vermeiden, sich aber auf der anderen Seite dem möglichen Nutzen, den der Rehabilitant durch die Ausübung des Sportes erreicht, nicht entgegenzustellen. Versucht man eine Wertung positiver und negativer Einflüsse des Leistungssportes Querschnittbehinderter, sollte man nur behinderungsspezifische Fragen berücksichtigen, z. B. welche Beeinträchtigungen liegen beim querschnittgelähmten Sportler vor, welche Gefahren und welcher Nutzen entsteht durch den Sport aufgrund dieser Beeinträchtigung. Die generellen Fragen nach Sinn, Unsinn, Nutzen und Gefahren des Leistungssportes stellen sich selbstverständlich beim Behinderten genauso wie beim Nichtbehinderten, beide Gruppen sollten aber das gleiche Recht haben, sich persönlich für oder gegen Leistungssport zu entscheiden. Alle von uns betreuten Sportler führen den Leistungssport aus eigenem Entschluß und freiwillig durch. Auch der Entschluß, damit zu beginnen erfolgte meist aus eigenem Antrieb, selten nach Motivation durch Freunde oder Betreuer.

Die folgenden Betrachtungen basieren auf den Erfahrungen bei der sportmedizinischen Betreuung der Kader für Leichtathletik (überwiegend Rollstuhlschnellfahren) und Basketball der Deutschen Nationalmannschaft.

Die sportmedizinische Betreuung querschnittgelähmter Sportler muß neben Verletzungsmöglichkeiten auch läsionsspezifische Einflußfaktoren (gestörte Sensibilität und Temperaturempfindung, Durchblutung, Gefährdung durch Dekubitalulzera, etc.) per se und deren Wechselwirkungen mit Umweltfaktoren berücksichtigen. Bedeutsam ist in diesem Zusammenhang die unterschiedliche Sitzposition in einem Normalstuhl und einem Rennstuhl. Im Rennstuhl werden die Beine angezogen, es kommt zu einer starken Flexion im Bereich der Knie und des Hüftgelenkes. Die „gefaltete" Sitzposition des querschnittgelähmten Sportlers im Rollstuhl dient einerseits der Verbesserung der beeinträchtigten Sitzstabilität, kann aber andererseits bei Extrempositionen auch Gelenke und Bänder überlasten oder die Durchblutung der Beine verschlechtern.

Die Frontpartie des Sportlers ist dabei aufgrund von Wettkampfregeln, die aerodynamische Hilfen verbieten, gegen Witterungseinflüsse nicht durch

Verkleidungen am Stuhl geschützt, sondern Umwelteinwirkungen direkt ausgesetzt.

In anderen Bereichen haben Sportler bereits selber medizinisch sinnvolle Schutzmaßnahmen eingeführt. Dazu zählen z. B. die „Handschuhe", beispielsweise speziell und individuell abgepolsterte Handschuhe, die einerseits eine schlagende Antriebstechnik am Greifring ermöglichen, auf der anderen Seite eine wesentliche Schutzfunktion für die Hände vor Verletzungen durch die rotierenden Speichen haben. Durch die hohe mechanische Beanspruchung bei Rollstuhlrennen sind die Handschuhe häufig am Ende der Rennen fast aufgelöst.

Eine Auflistung der Beeinträchtigungen bei Querschnittlähmung, die Bedeutung für den Sport haben, kann wie folgt erstellt werden:
1. auf somatischer Seite bestehen gestörte Temperaturempfindung, Hautsensibilität und Durchblutung; Instabilität, Kontraktur oder spastische Fehlinnovation von muskulär geführten Gelenken und Überforderung der verbliebenen willkürlich innervierbaren Muskulatur, veränderte Kreislaufregulation, Anpassungsprozesse und Regression im Bereich von Gefäßen und des Herzens,
   – Beeinträchtigung der Atemmuskulatur,
   – häufiges Auftreten von Harnwegsinfekten,
2. auf psychologischer Seite bestehen Probleme, die mit der Überwindung des Unfalltraumas und auch der Situation als körperlich schwer Behinderter in der Gesellschaft begründet sind.

Diese Beeinträchtigungen wirken sich wie folgt im Sport aus oder werden von ihm beeinflußt:

Temperaturempfindung

Die Temperaturregulation von Querschnittgelähmten ist durch
1. fehlende Vasoregulation und fehlende autonome Innervation der Haut, die die Piloerektion und Schweißproduktion steuert,
2. einem ungünstigen Verhältnis von arbeitender Muskulatur (Wärmeproduzent) zu Körperoberfläche und
3. verändertem Wärmeausgleich zwischen verschiedenen Körperregionen gekennzeichnet.

Es konnte gezeigt werden (Gass et al. 1988), daß bei Querschnittgelähmten deutliche Temperaturunterschiede zwischen Körperregionen vorliegen können, die bei Nichtgelähmten gleiche Temperaturen (Körper-Kerntemperatur) aufweisen (Ösophagus und Rektum).

Dementsprechend drohen dem Sportler bei kalten Witterungseinflüssen lokalisierte oder generalisierte Hypothermie, bei Überwärmung und warmem Wetter wegen fehlender Möglichkeiten zur Wärmeabgabe Hyperthermie.

Hitzekollapszustände werden insbesondere bei Tetraplegikern gefürchtet, von den Sportlern aber meistens durch ausreichende präventive Maßnahmen (Aufenthalt im Schatten, kühlende Kleidung, nicht Antreten beim Rennen bei zu hohen Außentemperaturen) erfolgreich vermieden.

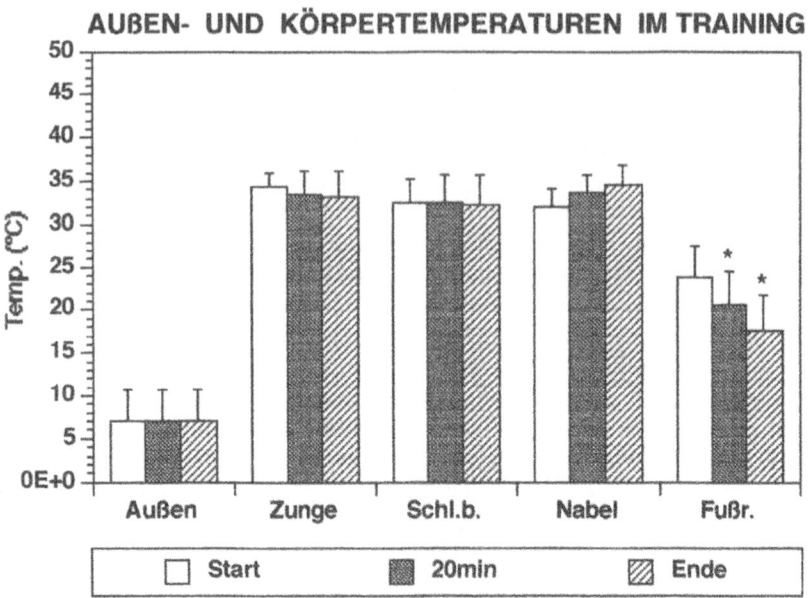

Abb. 1. Körpertemperatur (Morgens)

Abkühlungen der Körperkerntemperatur bis auf 35 °C bei Rollstuhlsportlern, die Marathonrennen (Fahrzeit ca. 2 h) bei Außentemperaturen von 5 °C und Nieselregen durchgeführt haben, wurden berichtet (Corcoran et al. 1980).

Wesentlich niedrigere Temperaturen und große Temperaturunterschiede zwischen gelähmten und nicht gelähmten Körperteilen konnten wir im Rahmen einer Untersuchung an den Leichtathleten (Rollstuhlschnellfahrer) im Winter 1990/91 feststellen (Abb. 1, 2).

Abbildung 1 zeigt die Temperaturen verschiedener Meßpunkte auf der Haut (Schlüsselbein links, Nabelbereich, Fußrücken) und unter der Zunge morgens direkt nach dem Aufstehen bei Rollstuhlleichtathleten bei „normaler" Umge-

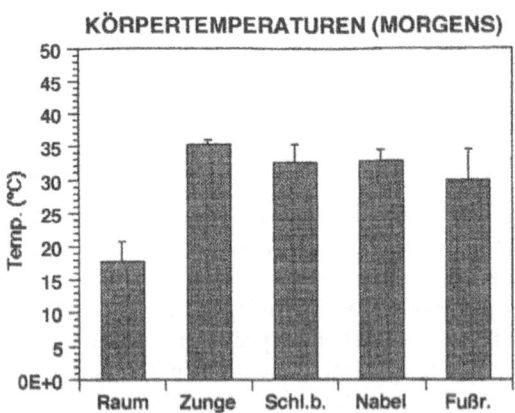

Abb. 2. Außen- und Körpertemperatur im Training

bungstemperatur (Raumtemperatur). Es bestehen keine signifikanten Temperaturunterschiede zwischen den genannten Körperregionen. Fahren die Sportler hingegen im Training bei kalten Außentemperaturen, kommt es temperaturabhängig und zeitabhängig zu einem deutlichen Auskühlen der gelähmten unteren Extremitäten bis auf Temperaturen um 14 °C, in Einzelfällen auch wesentlich tiefer (Abb. 2).

Die dem zentralen Bereich zugehörigen und besser windgeschützten Hautpartien im Nabelbereich kühlen dagegen trotz auch hier bestehender Lähmung nicht aus.

Es sollte hier auch darauf hingewiesen werden, daß das Abdecken ausgekühlter Sportler mit wärmeisolierenden Decken nicht sinnvoll ist, da unzureichende Fähigkeit zur Wiedererwärmung durch Muskelzittern besteht. Solche Probanden sollten vielmehr langsam erwärmenden Duschen oder Bädern zugeführt werden.

Daneben sollte angesichts der Daten eine Änderung der Wettkampfregel, die keinerlei Windverkleidung an den Rollstühlen erlaubt, überdacht werden.

Gelenke, gelähmte Muskulatur

Die hauptbeanspruchten Gelenke beim Rollstuhlschnellfahren sind Handgelenke, Ellenbogengelenk und Schultergelenk. Insbesondere im Schultergelenk können dabei muskuläre Imbalancen auftreten, die zu einer Schädigung führen können. Diesen kann und wird im Rahmen der Nationalmannschaft durch adäquate krankengymnastische präventive Maßnahmen vorgebeugt. Überlastschäden im Bereich der Schulter bei länger bestehender Querschnittlähmung wurden unter anderem in Form von Osteonekrosen - hier allerdings nicht im Zusammenhang mit Leistungssport - beschrieben (Barber 1991).

Die Muskulatur unterliegt im Bereich der Lähmung zwangsläufig, im Bereich der nicht gelähmten Anteile der Extremitäten in Abhängigkeit von der Inaktivität des Probanden einer Atrophie. Geeignete Trainingsmaßnahmen können zu einer Verbesserung der muskulären Leistungsfähigkeit sowohl in der Spitzenleistung als auch der Ausdauerleistung führen.

Dies kann auch im Langzeitverlauf noch bei gut trainierten Leistungssportlern gezeigt werden, wie die folgende Abbildung zeigt (Abb. 3).

In ihr sind die Sauerstoffaufnahmen verschiedener Rollstuhlleichtathleten mit zunehmender Trainingszeit aufgezeichnet. Bei einigen kommt es zu sehr deutlicher Zunahme der Leistungsfähigkeit mit Steigerung der maximalen Sauerstoffaufnahme von 1,5 bis auf über 3 Liter. Der positive Effekt des Trainings bedarf hier wohl keiner weiteren Diskussion.

Haut

Im Bereich der Haut bestehen Störungen der Sensibilität und der Durchblutungsregulation.

Die gestörte Durchblutung, die schon ohne Leistungssport immer wieder zu Entlastungsmanövern (sit ups) und zum Gebrauch von besonderen Sitzkissen

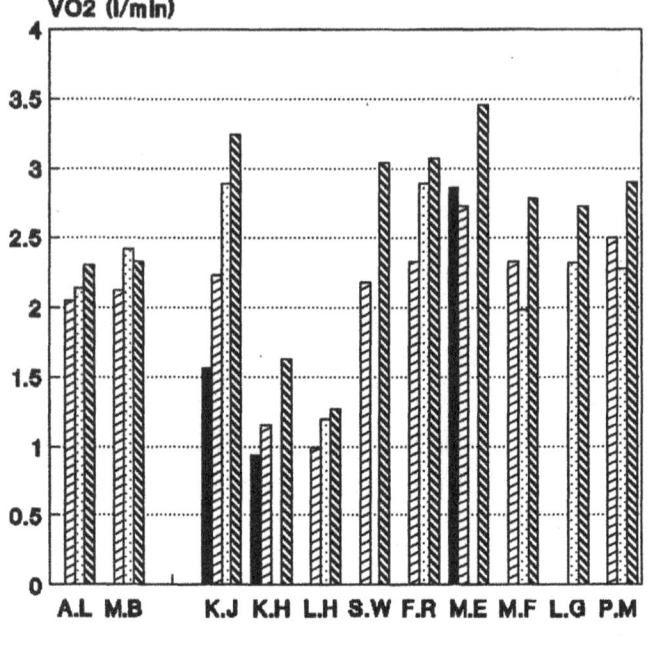

Abb. 3. Max. O_2-Aufnahme (Verlauf)

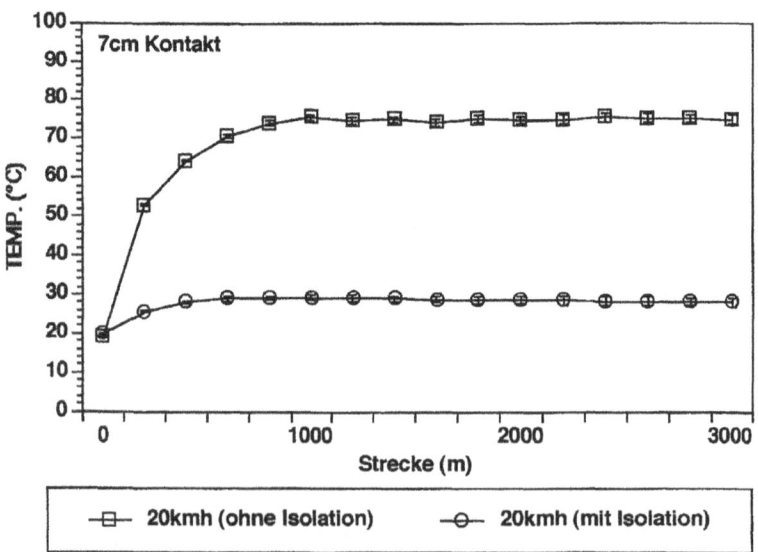

Abb. 4. Temperatur versus Strecke (ohne/mit Isolation)

Veranlassung gibt, bedarf besonderer Beachtung um Dekubitalulzera zu vermeiden. Überlange „Sitzzeiten" im Sportrollstuhl müssen vermieden werden. Anfänglich durch Druck oder scheuernde Kleidung beschriebene Hautulzera bei Rollstuhlschnellfahrern wurden nach Änderung der Sitzposition (Entlastung der Sitzbeine und Trochanteren), Verteilung der Last auf den gesamten Oberschenkel (deshalb teilweise auch die sehr stark gebeugte Sitzposition) und geeignete Kleidungsvorschläge nicht mehr beobachtet. Die Sportler müssen in ihrem eigenen Interesse sehr genau auf regelmäßige Entlastung und Pflegemaßnahmen im Bereich der beanspruchten Hautpartien achten.

Die gestörte Sensibilität, die das vorher schon beschriebene Auskühlungsverhalten der gelähmten Extremitäten ermöglichte, ist auch Grundlage von Überhitzungsschäden (Verbrennungen), so bei Schleifen der Reifen am Metallrahmen der Rollstühle.

Bei insgesamt 4 Sportlern konnten in den Jahren 1989–1991 Verbrennungen bis zu dritten Grades im Bereich der lateralen Rumpfpartien festgestellt werden. Die Befragung der Sportler ergab, daß jeweils schleifende Reifen vorgelegen haben. In Laborversuchen wurde die Situation nachgestellt, dabei wurde festgestellt, daß der Schleifkontakt zwischen Gummireifen und Metall bei Geschwindigkeiten um 20 h/km schon nach weniger als 1000 m zu Temperaturen bis zu 70 °C auf der Innenseite des Metallrahmens führt (Abb. 4).

Bei diesen Temperaturen genügen Einwirkzeiten von wenigen Sekunden um bleibende Hautschäden zu verursachen. Durch geeignete Isolationsmaßnahmen (Abb. 4, 2. Kurve mit Isolation) kann diese Überhitzung verhindert und somit ein bleibender Schaden für den Sportler vermieden werden.

Seit Aufklärung des Verbrennungsmechanismus, Einführung von Schutzmaßnahmen (Isolation und/oder erhöhten Reifen-Rahmen-Abständen) wurden Verbrennungen nicht mehr beobachtet.

Herz

Das Herz unterliegt, bei inaktiven Patienten mit reduzierter Muskelmasse, adaptativen Vorgängen, die unter anderem zu einer Verringerung der Volumina und der Wanddicke, in Studien meist als Dicke des Septums und der Hinterwand gemessen, führen.

Durch Trainingsmaßnahmen, wie an Tetraplegikern mittels forcierter elektrischer Stimulation der Beinmuskulatur gezeigt wurde, ist diese Regression (hier sollte man besser nicht von Atrophie sprechen) wieder reversibel (Nash et al 1991). Das Herz unterliegt somit bei Inaktivität der Querschnittgelähmten Anpassungsvorgängen im Sinne einer Regression, die durch Sportausübung und muskuläre Belastung vermieden werden kann.

Inwieweit das Training nicht willkürlich innervierbarer und somit auch nicht im täglichen Leben einsetzbarer Muskelgruppen durch forcierte elektrische Stimulation sinnvoll ist, soll hier nicht ausführlich diskutiert werden. Es sollte aber bedacht werden, daß letztendlich die (dabei nicht trainierte), der Willkürinnervation unterliegende „Arbeitsmuskulatur" durch das zunehmende Muskelgewicht der gelähmten Extremitäten im täglichen Leben zusätzlich belastet wird.

Ein gezieltes Training der innervierten „Arbeitsmuskulatur" erscheint uns sinnvoller.

Gefäße

Die autonome Innervation der arteriellen und venösen Gefäße ist gestört, die
Kreislaufregulation somit beeinträchtigt. Daneben kommt es, wie von verschiedenen Autoren beschrieben, zu Anpassungen der Gefäßdurchmesser, d. h. an den
gelähmten Extremitäten zu einer Regression, an trainierten Extremitäten zu einer
Zunahme des Gefäßdurchmessers (Huonka et al. 1992). Unabhängig davon liegen
auch bei Querschnittgelähmten die von Nichtbehinderten bekannten Risikofaktoren für kardiovaskuläre Erkrankungen vor. Hierbei kommt wohl insbesondere dem niedrigen HDL-Cholesterin eine Bedeutung zu. Die übrigen Risikofaktoren (Hypertonie, Diabetes, Nikotinabusus) ergaben in Studien an querschnittgelähmten Probanden in Australien (Krum et al. 1992) keinen höheren
Risikoscore als bei Nichtgelähmten, obwohl es bekannt ist, daß Querschnittgelähmte ein sehr hohes Risiko für kardiovaskuläre Erkrankungen haben. Der
positive Effekt des Sportes auf den HDL-Cholesterinspiegel ist auch für
Querschnittgelähmte belegt (Dearwater et al. 1986). Im Bereich der Venen wird
immer wieder auf eine Thrombosegefahr hingewiesen. Bei den von uns beobachteten Sportlern konte in den letzten 4 Jahren keine auf Sport zurückzuführende
Thrombose beobachtet werden.
Inwieweit die Erhöhung der Zirkulation unter Belastung und damit des
Blutflusses auch in den Venen vielleicht einen antithrombotischen Effekt hat,
kann noch nicht beurteilt werden.

Kreislauf

Para- und Tetraplegiker sind durch hypotone Kreislaufregulationsstörungen
gefährdet. Diese können sowohl in Ruhe als auch unter Belastungsbedingungen
auftreten.

Körperliches Training wiederum vermindert das Ausmaß und die Häufigkeit
solcher hypotensiven Phasen (King 1992; Engelke et al. 1992).

Bei adäquater Überwachung sollte somit der Sport eine präventive Wirkung
auf diese Gesundheitsstörungen haben.

Bluthochdruck wurde bei den Sportlern während der vielen durchgeführten
Belastungsuntersuchungen nicht beobachtet.

Eine besondere Form der hypertensiven Krise besteht in der autonomen
Dysreflexie bei Querschnittgelähmten mit Läsionshöhen im Bereich des oberen
Brustmarkes (um Th5 und höher). Bei diesen Patienten kann es durch verschiedene Stimuli (Reizung von Peritoneum, Rektumampulle, Überfüllung der Harn-
blase) zu krisenhaften Blutdruckanstiegen kommen. Die vegetative Reaktion
besteht in der Freisetzung von endogenen Katecholaminen, Blutdrucksteigerung
mit fehlender Gegenregulation im Abdominalgefäßbett, kurzzeitige Piloerektion
und (am Karotisrezeptor ausgelöster) reflektorischer Bradykardie (Naftchi et al.

1978). Eine Auslösung durch alleinige körperliche Anstrengung wurde bisher nicht beschrieben.

Vermutlich durch Katecholaminfreisetzung und die dadurch bedingte Kreislaufsteigerung wird eine körperliche Leistungssteigerung für eine kurze Phase möglich. Wir konnten dies zufällig in einer Einzelbeobachtung auf dem Ergometer bei einem Sportler beobachten, wobei die Leistungsfähigkeit um mehr als 50 % zunahm. Nach Entleerung der Blase folgt eine Phase deutlich verminderter Leistungsfähigkeit.

Sportler, die Zeichen der autonomen Dysreflexie auch unter Ruhe haben, können davon auch beim Sport betroffen sein. Sie müssen über die mit autonomer Dysreflexie verbundenen Gefahren für Harnwege, Nieren und die Gefahren der hypertensiven Krise aufgeklärt werden und zu präventiver Blasenentleerung angehalten werden. Manipulative Maßnahmen durch Blockieren von Blasenkathetern müssen in jedem Falle untersagt werden. Wir gehen davon aus, daß bei den von uns betreuten Sportlern mit Blasenentleerungsstörungen derartige Manipulationen keine Rolle spielen, die Mehrzahl führt reflektorische Blasenentleerung durch.

Atmung

Bei jeder Querschnittlähmung im Bereich des Hals- oder Brustmarks ist Atemmuskulatur mitbetroffen. Alle Sportler die von uns betreut werden, haben zumindest intakte Zwerchfellinnervation, die Atemhilfsmuskulatur und die Zwischenrippenmuskulatur ist aber in unterschiedlichem Maße betroffen. Dementsprechend liegen ihre Lungenfunktionsparameter unter denen nicht behinderter „Normalpersonen".

Wie die Abbildung 5 zeigt, schwanken die Meßwerte meistens im Bereich von 80 % der Norm, bei Tetraplegikern werden aber auch niedrigere Werte erreicht. Um auszuschließen, daß die Atmungsreserven gerade bei Tetraplegikern bei maximalen körperlichen Belastungen ausgeschöpft und möglicherweise überfordert werden, wurden gezielt Lungenfunktionsuntersuchungen durchgeführt:

Die maximal willkürliche Ventilation läßt sich durch Multiplikation der Einsekundenkapazität (das Volumen, welches innerhalb einer Sekunde bei maximaler Anstrengung ausgeatmet werden kann) mit 30 gut abschätzen. Wir haben diesen so errechneten Wert mit den gemessenen maximalen Ventilationen während körperlicher Belastung auf dem Rollstuhlergometer verglichen. Wie gezeigt werden konnte, liegen die von den Tetraplegikern erreichten Atemwerte deutlich unter ihren möglichen Maximalwerten, eine Überforderung ist somit ausgeschlossen (Abb. 6).

Harnwegsinfekte

Querschnittgelähmte leiden wegen der gestörten Blasenentleerung gehäuft an Harnwegsinfekten. Auch der Auskühlung beim Sport oder Witterungseinflüssen wurde immer wieder ein fördernder Effekt zugesprochen. Ein gesicherter

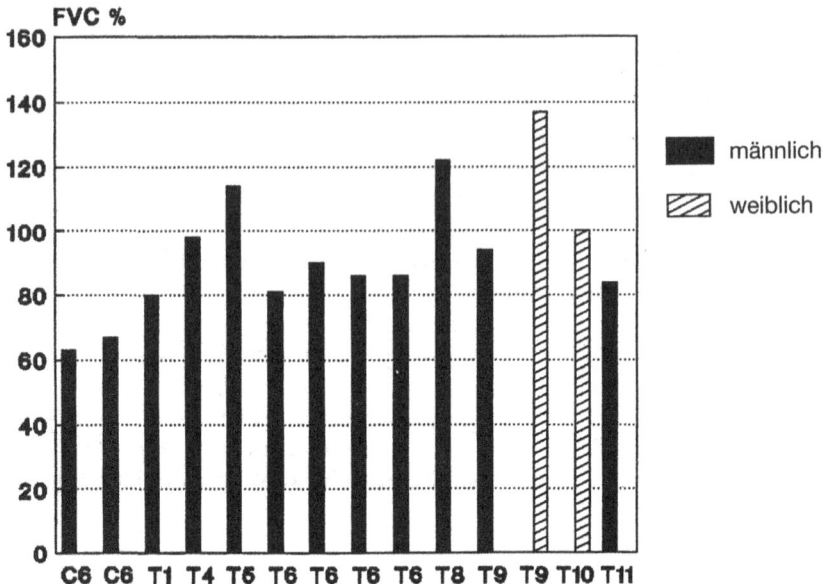

LÄSIONSHÖHE d. QUERSCHNITTS

T = thorakal; C = oervikal

Abb. 5. FVC %
(% EGKS normal)

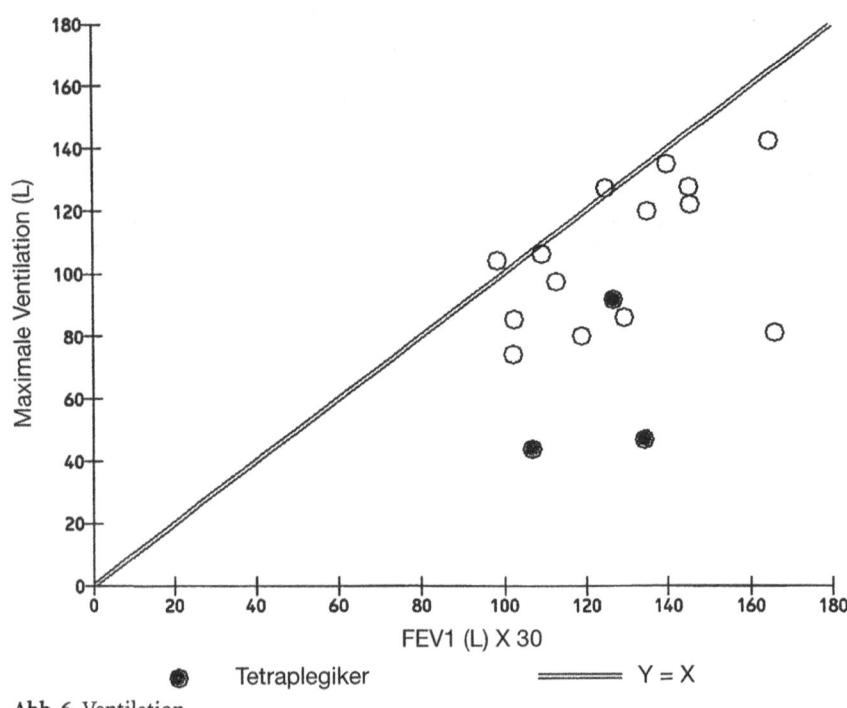

Abb. 6. Ventilation

Zusammenhang ist aber in der Literatur bisher nicht belegt. Dieses „Volkswissen" bedarf wohl noch einer wissenschaftlichen Abklärung. Voruntersuchungen hierzu haben wir begonnen.

Psyche

Das Trauma des Unfalls und Schwierigkeiten bei der Gewöhnung an die neue Lebenssituation als Querschnittgelähmter führt häufig zu Depressionen und vermindertem Lebenswertgefühl bei den Betroffenen. Aus Untersuchungen ist bekannt, daß Sport, insbesondere Leistungssport, sowohl bei Normalpersonen als auch bei Behinderten (Querschnittgelähmten) ein verbessertes Selbstwertgefühl bewirken (Sherill et al. 1990; Horvat et al. 1986).

Um festzustellen, wie die Sportler selbst den Einfluß des Sportes auf ihr tägliches Leben einschätzen, führten wir eine Befragung mittels einer modifizierten Borg-Analog-Skala bei den Nationalmannschaften für Leichtathletik und Basketball durch.

Wie die folgende Abbildung 7 zeigt, sind die Handhabungen des täglichen Lebens, wie das Umsetzen im Bad oder in der Dusche, für den Sportler – zumindest in seiner subjektiven Beurteilung – mit Sportausübung wesentlich leichter durchzuführen.

Ähnliche positive Einflüsse konnten für tägliche Verrichtungen wie das Einkaufen erreicht werden.

Von den abgefragten acht Bereichen wurden insgesamt sieben positiv beurteilt, nur im Fragepunkt „soziale Kontakte" ergab sich eine Negativbeurteilung (Abb. 8).

Dies hängt wahrscheinlich mit dem hohen Trainingsaufwand und dem überwiegenden Einzeltraining der Sportler zusammen. Hier könnte vielleicht durch geeignete Maßnahmen eine weitere Förderung des Sportes erreicht werden.

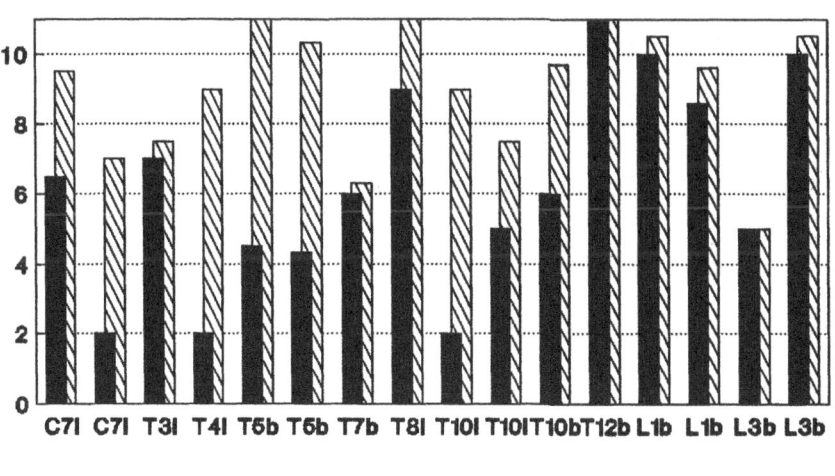

Abb. 7. Umsetzen: Bad/Dusche. Verbesserung durch Sport

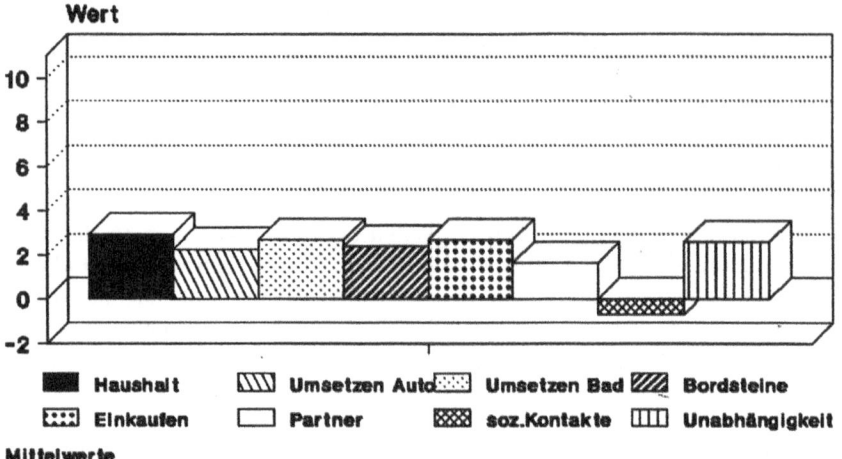

Abb. 8. „Verbesserung" nach Bereichen

Schlußfolgerungen

Faßt man die Punkte zusammen, so sieht man in Tabelle 1, daß in der Frage „Gefahr oder Nutzen" des Sports, bei fehlender Betreuung ein ausgeglichenes (5 : 6), bei adäquater Betreuung ein überwiegend positives Votum entsteht.

Positive Effekte und Nutzen des Sportes zeichnen sich im Bereich des muskulären Trainings, des Trainings des Herzens, der Gefäße, der Kreislaufregulation, der Verbesserung der Leistungsfähigkeit im Alltag und Psyche ab.

Zur Vermeidung von Gefahren und Schäden durch Sport sind für die Betreuung querschnittgelähmter Sportler 5 Bereiche wesentlich:

Gestörte Temperaturregulation, Störungen im Bereich der Haut, der Gelenke und Muskulatur, der Harnwege und im Bereich des Kreislaufs.

Tabelle 1

	Querschnitt	Sport	
Bereich	Beeinträchtigung	Gefahr	Nutzen
Temperatur	+	+[a]	−
Haut	+	+[a]	−
Gelenke, Muskeln	+	+[a]	+
Herz	+	−	+
Gefäße	+	−	+
Kreislauf	+	+	+
Atmung	+	−	+
Harnwege	+	+[a]	−
Psyche	+	−	+
		5 :	6

[a] Vermeidbar

Alle Gefahrenpunkte sind jedoch, bis auf die hypotone Kreislaufregulation, durch Präventivmaßnahmen vermeidbar. Die Störung der Kreislaufregulation wiederum erscheint durch anfängliche Überwachung und adäquate Trainingsgestaltung beherrschbar.

Literatur

Barber DB (1991) Osteonecrosis: an overuse injury of the shoulder in paraplegia: case report. Paraplegia 29:423–426

Corcoran PJ et al. (1980) Sports medicine and the physiology of wheelchair marathon racing. Orthoped Clin North Am 11/4: 697–715

Dearwater SR et al. (1990) Activity in the spinal cord injured patient: an epidemiologic analysis of metabolic parameters. Med Sc Sports Exercise 18/5:541–544

Engelke A et al. (1992) Enhanced carotid-cardiac baroreflex response and elimination of orthostatic hypotension 24 hours after acute exercise in paraplegics. Paraplegia 30:872–879

Gass GC et al. (1988) Rectal and rectal vs. esophageal temperatures in paraplegic men during prolonged exercise. J Appl Physiol 64/6:2265–2271

Horvat M et al. (1986) A comparision of the psychological characteristics of male and female able-bodied and wheelchair athletes. Paraplegia 24:115–122

Huonka M et al. (1992) Die Hämodynamik bei Querschnittgelähmten unter Belastung. Workshop Behindertensport des BISP und DBS, Köln 7.11.92

King ML (1992) Exertional hypotension in thoracic spinal cord injury: case report. Paraplegia 30:261–266

Krum H et al. (1992) Risk factors for cardiovascular disease in chronic spinal cord injury patients. Paraplegia 30:381–388

Naftchi NE et al. (1978) Hypertensive crisis in quadriplegic patients. Circulation 57/2:336–341

Nash MS et al. (1991) Reversal of adaptive left ventricular atrophy following electrically stimulated exercise training in human tetraplegics. Paraplegia 29:590–599

Sherrill C et al. (1990) Self-actualisation of elite wheelchair athletes. Paraplegia 28:252–260

Nachstationärer Gruppensport für Querschnittgelähmte – Beobachtungen über 20 Jahre aus sporttherapeutischer Sicht

J. Lieske, G. Exner

Um die Patienten nach ihrem stationären Aufenthalt mit einer umsorgten Betreuung nicht übergangslos in das Alltagsleben zu entlassen und sozusagen in ein tiefes Loch zu stoßen, wurde als eine der möglichen Hilfen zur Reintegration 1968 der nachstationäre Gruppensport ins Leben gerufen. Alle Berufsgenossenschaften beschlossen gemeinsam, es den Querschnittgelähmten zu ermöglichen, nach der Entlassung in den BG-Kliniken Sport zu treiben. So entstand in Hamburg eine Sportgruppe, die sich regelmäßig alle 14 Tage Samstags von 9.00–15.00 Uhr traf. Teilnehmen konnten Paraplegiker und Tetraplegiker, berufsgenossenschaftlich und nicht-berufsgenossenschaftlich Versicherte. Voraussetzung war, daß sie eine ärztliche Verordnung für den klinischen Sport und das therapeutische Schwimmen vorlegen konnten. Auch die Teilnahme an einem gemeinsamen Mittagessen wurde organisiert. Die Zielvorstellung bestand darin, neben der Verbesserung der Selbständigkeit auch den Gemeinschaftssinn zu fördern. Im gemeinschaftlich betriebenen Sport wurde neben dem allgemeinen Wohlbefinden auch die Kondition gesteigert. Zusätzlich kam es zu einem Erfahrungs- und Informationsaustausch der Teilnehmer bezüglich der Anfahrten in ihrem Auto, die mit unterschiedlichen Handbedienungsgeräten oder sonstigen Hilfen zugerüstet waren und über Rollstuhlverladetechniken. Soziale Informationen wurden ausgetauscht, der Alltag mit und im Rollstuhl diskutiert und vieles andere mehr.

Da es Ende der 60er Jahre nur wenige Rollstuhlsportvereine gab, war das Einzugsgebiet der Hamburger Gruppe sehr groß. Aus dem ganzen norddeutschen Raum – von Husum über Kiel, Lübeck, Bremerhaven bis Celle – kamen die Rollstuhlfahrer nach Hamburg. Querschnittgelähmte, die kein eigenes Auto hatten oder aber noch nicht selbständig genug waren, um alleine zum Sport kommen zu können, bedurften dazu der Begleitung ihrer Angehörigen.

Die Attraktivität des Gruppensportes bestand sicher in seinem umfassenden Angebot. Im Sinne des Breitensportes wurden angeboten Kegeln, Gymnastik mit und ohne Gerät, kleine Spiele, Tischtennis, Badminton, Basketball, Leichtathletik für den Sommer, Ausdauertraining, Schwimmen und Spiele im Wasser.

Die Leitung dieser Sportgruppe hat in den über 20 Jahren ihres Bestehens mehrfach gewechselt zwischen Krankengymnasten und Sportlehrern. Auch Praktikanten wurden zur Unterstützung herangezogen.

Ärztlich betreut wurde diese Gruppe im Verlauf ihres Bestehens zunächst von Dr. Stipicic, dann von Dr. Böttcher, später von Prof. Meinecke und jetzt von Dr. Exner. Die Betreuung durch den hiesigen Zentrumsleiter hat sich dabei als sehr günstig herausgestellt, da der Kontakt zum Querschnittgelähmten-Zentrum damit immer gewährleistet ist. Gibt es Sorgen oder Probleme oder gar Verletzungen innerhalb des Sportgeschehens, so konnten diese meist schon am Sporttag selbst abgeklärt oder auch medizinisch versorgt werden.

Im Verlauf der über 20 Jahre waren innerhalb der Gruppe alle Altersstufen vertreten: 18jährige, aber auch 50jährige nahmen regelmäßig am Sport teil.

Hierzu einige Zahlen:

Seit 1968 haben 63 Querschnittgelähmte diese Samstagssportgruppe durchlaufen. Davon waren 53 männlich und 10 weiblich. 26 Personen hatten als Kostenträger die Berufsgenossenschaft, 37 Personen die Gesetzliche Krankenkasse oder andere Kostenträger. Von den 63 Querschnittgelähmten waren 3 Tetraplegiker unterhalb C8. Alle anderen waren Paraplegiker. 34 Personen sind später in andere Rollstuhlsportvereine übergewechselt. Die zunächst als gering erscheinende Gesamtzahl der Teilnehmer zeigt bei einer regelmäßigen Präsenz, wie sie noch aufzuzeigen sein wird, daß sich stabile Gruppenbildungen über längere Zeiträume hielten.

Die Teilnehmerzahl der jetzigen Gruppe schwankt zwischen 6 und 12 regelmäßig anwesenden Mitgliedern. Dabei finden sich hier noch zusätzlich 6 Sportler, die auch an anderen sportlichen Veranstaltungen außerhalb der Samstagsgruppe teilnehmen, wie z. B. am Schwimmen oder am Basketballspiel.

Die regionale Zugehörigkeit der Sportler hat sich in der letzten Zeit verändert. Dank der vielen Neugründungen von Rollstuhlsportvereinen hat sich das Einzugsgebiet für den nachstationären Gruppensport zumeist auf den Hamburger Raum zusammengezogen. Neben diesen positiven Entwicklungen muß auch über negative Erfahrungen berichtet werden. So ist im Laufe der letzten Jahre die Anzahl der nicht über die Berufsgenossenschaften versicherten Sportler stark zurückgegangen. Der Grund hierfür liegt im Kostendämpfungsgesetz, d. h. die Aktiven müssen einen Teil der Kosten selbst tragen und erhalten darüberhinaus keine anteiligen Fahrtkosten mehr zurückerstattet. Dies ist zu beklagen, da der Samstagssport für viele der stationären und ebenfalls nicht versicherten Patienten der erste Kontakt zum ambulanten Querschnittgelähmtensport ist und

---

Übersicht 1

Samstagssport – BUK Hamburg
(1968–1992)

weiblich	10
männlich	53
gesamt	63

Übersicht 2

Samstagssport – Kostenträger

gesetzliche UV	26
gesetzliche KV	37

Übersicht 3

Samstagssport – Lähmungshöhe

Tetraplegie	3
Paraplegie	60

Übersicht 4

Samstagssport – Wechsel zum Sportverein

	n	%
ja	34	54
nein	29	46

bahnend wirken kann. Sie werden innerhalb dieser Gruppe, die mehr Breitensportcharakter hat, vorsichtig aufgebaut und integriert. Sportler, die später mehr gefordert werden und sich weiter entwickeln wollen, wechseln in die örtlichen Rollstuhlsportvereine. Eine Besonderheit innerhalb des Breitensportes dieser Gruppe besteht darin, daß neben den herkömmlichen Sportarten, wie Tischtennis, Kegeln, Badminton, Basketball und Schwimmen jedes Jahr die Bedingungen für das Deutsche Sportabzeichen absolviert werden. Einige Sportler sind schon zum 23. Mal dabei. Die Gründe dafür, daß sich gerade innerhalb dieser Gruppe viele der Mitglieder über so viele Jahre beteiligt haben, sind unterschiedlich. Neben persönlichen Freundschaften ist es für die Sportler sicher von Vorteil, wenn der Kontakt zur Querschnittgelähmtenabteilung an der BG-Klinik erhalten bleibt. Zusätzlich ist nicht jeder Mensch dem Vereinsleben zugeneigt, andere halten vielleicht eine sportliche Betätigung einmal pro Woche für ausreichend.

Da es früher wenig Rollstuhlsportvereine gab und dementsprechend wenig sportliche Wettkampfveranstaltungen, riefen die Berufsgenossenschaften die BG-Sportfeste ins Leben. Erinnert sei dabei an die Veranstaltungen von Frankfurt, Duisburg, Murnau, Tübingen, Bochum, Ludwigshafen und Hamburg. Es gab viel Unterstützung aus der Öffentlichkeit. Neben vielen anderen Organisationen half die Bundeswehr nicht nur beim Transport, Sanitäts- oder Küchendienst, sie übernahm auch in den ersten Jahren die Aufgabe, die querschnittgelähmten Sportler mit ihren Betreuern zu den BG-Sportfesten zu fliegen. Für jeden, der daran teilgenommen hat, war dies ein unvergeßliches Erlebnis.

Zwangsläufig entwickelte sich aus der Wettkampftätigkeit der Sportfeste aus dem Breitensport der Leistungssport. Zunächst gab es eine Klasseneinteilung nach A, B, C, D sowie S1 und S2. Hierbei wurde lediglich unterschieden, ob die Lähmungshöhe über Th10 oder unterhalb Th10, komplett oder inkomplett war. Zwei weitere Klassen wurden den Halsmarkgeschädigten zugeteilt, S1 dabei ohne, S2 mit Trizepsfunktion. Nach diesen Klassifikationen wurden die klassischen Sportarten wie Tischtennis, Basketball, Bogenschießen, Schwimmen und Leichtathletik bewertet. Hier gab es übrigens auch noch das Keulenwerfen für Paraplegiker. Zusätzlich wurde mit Stützapparaten und mit zwei Unterarmgehstützen der Vierpunkte- und der Durchschwunggang als Sportart betrieben. Bewertet wurde dabei die Harmonie des Bewegungsablaufes.

Ab Juni 1969 wurde dann eine neue Schadensklasseneinteilung eingeführt. Die Schadensklasse 1a, b und c war den Tetraplegikern vorbehalten und die Klassen 2–6 den Paraplegikern. Diese Einteilung gewährleistete eine gerechtere Beurteilung der individuellen Leistungsbreite.

Genauso wie man sich im Laufe der Jahre Gedanken über eine gerechtere Einstufung der Sportler in diesen Klassen gemacht hat, ist auch die Rollstuhlentwicklung für die sportliche Betätigung vorangetrieben worden. Hatten die Sportler anfangs nur einen Rollstuhl zur Verfügung, mit dem sie an allen Sportdisziplinen teilnahmen, so ging die Entwicklung bald dahin, sportartspezifisch die Rollstühle anzupassen, z.B. Basketballrollstühle ohne Bremsen, mit negativem Sturz und einheitlicher Fußrastenvorderkantenhöhe. Erinnert sei auch an die Rollstühle zum Schnellfahren mit den kleinen Greifreifen. Die Ideen zu dieser Weiterentwicklung wurden meist von den Aktiven selbst beigesteuert.

Erfreulicherweise griffen die großen Rollstuhlfirmen viele dieser Anregungen auf.

Innerhalb der Entwicklung haben sich auch neue Sportarten den Behinderten eröffnet. So wurde für die Marathonstrecke der Rennrollstuhl entwickelt. Wieviel Fluß in der Einbringung neuer Sportarten noch ist, zeigt sich an dem zunehmend ausgeübten Tennissport, aber z. B. auch am Tanzsport.

Abschließend sei noch ein Wort über die sportliche Betätigung von Tetraplegikern gesagt. Der Anteil der Tetraplegiker an den o. a. Sportarten ist immer noch gering. Sicherlich gibt es einige Gruppenformen, in denen Tetraplegiker am Sport mit den Paraplegikern integriert teilnehmen können. Da aber beide Lähmungshöhen ihrer Behinderungsart angepaßt gefordert werden wollen, wäre der Tetraplegiker in den meisten Fällen über- und der Paraplegiker unterfordert. Wir sind daher der Meinung, daß, um beiden Seiten gerecht zu werden, den Tetraplegikern – ihrer Behinderungsart angepaßt – ein eigener Gruppensport angeboten werden sollte. Vielleicht lassen sich über dieses Thema in der anschließenden Diskussion Vorschläge herausfinden. Vielleicht gibt es sogar schon Erfahrungsberichte, die dem allgemeinen Interesse zugänglich gemacht werden sollten.

Rehabilitierende und rehabilitierte Pflege

W. Grosse

Für mich ist Pflege ohne ein Grundkonzept im Sinne der umfassenden Rehabilitation nicht denkbar.

Dabei ist es nicht maßgebend, ob Pflege in einem sog. Rehabilitationszentrum stattfindet oder nicht.

Die Bedingungen sind allerdings sehr unterschiedlich und bestimmen die Grenzen der Möglichkeiten.

Noch immer wird ja vielerorts nicht verstanden, daß der rote Faden bis zum Rehabilitationsziel bereits in der Akutphase aufgegriffen werden muß.

Die Liste der gewünschten Pflegeeigenschaften ist wohlklingend und idealistisch anspruchsvoll:
- unsere Pflege soll sich jedem Patienten individuell widmen;
- umfassend soll sie für alle Lebensaktivitäten Hilfe sein;
- flexibel ist die Organisation gewünscht;
- fast ungeduldig wird erwartet, daß die Pflege effektiv ist, zu sichtbaren Ergebnissen führt;
- bei neuen Aufgabenstellungen und Problemen genügt analysierendes Denken nicht. Um neue Lösungen zu finden, braucht es Kreativität und Mut zum Ausprobieren, gerade weil Erfolg oder Nichterfolg nicht vorhersehbar sind;
- an oberster Stelle wird erwartet, daß Pflege human ausgeübt wird. Das bedeutet menschlich, der Würde und Bedeutung des Menschen als Einzelpersönlichkeit entsprechend.

In vielerlei Hinsicht muß sich Pflege im Rehabilitationsteam bewähren, wie die anderen Gruppen auch:
- sie achtet das Anderssein – des Einzelnen, der Berufsgruppen, der Interessen
- sie nutzt Möglichkeiten – für individuelle Wünsche der Patienten
- für die Arbeitszufriedenheit der Mitarbeiter
- für die Ausbildung des Berufsnachwuchses
- sie bewältigt Konflikte – ich weiß, daß die Konfliktbewältigung irgendwo zwischen lamentieren, unter den Teppich kehren und echter Konfliktbearbeitung abläuft.

Aber es ist auch zutreffend, daß sehr oft der Pflegedienst die Initiative ergreift, um Konflikte zu überwinden, und damit nicht immer auf Gegenliebe trifft.
Ich halte den Nachholbedarf für ziemlich groß.

Und schließlich auch:
– Pflege integriert Entwicklungen – fachliche,

human

kreativ

effektiv

flexibel

umfassend

individuell

PFLEGE

– organisatorische und
– gesellschaftliche.

Rehabilitierende Pflege geht ganz klar über nur körperliche Pflegebedürftigkeit hinaus. Sie bezieht seelisch-geistige und soziokulturelle Aspekte mit ein, weil wir ihre grundlegende Bedeutung für Gesundheit, Krankheit und Behinderung angemessen beachten wollen.

Seit über 30 Jahren kennen wir auch im deutschsprachigen Raum Pflege-konzepte, die sich auf die individuelle Gesamtsituation des Menschen beziehen, und nicht auf einen neurologisch definierten Krankheitsbegriff.

Es hat sich außerdem bewährt, die Vielschichtigkeit rehabilitativer Pflege nach dem Regelkreis-Modell für den Pflegeprozeß zu strukturieren.

Zuerst werden Informationen gesammelt.

Dazu gelangen wir durch Beobachtungen, Fragen und Gespräche. Die Lebensgewohnheiten, auch die Erwartungen an die Pflege gehören dazu wie die persönlichen Daten.

Checklisten erleichtern das Pflegegespräch, können aber die individuellen Aussagen und Beobachtungen nicht ersetzen.

Beim Erkennen der Pflegeprobleme und der Ressourcen der Patienten sind wir aufgefordert, die körperliche und seelische Befindlichkeit situationsgerecht einzuschätzen.

Ängste und Wünsche, positive und negative Motivation sind auch Hinweise für die weitere Zusammenarbeit.

Erst nach dieser Vorarbeit ist es sinnvoll, die individuellen Pflegeziele festzulegen.

PFLEGE

achtet Anderssein

zeigt Teamgeist

nutzt Möglichkeiten

bewältigt Konflikte

integriert Entwicklungen

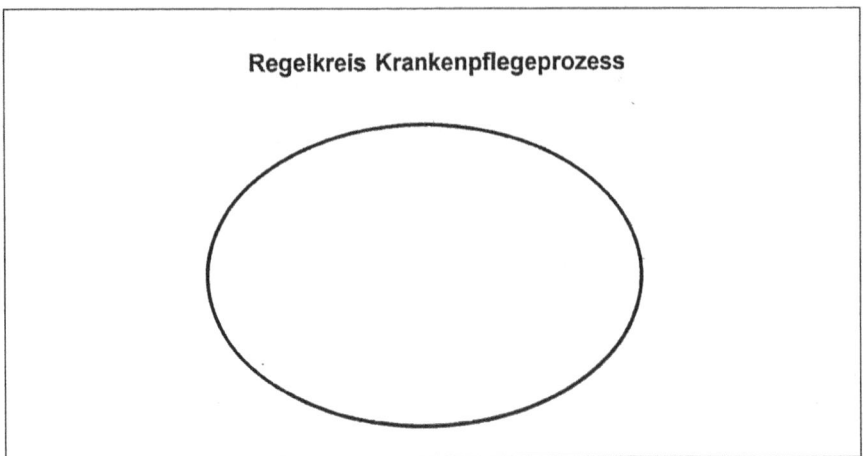

Dabei die Ziele des Patienten gelten zu lassen, unsere eigenen Vorstellungen zu begründen, aber auch zurückstellen zu können – das ist eine anspruchsvolle Aufgabe für das ganze Pflegeteam. Die Ziele werden stark von unserer angestrebten Pflegequalität beeinflußt und entsprechend unterschiedlich festgelegt.

Im Rahmen der personellen, materiellen und organisatorischen Möglichkeiten werden nun die Pflegemaßnahmen geplant. Sie beinhalten Informationen und Anleitesituationen genauso wie Techniken für die Lagerung oder für die Blasenentleerung.

Die schriftlich dokumentierte Planung erleichtert eine korrekte Informationsweitergabe. Sie hat zunehmend auch aus juristischen Gründen große Bedeutung.

Sogenannte Pflegestandards können diese Arbeit vereinfachen.

Nach außen ist die Durchführung der Pflege am bekanntesten. Handlungen, Zeitpläne, Materialeinsatz, Genauigkeit usw. sind typische Merkmale unserer Arbeit.

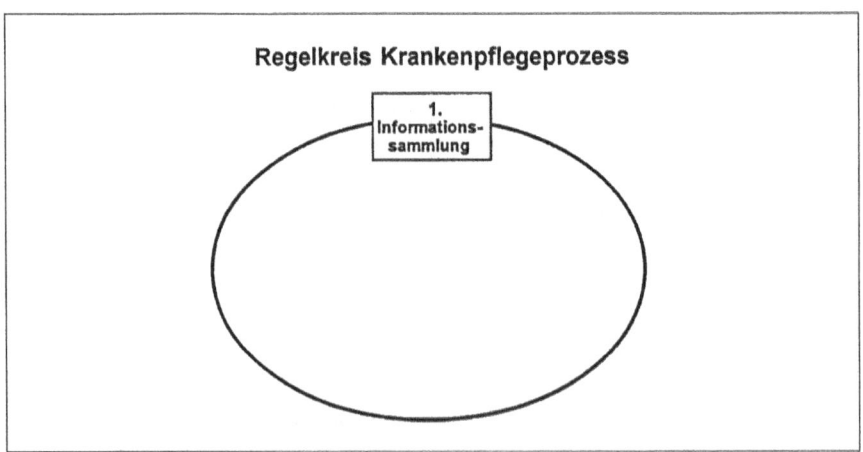

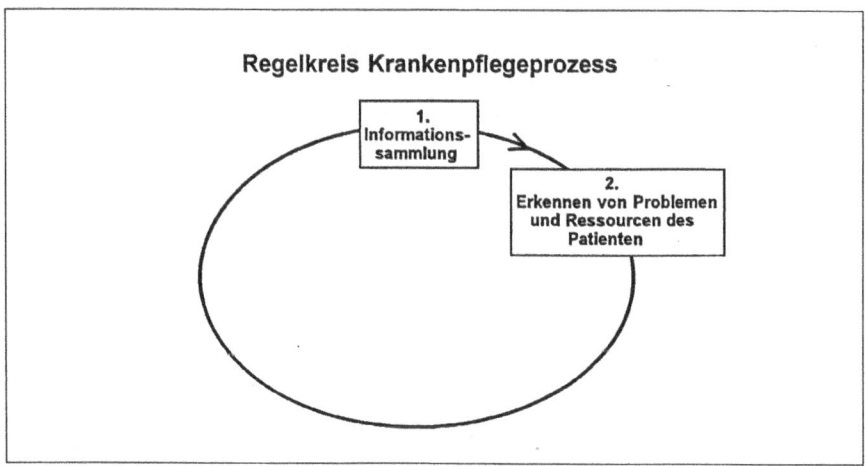

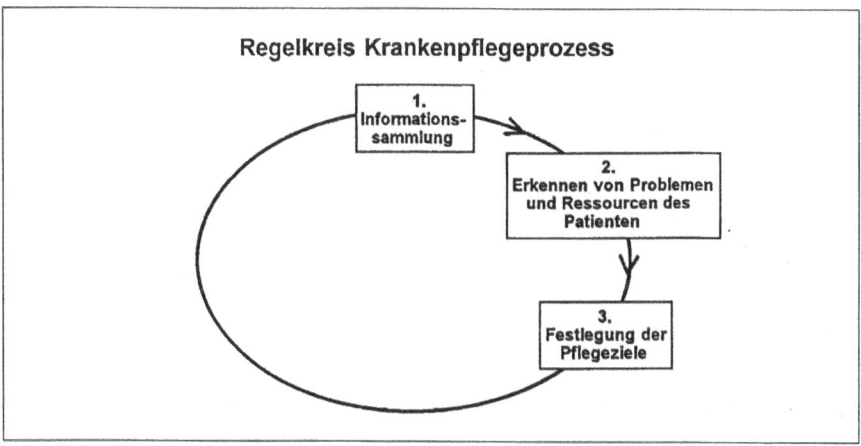

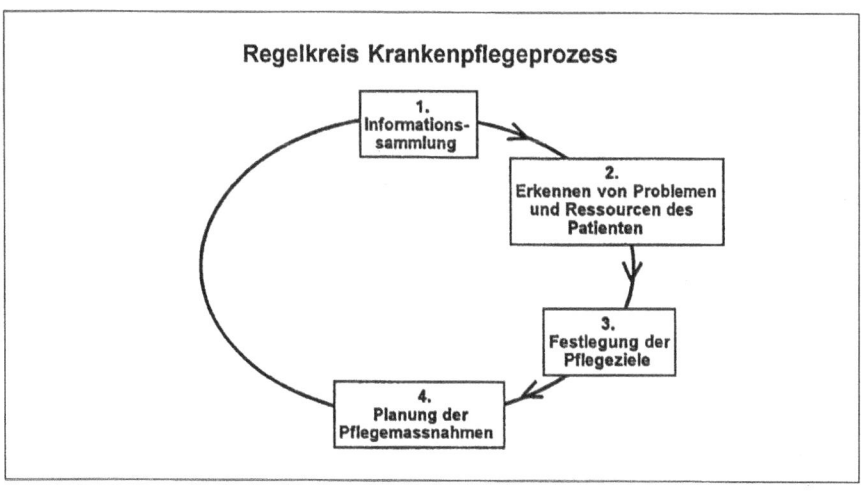

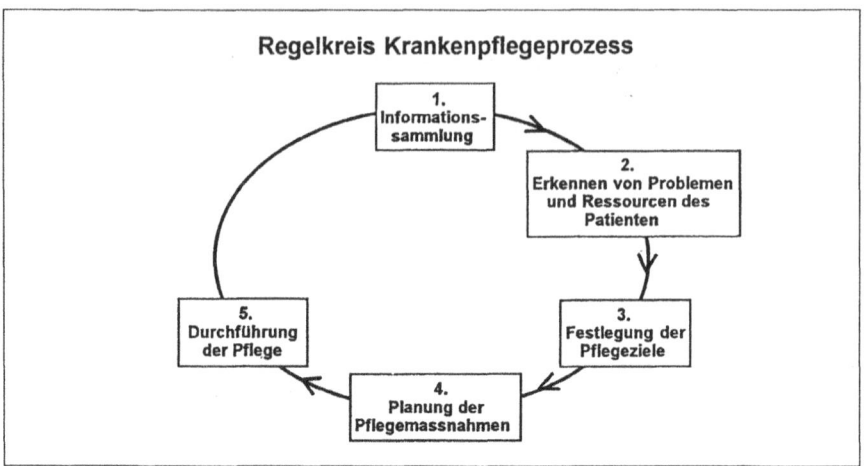

Aber auch Zuhören und Trösten, Pflegemaßnahmen erklären, zur Selbständigkeit motivieren und Angehörige anleiten sind konkrete Pflegemaßnahmen.

Beim letzten Schritt im Pflegeprozeß geht es um die Beurteilung der Wirkung unserer Pflege.

Wir haben zu überprüfen, ob die Ziele sinnvoll gewählt waren und erreicht wurden; ob die Pflegequalität mangelhaft, zufriedenstellend oder gut war; ob zwischenzeitliche Veränderungen und Bedürfnisse oder Informationen neu berücksichtigt werden müssen, z.B. nach einer Operation oder nach der ersten Rollstuhlmobilisation oder nach einer Beurlaubung.

Insofern schließt sich der (Regel-)Kreis ... und beginnt von Neuem.

In der wochen- und monatelangen Zusammenarbeit zwischen Pflegepersonen und querschnittgelähmten Menschen treffen die unterschiedlichsten Charaktere und Temperamente aufeinander. Wir haben ein Stück gemeinsamer Biographie.

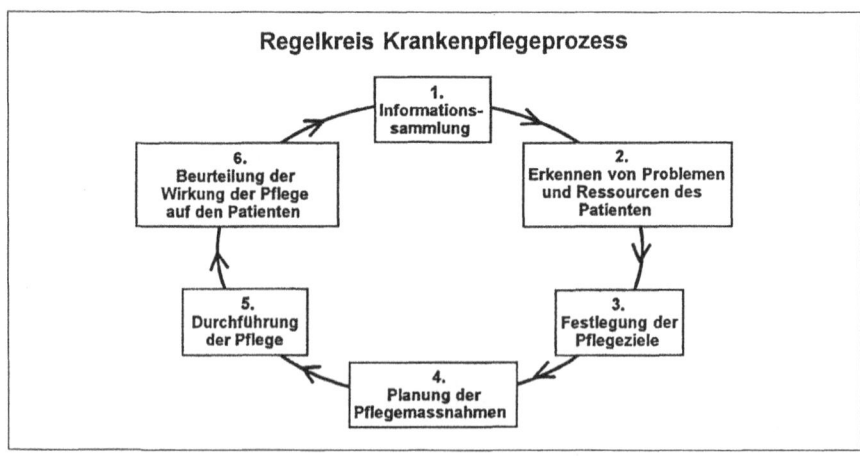

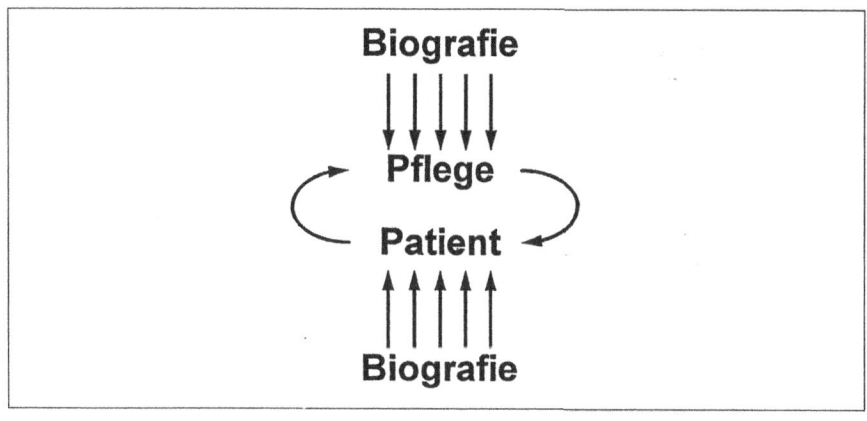

Die ganz persönliche Biographie jedes Menschen prägt in hohem Maße seine Wertvorstellungen und Alltagstheorien, sein Selbstvertrauen, seine Ängste, Stärken und Schwächen.

Dies gilt für Patienten und Pflegepersonen gleichermaßen.

Interessanterweise entscheiden sich sehr viele Krankenschwestern und -pfleger schon während der Ausbildung für die Arbeit in einem Querschnittgelähmtenzentrum. Also schon sehr früh, vor beruflicher Erfahrung und Sicherheit. Sie werden dazu angeregt durch Besichtigungen und vom Hören-Sagen.

Das Pflegeverständnis, die etablierte Teamarbeit, vor allem auch das Engagement der Mitarbeiter sprechen an.

Im Alltag erleben wir dann ziemlich schnell unsere Grenzen:
– im Team knirscht es,
– die Patienten zeigen nicht nur Freude über unsere Motivationsbemühungen,
– Nörgelei trifft uns persönlich,
– die Arbeitsfreude im Kollegenkreis ist sehr unterschiedlich, usw. usf.

Wir sind von den erforderlichen Qualitätsmerkmalen, die ich anfangs nannte, mehr oder weniger weit entfernt. Wir machen die Erfahrung, daß für die Arbeit in einem Rehabilitationszentrum sehr viel dazu gelernt werden muß, daß wir vielem noch nicht gewachsen sind.

Solides, umfangreiches Wissen, Kenntnisse aus Medizin, Psychologie, über Hilfsmittel und medizinische Geräte, über Arbeitsorganisation und Führungsaufgaben sind unerläßlich und zeitgerecht zu aktualisieren.
Eine Anhäufung von Wissen genügt aber noch nicht.
Die Palette des Könnens ist bunt gemischt.
Sie geht über Grundtechniken wie Puls-fühlen und Druckstellen-sehen hinaus.

Wir sollen auch zwischen den Zeilen hören und zur rechten Zeit ein passendes Wort reden können oder schweigen. Die vielen Handgriffe zum Lagern, für den Transfer oder bei Verbandwechseln können wir üben, um sicher zu werden. Gekonnt handeln wir, wenn auch individuelle Merkmale wie Spastik, Schmerzen, Atemrhythmus oder Ängstlichkeit dabei beachtet und berücksichtigt werden.

WISSEN
WISSEN
WISSEN
WISSEN
WISSEN
WISSEN
WISSEN
WISSEN

Wissen und Können lassen sich mit einigem Fleiß aneignen. Sich des eigenen Verhaltens bewußt zu sein, verlangt mehr. Die Zuordnung „richtig" oder „falsch" reicht nicht aus.

Jeder von uns entscheidet persönlich, was z.B. Taktgefühl, Diskretion, Toleranz, Zuverlässigkeit, Offenheit oder Selbstbestimmung bedeuten und welcher Stellenwert ihnen gegeben wird.

Gerade in Bereichen der Langzeitpflege werden wir vor diese Fragen gestellt. Unsere Glaubwürdigkeit in der Rehabilitationsarbeit hängt entscheidend von unserem Verhalten ab

– zu uns selbst,
– zum Patienten und seinen Angehörigen,
– zum Team und
– zur Gesellschaft im weitesten Sinne.

Ich bin der Meinung: Die Pflege hat sich gemausert und diesen vielschichtigen Herausforderungen gestellt.
Pflege überprüft
– den eigenen Standort,
– sowohl in den Ausbildungen, als auch

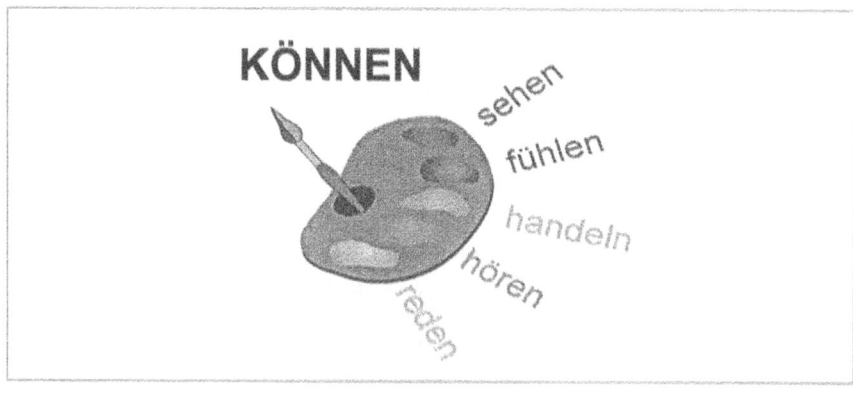

VERHALTEN

... zu sich selbst

... zum Anderen

... zur Gruppe

... zur Gesellschaft

– im ambulanten und stationären Bereich,
– im therapeutischen Team und
– in der Gesellschaft.

Pflege überprüft selbstbestimmt und eigenverantwortlich die Pflegequalität.
Die Pflege hinterfragt das bisherige Rollenverständnis im gesellschaftlichen
Zusammenhang, sie hinterfragt auch die überlieferten Verknüpfungen und
Abhängigkeiten und klärt den heutigen Bedarf.
   Daraus entwickelt sie

– Pflegemodelle,   – Qualitätskriterien und
– strukturierte Abläufe,   – Pflegeforschungsprojekte.

PFLEGE

- überprüft

PFLEGE

- überprüft

- hinterfragt

PFLEGE

- überprüft

- hinterfragt

- entwickelt

PFLEGE

- **- überprüft**
- **- hinterfragt**
- **- entwickelt**
- **- verdeutlicht**

Schließlich verdeutlicht die Pflege durch zunehmende, systematische Professionalisierung das eigene Berufs- und Pflegeverständnis, auch in der Öffentlichkeit.

Trotz vieler Mängel im Alltag und in Details: Die Pflege hat sich in den Querschnittgelähmten-Zentren als beispielhaft entwickelt für ein umfassendes, kompetentes und individuelles Pflegeverständnis, wie es in der Rehabilitation benötigt wird.

Sie gilt als besonders geeignet für die Ausbildung des Berufsnachwuchses und die Fortbildung vieler Kolleginnen und Kollegen.

Die eminente Herausforderung durch die querschnittgelähmten Männer, Frauen und Kinder hat wesentlich zu dieser Entwicklung beigetragen.

Können handtherapeutische Maßnahmen zur Funktionsverbesserung bei Tetraplegikern beitragen?

B. KRIEGER

Die großen Fortschritte in der Rehabilitation von Tetraplegikern wurden in den letzten drei Jahrzehnten mit viel Interesse dokumentiert. Verschiedene Scores bieten Grundlagen, die ADL Fähigkeiten (activities of daily life) von Querschnittgelähmten realistisch einzuschätzen. Die dabei beurteilten Fähigkeiten betreffen vor allem Gleichgewichtsreaktionen, Rumpfkontrolle, Stützfähigkeiten oder grobe Kraft. Die feineren Handfunktionen dagegen werden relativ wenig berücksichtigt.

Wir werden in diesem Vortrag zunächst über unsere Erfahrungen mit einem Handfunktionstest berichten und in einem 2. Teil über Möglichkeiten der konservativen Funktionsverbesserung sprechen.

Seit 1988 wird der standardisierte Handfunktionstest des Schweden Christer Sollermann in der Ergotherapie der Klinik Balgrist angewendet (Tabelle 1). 20 zum Teil einhändig, zum Teil beidhändig ausgeführten Aufgaben werden bezüglich ihrer Griffart, dem Zeitaufwand und dem Ergebnis mit einem Score von 0–4 beurteilt. In die aus Alltagsverrichtungen aufgebauten Aufgaben wurden die verschiedenen Greifformen proportional zur Häufigkeit im Gebrauchsalltag eingebaut. Ebenso stellt der Test sensorische und koordinative Anforderungen. Gesamtpunktzahl pro Hand beträgt 80 Punkte. Nichtbehinderte Personen erreichen dies mit der dominanten Hand.

In den letzten drei Jahren wurden bei 29 stationären und ambulanten Tetraplegikern der Test durchschnittlich 1,8 mal durchgeführt. Patienten mit einer oberhalb C5 kompletten Läsion und ohne genügend kognitiven Fähigkeiten schlossen wir aus.

Eine Auswertung der vorhandenen Testprotokolle macht die Einsatzmöglichkeiten, aber auch die Grenzen deutlich.

1. Der Test ermöglicht eine **realistische Verlaufsbeurteilung** der Handfunktionen von Tetraplegikern. Sie kann neben Muskelfunktionstest und sensorischen Tests wesentlich genauer ausfallen, insbesondere bei:

Tabelle 1. Der Sollermann-Handfunktionstest beim Tetraplegiker 1990–1992

	total
Erstrehabilitierte Tetraplegiker	35
Ambulant erfaßte Tetraplegiker	4
Davon Erfassung mit dem Sollermann-Test	29
Motorisch komplete Tetraplegiker	12
Motorisch inkomplete Tetraplegiker	17

– **neurologischen Teilverbesserungen,** vor allem bei inkompletten Tetraplegikern (Tabelle 2),
– bei **Spastizität** (Tabelle 3).
2. **Subjektive Einstellungen können partiell objektiviert werden** (Tabelle 4).
3. Der Test kann zur ergotherapeutischen **Befunderhebung** und daraus aufgebautem gezieltem Funktionstraining hinzugezogen werden. So geben die Testprotokolle Aufschluß über die Ausbildung der Funktionshand und inwiefern dies durch Übungen verbessert werden kann. Wir ersehen dies aus den unterschiedlichen Durchschnittswerten zwischen ersten und zweiten Tests (Tabelle 5).
4. Der Test dient bei handchirurgischen Eingriffen zur **Erfolgsbeurteilung der durchgeführten Operation** (Tabelle 6).

Der Test ist bei fehlender Rumpfstabilität oder eingeschränkten Schulterfunktionen wenig aussagekräftig. Auch die Fähigkeiten eines Tetraplegikers, durch Änderung der Ausgangsstellung eine Aufgabe bewältigen zu können, wird durch die standardisierten Vorgaben nicht beurteilt.

Tabelle 2. Neurologische Teilverbesserungen

Fallbeispiel:		
Diagnose: inkomplette Tetraplegie C5 bei akuter, intermittierender Porphyrie		

Muskelfunktionstest (nur rechts sich verändernde Werte)	10/1991	12/1991
ECRl/b	1	3
Pronator teres	0	2+
APL	0	4
EPL	1	3
EPB	0	3
FDS	3+	5–
Sollermann-Test:	36	43

Tabelle 3. Verlaufsbeurteilung bei Spastik und Schmerz

Fallbeispiel:	
Diagnose: inkomplette Tetraplegie C 5/6	
Entlassung: Fußgänger mit 1 Gehhilfe, spastische Tetraplegie, Schulter/Arm Syndrom rechts, Depression	

Sollermann-Test	
1. Stationärer Aufenthalt: nicht durchgeführt	rechts
2. Stationärer Aufenthalt:	
Therapiebeginn nach operativer Schmerzbehandlung	33
Entlassung nach 20 Tagen:	46
3. Stationärer Aufenthalt:	
Ziel: Schmerzverarbeitung	21
bei Entlassung	22
4. Stationärer Aufenthalt	Test nicht durchführbar

Tabelle 4. Subjektive Verlaufsbeurteilung

Fallbeispiel: Diagnose: inkomplette Tetraplegie C 6

Sollermann-Test:

	rechts
1 Monat nach Unfall	20
bei Entlassung	33
2 Jahre später	47

Subjektiv Verschlechterung und mehr Spastizität. Neurologisch ergab sich zum Abschlußbefund keine Veränderung.

Tabelle 5. Motorisch komplette Tetraplegiker

12 Patienten: rechte und linke Hand getrennt beurteilt

		1. Test	2. Test	Gesamtdurchschnitt
C 5/6	(ECRl<3)	10	18	14,0
C6	(ECRl>3)	16,5	28,7	22,6
C 6/7	(Triceps, Fingerflex.<3)	16	36	26
C7	(Triceps, Fingerflex.>3)	46	51,5	48,8
C8	(intrinsic innerviert)	54	74	64,0

Tabelle 6. Postoperative Beurteilung nach Muskelsehnentransfer

Fallbeispiel:

Diagnose:	motorisch und sensibel komplette Tetraplegie C 6/7 links C7, Gruppe 5 nach internat. Klassifikation
Operation links:	– Transfer BR auf FPL
	– Transfer ECRl auf FDP II–V
	– Transfer PT über FDS auf MPI
	– Zancolli-Lasso-Operation Diagnose II–IV
	– Tenodes EPL am Retinaculum Extensorum

Sollermann-Test:

Präoperativ	10
6 Wochen postoperativ	39
5 Monate postoperativ	57

Wurde der Test häufig angewendet, konnte durchaus eine Konditionierung auf die Aufgaben festgestellt werden.

Obwohl handchirurgische Maßnahmen wesentlich zu Funktionsverbesserungen bei Tetraplegikern beitragen können, freunden sich viele Betroffene während ihrer Erstrehabilitation mit so enorm großen Eingriffen selten an. Wohl aus diesem Grund wird von allen Autoren eine Zeitspanne zwischen Unfallereignis und Operation von 1–2 Jahren empfohlen. So bleibt die Frage der **konservativen Funktionsverbesserung.**

Im folgenden sollen einige aus der Praxis erwachsenen Methoden angesprochen werden.

Continous Passiv Motion (CPM)

Möglichkeiten und Gefahren der passiven Gelenkmobilisation werden seit Jahrzehnten diskutiert. Anerkanntermaßen kommt dabei der kontinuierlichen passiven Mobilisation, kurz CPM genannt, folgende Bedeutungen zu:
- heilungsfördernd bei Verletzungen (Reduktion von Ödemen, weniger Verklebungen),
- normalisierende Wirkung auf Muskeltonus durch propriozeptive Stimulation,
- schmerzlindernd,
- kontrakturpräventiv.

Nur der letzte Punkt zielt direkt auf die Gelenke ab.

Bei Tetraplegikern ist CPM zur endgradigen Gelenkmobilisation nicht geeignet. Statt dessen setzen wir die Kinetec-Handschiene mit anderen Zielvorgaben ein. Je nach Applikationsart kann mit CPM Gewebe geschmeidig gehalten, orthostatischer Rückfluß unterstützt werden und können physiologische Bewegungsmuster gefördert werden. Dieses Verfahren kann auch schmerzlindernd und tonusnormalisierend wirken.

Unterschiedliche Adaptationsmöglichkeiten und große Geschwindigkeitsvarianz geben eine Vielfalt von Behandlungsmöglichkeiten.

Paraffin

Zusammenhänge zwischen Dehnreizen, Wärmebehandlung und Verlängerung von kollagenreichen Bindegeweben sind seit langem bekannt.

Schon 1970 zeigten die Autoren, daß Dehnen bei gleichzeitiger Wärmeapplikation, bis zur Abkühlung beibehalten, einen langandauernden Verlängerungseffekt auf Sehnen und Bänder hat.

Mit der Paraffinanwendung machen wir uns dies zu eigen. Wir wenden sie bei Tetraplegikern mit Spastizität, vor allem in den Flexoren, und bei Patienten mit zähem Bindegewebe an.

Ausschlußkriterien sind Ödeme und offene Wunden. Das erste Tauchbad wird bei Sensibilitätsverlust zuerst mit Plastikhandschuhen vorgenommen.

Nach 2- bis 3maligem Eintauchen wird die Hand wärmeisoliert, zunehmend gedehnt und in dieser Stellung bis zum Erkalten des Paraffins belassen. In anschließenden Übungen wird zuerst selektives Bewegen, später dann automatisierter Einsatz der „neuen Funktionen" geübt.

Lymphdrainage

Nach einer manuellen Entstauung gehört die Kompression zum 3-Stufen-Konzept der Lymphdrainage. Sie sollte bei Tetraplegikern mit einer speziell an die Funktionshände angepaßten Wickeltechnik geschehen. Dabei wird eine Intrinsic-plus-Stellung angestrebt, so daß es zu keinen Extensionskontrakturen in den Metakarpophalangealgelenken und trotzdem zum rückwärtigen Abfluß kommt.

Bei inkompletten Läsionen ist höchster Wert auf die nachfolgenden aktiven Übungen mit Kompressionsverband zur vasomotorischen Unterstützung zu legen.

Normosensibilisierung

Neurogene Schmerzen an den Händen haben häufig zusätzlichen Funktionsverlust zur Folge.

Führten Medikamente oder TENS zu keiner Schmerzreduktion, setzten wir verschiedene Verfahren der Normosensibilisierung ein. Die Ergebnisse müssen im ganzen eher negativ bewertet werden. Schmerzlinderung durch vermehrte Zuwendung spielt sicher eine große Rolle. Die große Subjektivität und Plastizität von Schmerzen machen eine objektive Beurteilung zusätzlich schwierig.

FES: Funktionelle Elektrostimulation der HG-Extensoren

Bei einem 17jährigen Tetraplegiker zeigte sich nach 2jähriger Behandlung eine schwache Handgelenksextension links als für die Greiffunktionen recht hinderlich (Tabelle 7). So stimulierten wir den bei Beginn mit dem Muskelwert 2– notierten Muskel mit transkutan angebrachten Elektroden und biphasischem Rechteckimpuls, jeweils 15 min 2mal wöchentlich über einen Zeitraum von 3 Monaten. Durch die transkutane Applikation konnte die Stimulation anderer, jedoch denervierter Muskeln, nicht vermieden werden. Schon nach kurzer Behandlungsdauer war deutlich, daß zwar im Gegensatz zu vorher die Kraft in der Handgelenkextension erhöht war, die Leistung jedoch nur kurzfristig gesteigert werden konnte. So beendeten wir die Anwendung nach 3 Monaten. Weitere 6 Monate später erreicht der Patient ohne andere neurologische Verbesserungen einen Muskelwert von 3+. Der Patient empfindet subjektiv Verbesserungen, was im darauffolgenden Sollermanntest mit einer Punktesteigerung um 7 Punkte objektiviert wurde.

Inwiefern dieses Fallbeispiel in den Chor des auf und ab bei der Beurteilung von FES bei Querschnittgelähmten einmünden kann, bleibt dahingestellt. Sicher ist, daß FES herkömmliches Muskelaufbautraining nicht ersetzt. Das Ergebnis

Tabelle 7. FES bei einem Tetraplegiker

Fallbeispiel: Diagnose: motorisch und sensibel komplette Tetraplegie rechts C6, links C 5/6		
Verlauf der Handgelenksextension links		
	Muskelstärke	Sollermann-Test
1989	2–	–
1990	2–	3
1991	2	17
	FES Applikation	
3 Monate später	3/3– (Abstand zu FES)	–
1992	3+	24

könnte auch auf propriozeptive Zusammenhänge zurückzuführen sein. Der
Patient hatte schon früh links einschießende Spastizität in Handgelenk- und
Fingerflexoren.

Abschließend stellt sich die Frage, ob handtherapeutische Maßnahmen zur
Funktionsverbesserung bei Tetraplegikern beitragen können. Wir glauben, die im
Titel genannte Frage mit ja beantworten zu können und plädieren für weiteren
Austausch und genauere Untersuchungen diesbezüglich.

Emanzipation des Patienten?

K. BÖTEL

Bevor ich mit meinen Betrachtungen beginne, möchte ich doch sagen, wie sehr ich mich freue, noch einmal bei einer Veranstaltung unter der Regie Herrn Professor Paeslacks sprechen zu dürfen. Professor Paeslack habe ich vor vielen Jahren kennengelernt – wir gehören beide noch zu denen, die Sir Ludwig Guttmann persönlich kannten – Professor Paeslack lange Jahre, ich in seinen letzten Jahren. Dafür bin ich dankbar. Von der Einstellung Sir Ludwigs, seine Arbeit für Querschnittgelähmte betreffend, haben wir alle gelernt, Ärzte und Therapeuten.

Im Laufe der Jahre hat sich vieles in der Querschnittlähmung geändert, nicht immer nur zum Positiven. Ursprünglich wollte ich in diesem Vortrag richtig jammern, aber zum Glück überwiegen doch die positiven Entwicklungen in der Therapie. Zum Jammern ist also kein Anlaß, vielleicht aber dann und wann ein wenig Rückbesinnung sinnvoll.

Was soll nun „Emanzipation des Patienten" heißen? Unter einem emanzipierten Patienten stelle ich mir jemand vor, der sich abgenabelt hat von Klinik und Betreuern, der nur die Hilfe in Anspruch nimmt, die er wirklich braucht, der ein selbstbestimmtes Leben führt. Verglichen mit den Zeiten vor 10 oder 20 Jahren stehen den frisch Querschnittgelähmten ungleich viel mehr Hilfsmittel zur Verfügung, angefangen von ganz bedeutend besser konstruierten Rollstühlen – viel leichter, gut auseinanderzunehmen – bis zu elektronischen Hilfsmitteln wie Computer, Umweltkontrollgeräten usw. Ist also dank der so weit entwickelten Technik das Selbständigwerden viel leichter geworden?

Ich habe meine Arbeit mit Querschnittgelähmten in der Ergotherapie vor fast 20 Jahren begonnen. Damals hieß das noch Beschäftigungstherapie und „Basteltante" war eine Bezeichnung, auf die wir empfindlich reagierten. Unsere Arbeitsweise und auch unsere Anschauungen waren tatsächlich in manchem anders als in der jetzigen Zeit – sie konnten auch anders sein, weil ja überall die Abteilungen kleiner waren und letztlich mehr Zeit, vor allem nicht streng reglementierte Zeit für den einzelnen Patienten, vorhanden war.

Zum Beispiel wurde die Gruppentherapie – heute oft ein Reizwort – sehr befürwortet. Wir vertreten heute den Standpunkt, daß sinnvolles Training meist nur in Einzeltherapie möglich ist. Anläßlich eines Seminars in Sachsen erfuhr ich, daß in den neuen Bundesländern Gruppentherapie noch sehr häufig angewandt wird – sicher auch aus dem gleichen Grund, weshalb wir diese Therapieform im Westen früher favorisierten: nämlich zu wenig Personal. Die Kolleginnen aus den neuen Bundesländern verteidigten die Gruppentherapie aber auch als ein sehr sinnvolles Angebot an die Patienten, sich auszutauschen, während sie etwa Schreibübungen, Steckerspiele etc. machen. Während des Gruppentrainings holen sich die Patienten Anregungen zum Training, ebenso kann die Diskussion ähnlicher Probleme stattfinden. Dies sind durchaus Gründe, zu überlegen, ob wir inzwischen nicht das Kind mit dem Bad ausschütten, wenn wir häufig fast verächtlich über Gruppentherapie sprechen. Ich denke, man sollte vielleicht doch beide Möglichkeiten, die Gruppentherapie und die Einzeltherapie, erwägen und gezielt einsetzen. Bewährt hat sich in unserer Abteilung übrigens inzwischen die „Handgruppe" – ein Gruppentrainingsangebot für Tetraplegiker.

Im Laufe der Zeit haben sich viele Querschnittzentren von kleinen Abteilungen mit recht persönlicher Atmosphäre zu großen, gut funktionierenden Patienten-Heilfabriken entwickelt. Das Denken sowohl von Patienten und ihren Angehörigen wie auch von den in der Abteilung Beschäftigten hat sich gewaltig verändert. Die zwischenmenschlichen Kontakte sind aus Zeitmangel geringer geworden. Die Zeit muß jetzt streng eingeteilt sein, die man für den einzelnen Patienten aufbringen kann. Ich nehme mir immer noch die Zeit, mal mit einem Patienten oder einer Patientin eine Tasse Kaffee zu trinken oder eine Zigarette zu rauchen – manche Kollegin und mancher Kollege wird das ähnlich halten. Ich bin einfach der Meinung, daß so ein Gespräch in entspannter Atmosphäre wichtig ist und zur Therapie gehört.

Vorbei sind ganz gewiß die Zeiten, wo zum Geburtstag eines Patienten sich möglichst viele Ergos, KGs und Pflegepersonal versammelten, um dem Geburtstagskind ein Ständchen zu bringen und dazu einen selbstgebackenen Minikuchen zu überreichen. Die Gefeierten genossen, manchmal etwas gerührt, diese Zuwendung. Wenn damals auch die Zahl der Therapeuten und des Pflegepersonals geringer war, gab es doch, oder gerade deswegen, wie eine Patientin es einmal formulierte, „Familienatmosphäre".

Vermutlich sind wir heute durch Arbeitsverdichtung, Personalmangel und Anforderungen, die nur noch sekundär mit dem Patienten zu tun haben – etwa Teamgespräche, deren Anzahl ständig zunimmt – gar nicht mehr in der Lage, noch viel persönliches Interesse am Patienten zu haben. Wir fordern ein Höchstmaß an Training und Trainingswillen von unseren Patienten. Viele ziehen mit, trainieren wirklich maximal, ziehen sogar das Training z. B. einem Ausflug vor, um all unseren Anforderungen zu genügen und möglichst fit zu werden. Ich meine, der Grund dafür ist das heute überall übliche Leistungsdenken, hier also: je mehr Training, desto schneller die Rückkehr oder doch annähernde Rückkehr zum Zustand vor der Verletzung.

Dieses Streben, sowohl vom Patienten wie auch vom Therapeuten, darf aber nicht einseitiges Ziel bleiben. Naturgemäß kommt der Patient an eine Grenze, wo er erkennen muß, daß hier alles Training nicht weiterführt und daß die Behinderung von ihm akzeptiert werden muß. Ebenso kommt auch der Therapeut oder die Therapeutin an diesen Punkt und es ist wichtig, daß wenigstens sie nicht einem falschen Therapeutenehrgeiz unterliegen und resignieren, sondern mit dem Patienten auch andere Perspektiven durchdenken und besprechen.

Meist haben wir kaum Zeit, uns um die seelischen Probleme unserer Patienten zu kümmern – vielleicht deshalb auch der immer wiederkehrende Ruf sowohl von Patienten als auch von Therapeuten und Pflegepersonal nach einem Psychologen. Wo oft nur menschliche Zuwendung gefragt wäre, für die wir keine Zeit mehr haben, soll nun der Psychologe „alles richten". Nehmen wir uns da nicht sehr schnell aus der Verantwortung?

Ich finde es großartig, daß wir heute gerade in der Ergotherapie einfach mehr Möglichkeiten haben, qualifiziertes Training, auch mehr Training mit oft sehr sinnvollen Hilfsmitteln anzubieten, solange wir nur daran denken, daß Technik allein nicht alles ist, solange wir den Patienten als auch uns selber klar machen, daß unsere Abteilungen eben doch keine Gesundheitsfabriken sind. Es wäre schön, wenn irgendwann einmal wieder einer unserer Patienten der letzten 5 oder 7 Jahre sagen würde: Es war trotz allem eine richtig gute Zeit bei euch." Wir hören das jetzt noch von sog. „Uralt-Patienten", aber kaum noch von denen, die in den letzten Jahren zu uns kamen. Da muß doch der Fehler bei uns liegen, denn ich glaube kaum, daß die Patienten sich so geändert haben. Ich denke eher, daß diese „Uralt-Patienten", also Leute, die vor vielen Jahren bei uns waren, gespürt haben, daß wir Zeit für sie hatten und sie nicht nur als Trainingsobjekt sahen.

Gibt es also mit den neuen Trainingsmöglichkeiten eher den emanzipierten Patienten, der sich durch intensives Training schnell aus dem Patientenstatus fortentwickelt, der den Rückhalt durch Pflegepersonal und Therapeuten ganz bald nicht mehr braucht? Es gibt ihn genau so wenig wie es DEN Behinderten gibt – Sammelbegriffe sind meist schlecht. Weder mit den alten noch mit den neuen Methoden der Therapie können wir aus einem unmotivierten Patienten, der schon früher unselbständig war, einen aktiven Flitzer machen. Wir können ihm aber mit viel persönlichem Engagement Wege aufzeigen, sein künftiges Leben trotz der Behinderung zu akzeptieren, also die Emanzipation vom eher fremdbestimmten Patienten zum eigenbestimmten Menschen zu vollziehen.

Mehr als erste Anstöße können wir nicht geben. Sein zukünftiges Leben muß der Patient selber planen. Um diesen Start leichter zu machen, wäre die ideale Kombination die Verquickung von altmodischer Zuwendung mit dem neuen „know how" von Technik und Therapie. Und wenn wir den querschnittgelähmten Patienten nicht primär als Patienten sondern primär als Menschen sehen, der zur Zeit Patient ist, wäre das schon ein guter Anfang für diese Kombination.

Neue Wege in der Blasenrehabilitation – bietet der Selbstkatheterismus eine realistische Alternative zur Reflexentleerung?

H. Burgdörfer, D. Schmidt-Bachaly, P. Mach, K. U. Rogosch

Seit Jahrzehnten gilt in den meisten Querschnittgelähmten-Zentren der Welt bei entsprechender Läsionshöhe (UMNL = „upper motor neuron lesion") die Reflexentleerung der Blase als Methode der Wahl. Nachdrücklich und fleißig wird mit dem sog. Blasentraining die getriggerte Entleerung angestrebt.

Bei „upper motor neuron lesion" ist jedoch nahezu regelmäßig durch Detrusor-Sphinkter-Dyssynergie oder Blasenhalsdyssynergie der subvesikale Widerstand erhöht. Um ihn zu senken und damit Restharnbildung, überhöhte Miktionsdrucke, verminderte Speicherkapazität, Veränderungen der Blasenwand oder gar der oberen Harnwege zu vermeiden oder zu verringern, sind dann medikamentöse oder operative Maßnahmen erforderlich (z. B. Antispastika, α-Rezeptorenblocker, Sphinkterotomien). Ungetriggerte Harnabgänge durch Reflexinkontinenz erfordern Urinale für Männer oder Windelvorlagen für Frauen.

Vor wenigen Jahren konnten u. a. McGuire u. Noll zeigen, daß sich durch die Gabe von Anticholinergika – bereits in der Frühphase der Querschnittlähmung beginnend – reflektorische Detrusorkontraktionen unterdrücken lassen. Die erforderliche Dosis und damit auch die Nebenwirkungsrate ist dann wesentlich geringer als bei der Detrusordämpfung einer bereits etablierten Reflexblase.

In Kombination mit regelmäßigem intermittierendem Katheterismus, vorzugsweise Selbstkatheterismus, lassen sich so die o. g. Nachteile der Reflexblase grundsätzlich vermeiden. Die Speicherkapazität der Blase bleibt erhalten, Reflexinkontinenz wird vermeidbar. Die Entleerung mittels Einwegkathetern erfolgt drucklos und restharnfrei.

Da ohne Reflexaktivität der Blase komplikationsärmere Verläufe zu erwarten sind, haben wir 1990 begonnen, dieser Behandlungsform einen festen Platz in unserem Therapiekonzept bei „upper motor neuron lesion" einzuräumen: Bei den Läsionshöhen zwischen C7 und L2 empfehlen wir Frauen (Tabelle 1), den Selbstkatheterismus unter Anticholinergikagabe (bei C7–Th11 regelmäßig, bei Th11–L2 nach Bedarf) durchzuführen, den Männern empfehlen wir ihn als günstige Alternative zur getriggerten Reflexentleerung bei den Läsionshöhe C7–Th 11, bei den tieferen Läsionen als Methode der Wahl (Tabelle 2).

Vergleicht man den Aufwand für den intermittierenden Katheterismus mit dem bei manipulativen Techniken wie suprapubischem Klopfen, Credè-Handgriff, Bauchpresse, Sphinkterstretching und Kombinationen daraus, ergibt sich folgendes Bild: Beim intermittierenden Katheterismus entsteht regelmäßiger Bedarf an entsprechenden Kathetersets, Gleit- und Desinfektionsmittel. Bei der manipulati-

Tabelle 1.* Konzept zur Blasenentleerung bei Querschnittlähmung – Frauen

C1–C3	Fremdkatheterismus und Anticholinergika
C4–C6	Fremdkatheterismus und Anticholinergika
C7–Th11	Selbstkatheterismus und Anticholinergika
Th11–L2	Selbstkatheterismus und ggf. Anticholinergika
L3–S5	1. Selbstkatheterismus
	2. Bauchpresse, ggf. α-Blocker

*Bei L3–S5-Lähmungen kommt die Bauchpresse nur in Betracht, wenn urodynamisch ein niedriger Blasenauslaßwiderstand physiologische Miktionsdrucke und gleichzeitig restharnarme Entleerung objektivierbar sind.

Tabelle 2.* Konzept zur Blasenentleerung bei Querschnittlähmung – Männer

C1–C3	Fremdkatheterismus und Anticholinergika
C4–C6	Reflexentleerung (Urinal, ggf. Medikament und Operation)
C7–Th11	Selbstkatheterismus und Anticholinergika oder Reflexentleerung (ggf. Urinal, Medikament, Operation)
Th11–L2	Selbstkatheterismus und ggf. Anticholinergika
L3–S5	Selbstkatheterismus

*Bei diesem Konzept handelt es sich um eine Arbeits- und Entscheidungshilfe für den behandelnden Urologen während der Erstrehabilitation. Je nach individuellen Gegebenheiten oder urologischen Befunden muß in einem Gespräch mit dem Betroffenen die beste Lösung erarbeitet werden.

ven Entleerung besteht der materielle Aufwand in Urinalen oder aufsaugenden Hilfsmitteln wegen der Reflexinkontinenz.

Unsere eigene retrospektive Untersuchung bezieht sich auf die Erstrehabilitanden, die ab 1.1.1991 innerhalb 15 Monaten entlassen und damit größtenteils in den Genuß des neuen Konzeptes kamen. Ihnen gegenübergestellt wurden die Patienten, die zur Wiederaufnahme oder Nachuntersuchung ab 1.1.1991 kamen und die vorher gültigen Entleerungskonzepte widerspiegeln. Die Untersuchung umfaßt 478 Patienten beiderlei Geschlechts, 125 Erstrehabilitanden und 353 Personen, die 9 Monate bis 35 Jahre nach Eintritt ihrer Querschnittlähmung nachuntersucht wurden.

Im Vergleich beider Gruppen über alle Lähmungshöhen steigt der Anteil der intermittierend katheterisierenden Frauen durch Einführen des neuen Konzeptes von 20 auf 50% (Abb. 1), bei den Männern von 15 auf 39% (Abb. 2).

Bei der Häufigkeit der Entleerung zeigt sich, daß auf manipulativem Weg die Männer im Durchschnitt 4- bis 5mal, die Frauen jedoch 7- bis 8mal täglich ihre Blase entleeren, während beide Geschlechter den Selbstkatheterismus nur 4mal in 24 h benötigen.

Trotz Einsatz eines Anticholinergikums (bei uns Oxybutinin oder Trospiumchlorid) in den indizierten Fällen liegen die intermittierend Katheterisierenden im Medikamentenbedarf in den verglichenen Einzelgruppen günstiger als die Patienten mit getriggerter Entleerung. Bei den nicht medikamentenfreien komplett gelähmten Männern der Lähmungshöhen C7–L2 (Abb. 3) ist der Bedarf bei den intermittierend Katheterisierenden mit durchschnittlich 1,7 Präparaten

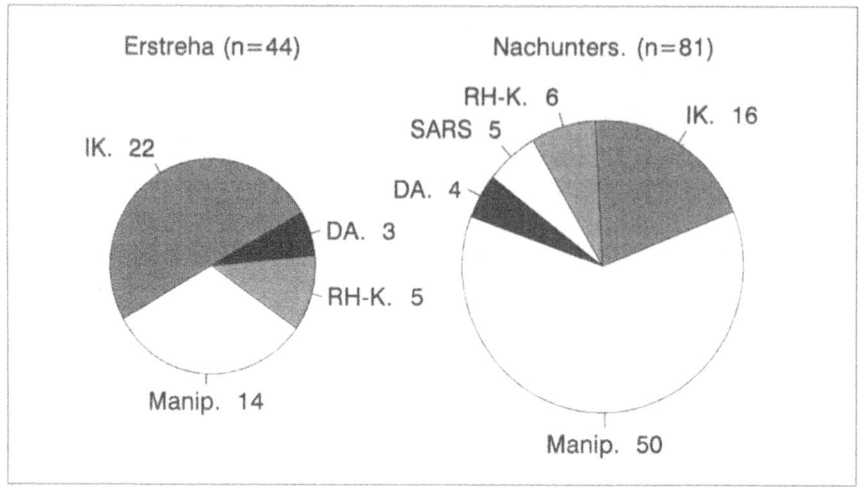

Abb. 1. Entleerungsformen der querschnittgelähmten Frauen nach (Erstrehabilitation) und vor (Nachuntersuchung) Einführung des neuen Konzeptes. **IK** intermittierender Katheterismus; **DA** Dauerableitung; **RH-K** Restharnentleerung per Katheterismus; **SARS** Sakrale Vorderwurzelstimulation (Brindley); **Manip.** Manipulationen (Klopfen, Bauchpressen, Credè, Sphinkterstretching)

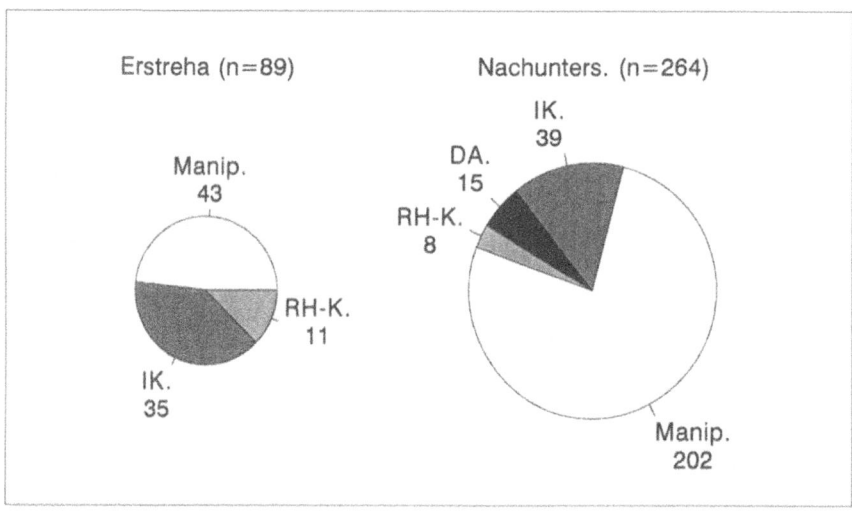

Abb. 2. Entleerungsformen der querschnittgelähmten Männer nach (Erstrehabilitaiton) und vor (Nachuntersuchung) Einführung des neuen Konzeptes zur Blasenentleerung (Abkürzungen s. Leg. Abb. 1)

geringer als mit durchschnittlich 2,4 Medikamenten bei den manipulativ Entleerenden. In der Gruppe der inkomplett Gelähmten von C7–L2 war bei Ende der Erstrehabilitation der medikamentenfreie Anteil der Männer bei den Katheterisierern doppelt so hoch wie bei getriggerter Entleerung (Abb. 4).

Die Überprüfung des operativen Bedarfes bei manipulativer Entleerung zeigte, daß zur Erzielung einer ausgeglichenen Entleerung bei den Männern der Lähmungsgruppe C7–L2 zwar während der Erstrehabilitation nur 18,5% eine

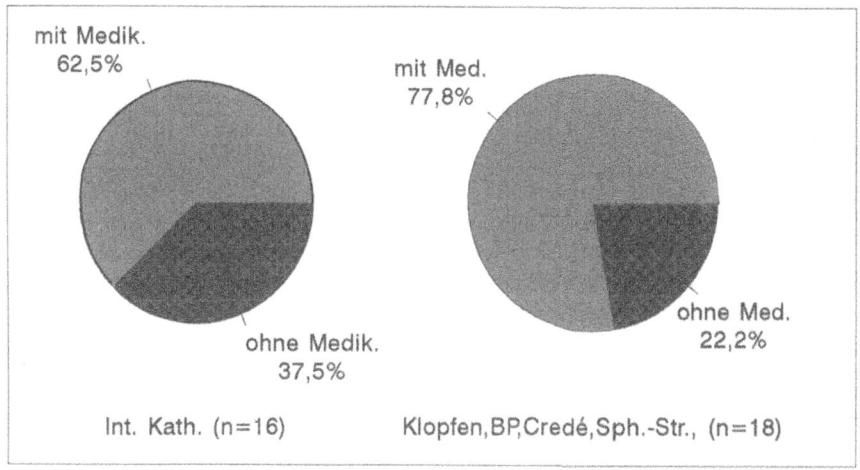

Abb. 3. Bedarf querschnittgelähmter Männer (C7–L2 komplett, Erstrehabilitation) an Medikamenten

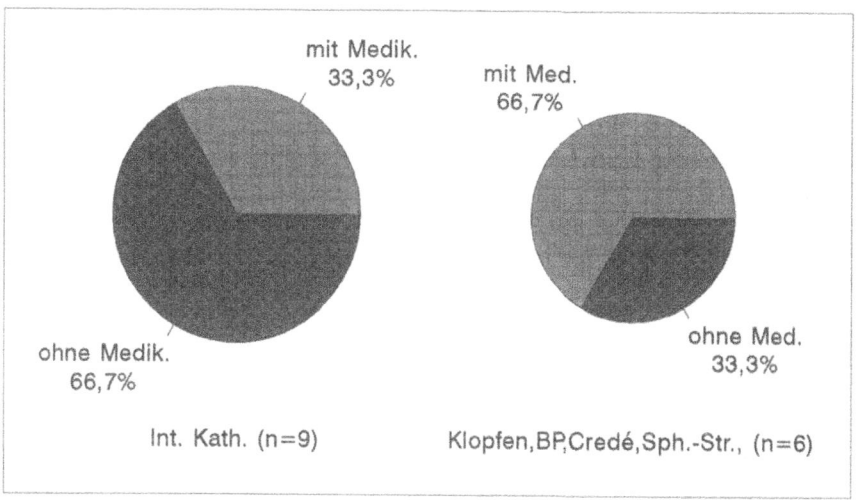

Abb. 4. Bedarf querschnittgelähmter Männer (C7–L2 inkomplett, Erstrehabilitation) an Medikamenten

operative Blasenauslaßwiderstandsenkung benötigten, bei den Nachuntersuchten je nach Lähmungshöhe und -grad jedoch 32–77%. In der Gruppe der Katheterisierer waren operative Eingriffe die Ausnahme. In je einem Fall war der Selbstkatheterismus erst nach einer Zirkumzision oder eine Urethrotomie möglich. Ein weiterer Patient entschloß sich erst nach transurethraler Resektion der Prostata zum intermittierenden Katheterismus.

Zusammengefaßt zeigt unsere Erhebung, daß der intermittierende Selbst-katheterismus in Kombination mit anticholinerger Detrusordämpfung für eine große Gruppe Querschnittgelähmter eine vorteilhafte, oft akzeptierte Alternative zur getriggertern Reflexentleerung bietet. Bereits im Konzept der urologischen Erstrehabilitation verdient dieses Vorgehen bei „upper motor neuron lesion" einen festen Platz.

Neben den Vorteilen der Kontinenz für beide Geschlechter haben Frauen auch eine geringere Entleerungsfrequenz als bei manipulativer Entleerung. Männern bleiben blasenauslaßwiderstandsenkende Operationen erspart. Der Bedarf an urodynamisch wirksamen Medikamenten ist deutlich geringer als bei getrigger-ter Entleerung.

Über den Einfluß einer Querschnittlähmung auf den biographischen Prozeß

J. PRILLER

Einleitung

Als ich mit meinen Freunden am 22. Januar 1988 von Cervinia zurück nach Zermatt aufbrach, war nach einer kurzen Wetterbesserung wieder Nebel aufgezogen und leichter Schneefall setzte ein. In der Gondel dachte ich an den morgigen Abreisetag, an Pläne meines Partners, in Griechenland im Rahmen der neuen EG-Möglichkeiten eine Art Zweitpraxis aufzubauen. Bei einem kurzen Halt während der Abfahrt beschlossen mein Freund und ich, von der Mittelstation aus mit der Gondel abzufahren, weil das Wetter zu schlecht wurde. 50 m vor dieser Station fiel ich über eine Pistenraupenspur und wußte, daß ich querschnittgelähmt war.

Fünf Jahre später fragte mich Herr Prof. Paeslack, ob ich ein Referat halten wolle, über den Einfluß einer Paraplegie auf den biographischen Prozeß eines Menschen. Was also hat sich seither geändert?

Im Moment des Unfalles wußte ich, daß mein Leben zwar anders, in wesentlichen Punkten aber unverändert weitergehen würde. Warum ich das zu wissen glaubte, weiß ich nicht. Ich glaube aber nicht, daß es nur ein Wunsch war, es möge so werden.

Was ist entscheidend für die Wahl eines Weges? Auf drei individuell festgelegte Parameter möchte ich im folgenden intensiver eingehen: es sind dies die Struktur der betroffenen Person, zum anderen das Alter, in dem die lebensverändernde Situation eintritt und schließlich die Umgebung, in der sich der Betroffene bisher bewegt hat.

Bei der Vorbereitung auf diesen Vortrag war ich erstaunt, um nicht zu sagen erschrocken, wieviel aus unterschiedlichen Perspektiven heraus über dieses Thema bereits geschrieben wurde. Unfähig, neben meiner Praxistätigkeit wesentliche neue wissenschaftliche Erkenntnisse zu sammeln, unwillig, alte neu aufzubereiten, habe ich mich entschlossen zu versuchen, einige ganz persönliche Aspekte zu beschreiben, ein paar Gedanken darüber zu formulieren, was ich in den vergangenen Jahren erfahren habe.

Dies fiel mir zunächst schwerer, als ich erwartet hatte. Lagen die Ereignisse schon so weit zurück oder wollte ich mich nicht so recht erinnern an das, was geschehen ist?

Die Gegebenheiten

Die präakzidentelle Persönlichkeit

Wenn ich auf die Zeit vor meinem Unfall zurückblicke, erlebe ich mich als einen vom Schicksal begünstigten Menschen. Ich war in einer Großfamilie als Ältester von fünf Geschwistern aufgewachsen, habe einen intensiven Familienzusammenhalt erlebt. Nach Medizinstudium und Heirat begann ich eine Weiterbildung zum Nervenarzt. In Urlaub und Freizeit hatten wir Spaß daran, zu reisen, uns auch sportlich zu betätigen. Genausogerne aber fotografierte ich oder las. Bis zu meinem Unfall war ich nie ernsthaft krank, auch meine Frau und meine Söhne, 1980 und 1983 geboren, waren gesund. Mein Beruf als inzwischen niedergelassener Nervenarzt in einer Gemeinschaftspraxis machte mir Freude. Hin und wieder geschah es, daß ich mir, z. B. nach einem Sturz mit dem Rennrad, sagte, jetzt hast du aber Glück gehabt, daß nicht mehr geschehen ist. Aber irgendwann glaubte ich, dieses Glück gehöre zu mir, ich glaubte, es werde schon immer alles gut gehen.

Diese Faktoren beeinflussen meines Erachtens ganz wesentlich das Selbstbewußtsein, das Selbstwertgefühl, mit dem der weitere Lebensweg nach so einem einschneidenden Ereignis angegangen wird.

Damit sind wir beim zweiten Punkt der wichtigen Gegebenheiten, dem Alter:

Das Alter

Vom tatsächlichen und biologischen Alter hängt die Beantwortung so entscheidender Fragen ab, ob die Behinderung einen Ausbildungsprozeß verhindert, abbricht, ein Berufsleben völlig zerstört oder nur zur Umorientierung zwingt. Das Alter bestimmt auch die ganz wesentliche Frage, ob man die Möglichkeit und die Zeit hat, noch einmal einen Anlauf, diesmal im Rollstuhl zu nehmen. Welche Lebensperspektive liegt vor einem, welche Zeit bleibt, sich auf die Situation einzustellen, wie sehr steht man in einer Verantwortung, kann man sich ihr stellen. Dies sind Fragen, deren Beantwortung die künftige Weichenstellung bestimmen. Für mich selbst war die Aussicht, meinen Beruf in fast unveränderter Weise fortsetzen zu können, ein sehr wichtiger und stabilisierender Faktor; ich wollte eine Rolle fortsetzen, über die ich mich sehr ausgeprägt selbst definiert habe.

Die Umgebung

Optimismus und genauso wichtig Vertrauen und Tatkraft werden von den Menschen erwartet, die plötzlich mit einem Querschnittgelähmten leben sollen. Meine Frau, meine Familie, meine Freunde waren sich einig, zusammen zu stehen und zu helfen, eine Reaktion, wie ich sie anders ehrlich gesagt auch gar nicht erwartet habe, weil es, ich erwähnte es schon, in unserer Familie immer so gehandhabt wurde.

Wie stabil die bestehenden Beziehungen sind, hängt natürlich ganz wesentlich von deren Dauer ab, von den Belastungen, die sie bereits überstanden haben, von der Basis, auf der sie sich entwickelt haben. Wie wichtig sind in ihnen Prestige, Beweglichkeit, Potenz im engeren und weiteren Sinn? Die Beziehungen zur eigenen Familie, zu Freunden, zu Berufskollegen werden einer echten Prüfung unterzogen.

Die Auswirkungen

Erfahrungen in der ersten Zeit nach dem Unfall

Die erste neue Erfahrung für mich nach dem Unfall war die, das Leben aus der Rolle des Patienten zu erleben, eines Leidenden, der ich, zumindest in einem so schweren Ausmaß, bis dahin natürlich nie war. Plötzlich standen die Kollegen vor, nicht neben mir. Ich mußte lernen, als Liegender meine Fragen zu stellen, meine Position zu behaupten.

Die Situation, sich mit einer nicht zu verändernden Behinderung arrangieren zu müssen, ist völlig verschieden von der Situation eines akut oder vorübergehend Erkrankten. Dies spürt offensichtlich auch jeder Betreuer, jeder Besucher und man spürt das selbst sofort an deren Reaktion. Es kommt kein richtiger Spaß auf beim Gespräch, jeder wirkt ernst, ängstlich und befangen, unsicher. Jeder will helfen, will am liebsten das Geschehene ungeschehen machen, weiß zugleich, daß dies nicht geht.

Es ist auch eine ganze Menge was sich verändert hat: der Verlust der vollen körperlichen Beweglichkeit, die gestörten Blasen-, Darm- und Sexualfunktionen, u. U. Komplikationen urologischer oder dermatologischer Art, Angst vor beruflichen Veränderungen, geringere Möglichkeiten im Freizeitbereich, Angst, minderwertiger, mit einem geringeren Ansehen ausgestattet zu sein, Abhängigkeit von anderen Personen, Verlust gewohnter Rollen, das alles und vieles mehr sind Neuigkeiten, die erst einmal verdaut werden müssen.

Es wird schon alles gut gehen, dachte ich noch immer, aber so richtig vertrauen darauf konnte ich nicht mehr. Bis zum Unfall überdenkt man Pläne, die Kraft und Gesundheit über ein bis zwei Jahrzehnte hinweg zur Voraussetzung hätten, kurz danach erfährt man, welche Aufgabe es sein kann, Körperfunktionen rational in den Griff zu bekommen, über die man sich über Jahrzehnte hinweg keine ernsthaften Gedanken mehr gemacht hat.

Im Nachhinein erstaunt bin ich auch darüber, daß mir zunächst die Versorgung meiner Blasen- und Darmentleerung von Dritten keineswegs eine wesentliche Zumutung war. Erstaunt deshalb, weil mir in einem früheren Fall – anläßlich einer Tonsillektomie – schon das Zureichen einer Bettflasche äußerst peinlich war. Irgendwie empfand ich den gelähmten Teil meines Körpers als mir fremd, als Objekt, um das sich jetzt jemand Fremdes kümmerte. Dieses Gefühl bildete sich aber relativ rasch zurück, als ich wieder selbst in der Lage war, für meine Körperhygiene zu sorgen.

Warnungen vor Komplikationen wollte ich damals gar nicht erst hören, vielleicht, weil ich ahnte, mit diesem Ballast nicht weiterleben zu können; aufkommende Ängste versuchte ich zu verdrängen. Sinnloser Aktivismus wechselte abrupt in fast unnatürliche Gelassenheit. Auch freudige Emotionen erlebte ich

intensiver: Begegnungen mit Menschen, das Hören von Musik. Alles sicher Auswirkungen eines Schockzustandes, Erlebnisse, die mich trotzdem nachhaltig
beschäftigten.

Wohltuend, beruhigend erlebte ich in dieser Zeit die Bemühungen vieler meiner Betreuer, insbesondere meiner Krankengymnastin, geduldig immer wieder
die aufkommenden Ängste und Befürchtungen abzubauen und sozusagen eine leb-
bare Zukunftsperspektive zu zeichnen.

Erste Erfahrungen im Rollstuhl

Diese, im Nachhinein gesehen psychisch doch sehr labile Phase wich erst in der
Zeit des sog. Rollstuhltrainings. Ich erinnere mich an diese Wochen mit recht
gemischten Gefühlen: die Fortbewegung in einem Gefährt, das sehr unhandlich
ist, auch nicht ungefährlich, das Festgelegtsein auf glatte Wege, die Angst vor
Stufen, etc. sind Erfahrungen gewesen, die sicher vergleichbar sind mit den
Erfahrungen der ersten Schritte im Leben. Das zweite Mal nimmt man allerdings
die Gefahren sehr viel bewußter wahr.

Gefahr, ein Begriff, dem man fast täglich begegnet. Man lernt mit Gefahren zu
leben, bis man sie vergißt. Nach meinem Unfall hatte und hat dieser Begriff eine
neue, intensivere Bedeutung gewonnen. Zu Beginn übersteigert – ich hatte Angst,
wenn meine Frau, meine Kinder alleine weggingen – hat das Erleben eines
Unfalles mein Gefühl, „daß schon nichts passieren werde", gründlich erschüttert.
So unbefangen wie vorher kann ich weder Autofahren noch Fliegen, zum Teil
nicht einmal anderen bei gefährlichem Tun zusehen. Ich stelle aber fest, daß sich
diese Hemmungen allmählich wieder normalisieren. Risikobereitschaft oder gar
Risikofreude kann ich mir aber nur mehr sehr begrenzt vorstellen.

Eine Art von Verlustangst erlebte ich auch mir selbst gegenüber: ich roch plötzlich anders, schwitzte anders und fror anders. Ich hörte auch meine Schritte nicht
mehr, eine Veränderung, die mich anfangs sehr eigenartig berührte. Ich erinnere
mich genau, wie ich oft krampfhaft versuchte, mich an ihren Klang zu erinnern.
Häufig wird beschrieben, Querschnittgelähmte hätten das Gefühl, auf den
Schultern zu sitzen und ähnliches. Dies kann ich für mich nicht bestätigen. Trotzdem war mir über diese veränderten Wahrnehmungen mein ganzer Körper
fremd. Dies hielt Gott sei dank nur etwa 2 Jahre lang an. Zur Zeit friere ich noch
etwas mehr als früher, dies ist relativ problemlos zu ertragen.

Eine geraume Zeit hatte ich auch das Gefühl, daß diese meine veränderte
Körperwahrnehmung genauso für meine Umgebung gelten würde, daß man mich
also anders, kleiner, unbeweglicher, anders riechend etc. wahrnimmt. Dies gilt
aber allem Anschein nach nur partiell. Ich werde tatsächlich anders wahrgenommen in einem Gedränge. Im Rollstuhl sitzend durchbricht man keine Aura, keine
intimen Distanzen, spürt selbst den Atem vom Nachbarn nicht und diese nehmen
den eigenen nicht wahr. In jedem Kaufhaus geschieht es, daß tatsächlich oder beinahe jemand auf meinem Schoß sitzt. Dies ist gewöhnungsbedürftig. Man muß
lernen, darauf Rücksicht zunehmen, muß sich rechtzeitig bemerkbar machen, oft
sogar, wenn man frontal auf andere Menschen zufährt. Ein Rollstuhlfahrer wird
leicht „über"sehen. Ich werde plötzlich übersehen! Das war mir neu. Das Aller-

merkwürdigste ist dann, wenn sich Fußgänger dafür entschuldigen, obwohl man selbst aus Unachtsamkeit heraus einen Fußknöchel angefahren hat. Man darf sozusagen gar nicht mehr für die eigenen Fehler geradestehen.

Die Auswirkungen im persönlichen Umfeld

Im persönlichen Umfeld gilt dies nicht. Zu Beginn von einer leichten Unsicherheit geprägt, erleben mich die meisten meiner Freunde offensichtlich als normale Person, mit der man völlig unbefangen reden, scherzen und streiten kann. Längere Zeit wurden allerdings sexuell getönte Scherze oder Witze von Freunden vermieden, aber auch das hat sich weitgehend normalisiert.

Dieses Vermeiden von vermeintlich empfindlichen Themen ist ausschließlich auf Unsicherheit der nichtbehinderten Menschen zurückzuführen. Man kann offensichtlich nicht genau ermessen, nicht genau wissen, wie nahe einem Querschnittgelähmten dieser oder jener Verlustbereich geht.

Unbefangen zu sein, fällt anfangs nicht nur den anderen schwer. Das Gefühl, ständig beobachtet zu werden, allein deshalb, weil man sozusagen etwas Besonderes ist, ist nicht nur gewöhnungsbedürftig, es ist lästig. Wenn man schon auffallen muß, dann doch lieber durch etwas anderes als gerade durch die Tatsache, im Rollstuhl zu sitzen. Das Schwierige an dieser Situation ist, daß sich die Situation nur dann entspannt, wenn man mit der Umgebung in irgendeiner Form Kontakt aufnimmt. Schwierig ist dies deshalb, weil diese Kontaktaufnahme nicht aus alltäglicher Erfahrung heraus geschehen kann: als Rollstuhlfahrer braucht man dazu die Energie, manchmal hat man dazu auch nicht unbedingt Lust. Umgekehrt spürt man natürlich oft die Unsicherheit: wie weit soll, darf, geholfen werden. Wie weitgehend nun verändern sich die erlernten Rollen? Als Ehemann, Vater, Freund, Kollege? Was wird anders?

Für mich persönlich hat sich zunächst – wenn man allein den zeitlichen Aufwand ins Auge faßt – der Aufwand für Körperhygiene enorm vergrößert. Regelung der Blasen- und Darmfunktionen, Hautpflege, Gymnastik, Rückentraining beanspruchen nach meinem Geschmack unverhältnismäßig viel Zeit; dies ist mir um so unangenehmer, weil ich keine andere Wahl habe. Natürlich kann man einwenden, ich sei früher auch stundenlang mit dem Fahrrad unterwegs gewesen. In der Zeit kann man Bogenschießen, Kraftübungen machen etc. Trotzdem, wenn ich ehrlich bin, ich würde nach wie vor lieber Rad- oder Skifahren; alles andere erlebe ich als Ersatz.

Verändert haben sich zum Teil auch meine Positionen anderen gegenüber im schon zitierten Rollenverhalten: angefangen von der Situation, daß meine Frau plötzlich Hilfsdienste leistet, Arbeiten erledigt, die ich früher selbst machte – was mich tatsächlich stört – bis hin zu Situationen, die manchmal fast witzig sind, wenn man z. B. bemerkt, daß Geschäftsleute, die nicht gerade für rücksichtsvolles Agieren bekannt sind, plötzlich geradezu gehemmt und fürsorglich werden. Ich hatte, habe zum Teil noch das lebhafte Gefühl, als Gegner, als Mann nicht richtig ernst genommen zu werden. Mir ist das Gefühl der körperlichen Potenz abhanden gekommen, der körperlichen Macht. Das verunsichert mich und die anderen. Das verunsichert **nicht** meine Frau, meine Kinder oder meine Freunde!

Am unbeschwertesten, am unbefangensten reagierten eindeutig meine beiden Söhne auf die neue Situation, die zum Zeitpunkt des Unfalles 5 und 7 Jahre alt waren. Sie kamen nach Heidelberg, untersuchten mich lange, testeten offen und versteckt meine Sensibilität und damit war die Sache klar – bis heute, ohne jede Schwankung. Die Tatsache, daß ich mit ihnen nicht mehr Fußballspielen kann, ist offensichtlich ausschließlich ein Problem für mich, nicht für sie.

So sehr jede Veränderung zunächst wohl Ängste erzeugt, so sehr war ich selbst mir immer sicher: ich werde weiterarbeiten, ich werde mich nicht wesentlich ändern.

Diese Sicherheit, so hinterfragbar sie möglicherweise ist, war ganz spontan da, eine auch für micht erklärbare, sehr konservative Reaktion, die mir, die meines Erachtens uns allen sehr geholfen hat. Ausgehend von den Erfahrungen, die meine Frau und ich miteinander gemacht haben, versuchten wir, die nächsten Schritte zu tun. Vieles war für uns sehr ungewohnt, die neuen Aufgaben wurden neu verteilt, die Rollen wurden neu verteilt. Ich mußte lernen, nicht alles mitmachen, mitbestimmen – oder wie meine Frau sicher sagen würde – überhaupt alles bestimmen zu können. Meine Frau mußte lernen, daß das Leben mit einem Behinderten manchmal umständlicher ist, oft auch einfach nervig. Die Tatsache aber, daß man sich weniger aus dem Weg gehen kann, führt automatisch dazu, daß man über die Probleme mehr spricht, mehr diskutiert und dies führt eher zusammen, als daß es trennt.

Der Verlustbereich, der nach meiner Erfahrung am schwersten zu kompensieren ist, in dem es am meisten zu lernen gilt, ist der Bereich der Sexualität. Es ist sozusagen ein völlig neues Spiel, bei dem nur ein Teil der Karten ausgegeben wird. Ich muß gestehen, daß ich mir lange Zeit überlegt habe, ob das überhaupt Spaß machen kann, ob es sich lohnt, diese Erfahrungen zu machen. Ich glaube, das Thema Sexualität steht beim Betroffenen – natürlich auch in der Literatur – so im Vordergrund der Beobachtung, weil auf diesem Gebiet, so wenig es objektiv normalerweise Zeit nimmt, nun so intensiv und schlaglichtartig alle Facetten der verlorengegangenen Funktionen deutlich werden: die veränderte Möglichkeit der Bewegung, die Erektionsprobleme, die notwendigen und umständlichen hygienischen Maßnahmen bringen, zumindest zu Beginn dieser neuen Situation, einen Streß in die Sache, die einem die Lust verhagelt. Ganz ähnlich ging und geht es mir übrigens mit Tennis oder Skifahren, wo mir die Erinnerung an die Leichtigkeit dieses Tuns noch so frisch in Erinnerung war, als daß ich Lust gehabt hätte, so große Einschränkungen in Kauf zu nehmen. Sexualität aber ist etwas grundlegend anderes. Ich kann, niemand kann einfach darauf verzichten. Sexualität ist eingebettet in ein Netz von Vorgängen, die stimmig sein müssen, soll sie befriedigend erlebt werden. Dieser gesamte Komplex wurde sowohl von meiner Frau wie von mir zunächst so verändert erlebt, daß wir relativ lange brauchten, um Möglichkeiten zu finden, wieder Spaß miteinander zu haben.

Lange miteinander gelebt zu haben, bedeutet, daß man sich in der Regel gut kennt, weiß, was man vom anderen erwarten kann und was nicht. Nach Jahren der Gewöhnung wird ein Prozeß neu in Gang gesetzt. Wie befriedigend er ausgehen wird hängt natürlich von zwei Personen ab, ist und bleibt damit spannend.

Man beginnt sozusagen eine neue Reise, wobei nicht einmal das Ziel genau festgelegt werden kann. Ich möchte nicht verhehlen, daß die Existenz von zwei

Kindern die Motivation, auf diese Reise zu gehen, ganz wesentlich gefördert hat. Kinder fordern nicht nur ganz natürlich den Fortbestand einer Familie ein, sie verhindern durch ihr Verhalten auch, daß der Unfall und seine Folgen alleiniger, zentraler Punkt einer Beziehung werden. Rücksicht zu nehmen ist eine gute Sache, aber sie sollte moderat und dosiert angewendet werden; dies ist die Einstellung meiner Kinder von Anfang an gewesen, mit der sie phasenweise aufkommendes Selbstmitleid im Keim erstickten. Nicht daß ein falscher Eindruck entsteht: ich halte Kinder nicht für geeignet oder gar für eine Garantie für einen besseren Umgang mit einer Behinderung. Aber das Wissen um eine Aufgabe einerseits, die Unbefangenheit der Kinder im Umgang mit einem Defizit auf der anderen Seite, verhindern eine lähmende Nabelschau.

Eine wesentliche Änderung erfährt nach einer Querschnittlähmung der Bereich der Freizeitplanung. Hier ist die beeinträchtigte Beweglichkeit am intensivsten zu spüren. Es braucht Zeit, bis man sich an die neue Situation gewöhnt, bis man sich mit den neuen Möglichkeiten innerlich anfreunden kann. Dazu gehört auch die Erfahrung, überhaupt neue Möglichkeiten zu haben, sie auch anzunehmen. Ich bin z. B. wesentlich mehr zuhause als früher, habe wesentlich mehr Zeit für meine Kinder. Vorlesen, miteinander Spielen findet jetzt wirklich ziemlich regelmäßig statt. Der Umstand, daß es doch mehr an Energie bedarf als früher, abends nochmals wegzugehen, hat auch zu der durchaus erfreulichen Entwicklung geführt, in der Auswahl meiner Vergnügungen kritischer zu werden, genau zu überlegen, ob der Aufwand gerechtfertigt ist.

Erst nach ca. 2 Jahren hatte ich das wirkliche Bedürfnis gehabt, mich wieder so zu bewegen, daß man die Anstrengung spürt. Bis dahin hatte ich mich mit einigem Spaß dem Bogenschießen gewidmet. Ich kann mir persönlich aber nicht vorstellen, in den gegebenen, verbliebenen sportlichen Möglichkeiten die Erfüllung, die Freude zu finden, die ich früher beim Radfahren, Bergsteigen oder beim Tennis hatte. Mit zunehmender Distanz zur Zeit vor dem Unfall wird allerdings der Wunsch, sich „wie früher" bewegen zu können, etwas geringer.

Gleichzeitig erwacht natürlich mit der Reduzierung der körperlichen Möglichkeiten die Lust, sich mehr den anderen, bisher zurückgestellten Neigungen zu widmen. Jetzt komme ich wesentlich mehr dazu, zu lesen, Musik zu hören, auch Schach zu spielen, kurz zu all den Dingen, die ich mir eigentlich für die Zeit der Rente aufsparen wollte. Warum aber, so beginne ich bereits zu fühlen, soll man sich die schönsten Dinge für die Pension aufheben?

Reisen, anfangs denkt man ja, damit ist es wohl zu Ende. Die Realität beweist das Gegenteil. Hier muß ich aber erwähnen, daß es für mich sehr wichtig war, eine Partnerin zu haben, die sich nicht nur auf einige Besonderheiten einstellen konnte, sondern die mit Sinn für Improvisation und praktischen Lösungen viele Hürden und Ängste überwinden half.

Auswirkungen im beruflichen Umfeld

Mit Hürden und Ängsten hatte ich anfangs auch zu kämpfen, als ich meine Praxistätigkeit wieder aufnahm.

Solange ich in Heidelberg war, war ich ausgesprochen positiv überrascht über die Reaktion meines Partners, der mir nicht nur das Gefühl gab, an unserem Vertrag festhalten zu wollen, sondern mich sehr bestärkte, meine Tätigkeit wieder aufzunehmen. Um so überraschter war ich, als sich dann die konkreten Vertragsverhandlungen hinzogen, zäh um an sich unwichtige Details gerungen wurde. Nie wurde offen ausgesprochen, was wirklich hinter diesem Taktieren stand: nämlich Mißtrauen, zumindest Bedenken dahingehend, ob ich leistungsfähig genug sei, ob die Patienten mich im Rollstuhl akzeptieren würden. Die Verhandlungen kamen erst zum Abschluß, als ich ultimativ anbot, die Praxis alleine weiter zu führen. Damit war wohl mein Leistungswille dokumentiert.

Die Patienten verhielten sich unterschiedlich. Einige wollten offensichtlich kommen, um zu sehen, wie es mir geht, wie ich mit der Situation zurande komme. Andere blieben zunächst weg, erklärten später, sie hätten Angst gehabt, mich im Rollstuhl zu sehen. Eine geraume Zeit hörte ich immer wieder, daß es schwer falle, mit kleinen Problemen zu jemanden zu kommen, der „so schwer krank sei". Seit wenigstens 2 Jahren muß ich den Unterschied zwischen Krankheit und Behinderung nicht mehr erklären. Ich habe wirklich das Gefühl, daß hier ein Lernprozeß abgelaufen ist, wie man mit einer Behinderung oder mit einem Behinderten umgeht, nicht nur bei meinen Partnern, sondern auch bei den überweisenden Kollegen und natürlich bei der Bevölkerung in einer Kleinstadt.

Bilanz

Ich möchte zusammenfassen:

Die Querschnittlähmung hat ohne Frage mein psychisches, physisches und soziales Empfinden erheblich verändert. Das Besondere an dieser Verletzung scheint mir zu sein, daß ich geradezu wie in einem Experiment durch ein einziges Unfallereignis in den Status einer im wesentlichen konstanten Form der Behinderung versetzt wurde.

Wie sehr diese Beeinträchtigung meine weitere Biographie bestimmte, hing ganz wesentlich ab von den persönlichen Möglichkeiten und den Möglichkeiten meiner Umgebung, die Lebenssituation zu stabilisieren.

Mit welchen und mit wievielen Hilfen kann ich weiterleben, wie sehr bin ich in der Lage, auch positive Erfahrungen wahrzunehmen und daraus Kraft zu schöpfen? Wie sehr definiere ich mich über mein Aussehen, wie gut kann ich etwas hergeben, was mir wichtig ist, ohne in permanentes Jammern zu verfallen? Wie sehr bin ich bisherigem Rollenverhalten als Athlet, als erfolgreicher Frauentyp, als jederzeit beweglicher Kaufmann etc. verhaftet? Wie offen kann ich auf andere zugehen? Wie habe ich gelernt, mit Verletzungen umzugehen?

Dies alles sind Fragen, die zum Zeitpunkt des Unfalles zwar gestellt werden können, deren Beantwortung aber viel Zeit braucht, in jedem Fall mehr, als für die sog. Erstrehabilitation zur Verfügung steht.

Es ist deshalb im Einzelfall sehr schwer, eine Prognose zu stellen, schließlich konnte auch ich selbst meine Eigenschaften noch nie in einer so kritischen Situation testen.

Eine wesentliche Frage in jedem Rehabilitationskonzept ist sicher, wie die zur Verfügung stehenden physischen und psychischen Kräfte mobilisiert werden können, um trotzdem weiter zu machen. Dies erfordert nach meiner Einschätzung wesentlich nicht nur geduldiges Zuhören, sondern auch genauso geduldiges Begleiten und immer wieder neue Bestandsaufnahmen. Dies erfordert den Versuch, möglichst viele vorhandenen Stützen zunächst zu erhalten, nicht rundherum den berühmten Neuanfang, die Neuorientierung zu fordern. Wenn erst einmal Vertrautes weggenommen ist, ob dies der Führerschein ist, ob dies der Beruf ist, wird es sehr viel schwieriger, diese Funktionen wieder in Gang zu setzen. Man muß meines Erachtens flexibel auf die individuelle Situation reagieren, Mut zu Improvisationen haben. Ansätze, die in diese Richtung gehen, werden verfolgt. Ganz wesentlich ist hier die Möglichkeit zu erwähnen, in absehbarer Zeit berufliche Tätigkeit und Teilberentung kombinieren zu können.

Was mich persönlich betrifft, hat sich – man muß wirklich sagen durch viele glückliche Umstände – relativ wenig an den äußeren Bedingungen geändert. Wir wohnen im selben Haus, ich arbeite in denselben Räumen mit denselben Patienten, wir fahren z. T. sogar in die selben Urlaubsgebiete. Die inneren, persönlichen Bedingungen sind wohl anders. Ich habe es erwähnt, hier ist ein Prozeß in Gang gekommen, der noch lange nicht abgeschlossen ist, wenn er es je sein kann. Ich muß mein Denken, z. T. auch mein Fühlen disziplinieren, aufmerksam sein, damit die trüben Gedanken, die diversen Ängste und Befürchtungen nicht die Oberhand gewinnen. Bisher ist das einigermaßen gelungen.

Wie auch immer, ich wollte hier nicht ein neues Schema den vielen bekannten hinzufügen, wie, in welcher Reihenfolge und wie schnell Prozesse wie Verleugnen, Angstreaktionen, Trauer, Verwöhnphase etc. ablaufen. Die Vielzahl der möglichen Wege reicht wohl von einem kontinuierlichen Bergan bis hin zu einem Vorwärtskommen nach Art der Echternacher Springprozession.

Berufliche Rehabilitation Querschnittgelähmter in der Schweiz – Resultate einer Umfrage und eigene Erfahrungen

D. Michel, H. G. Koch, K. Emmenegger, G. A. Zäch

Die Wiedereingliederung Querschnittgelähmter ins Berufsleben stellt einen wichtigen Faktor im Rahmen der angestrebten umfassenden Rehabilitation dar. Um den Ist-Zustand der beruflichen Situation Querschnittgelähmter in der Schweiz zu erfassen, hat die Schweizer Paraplegiker-Stiftung (Präsidium Dr. G. A. Zäch) 1989 eine entsprechende Umfrage in Auftrag gegeben. Mit deren Durchführung wurde das Forschungsinstitut der Schweizerischen Gesellschaft für praktische Sozialforschung (Projektleitung Dr. R. B. Schoch) beauftragt. Neben der Frage der beruflichen Wiedereingliederung hatte die Umfrage unter anderem zum Ziel, Aufschluß zu geben über den aktuellen Gesundheitszustand, den Pflege- und Betreuungsbedarf zuhause und den Grad der Zufriedenheit über den Rehabilitationsaufenthalt in den in der Schweiz zur Verfügung stehenden Paraplegikerzentren.

Nachfolgend werden lediglich die Resultate bezüglich beruflicher Wiedereingliederung präsentiert.

Wegen des vertraulichen Inhaltes wurde als Form der Umfrage das persönliche Interview gewählt. Speziell ausgebildete Befrager besuchten die Querschnittgelähmten zuhause. Im Mittel betrug die Interviewdauer 50 min. Das Kollektiv wurde wie folgt definiert: nur Rollstuhlfahrer und nur deutschsprachige Schweizer, die Mitglieder der Paraplegiker-Vereinigung sind (da lediglich diese Adressen zur Verfügung standen); 721 Interviews konnten verwertet werden. Dies entspricht 86% der verfügbaren Adressen. 7 Interviews schieden aus, da Drittpersonen die Antworten beeinflußten. Es handelte sich bei rund 3/4 der Befragten um Männer, bei 1/4 um Frauen. Das Verhältnis von Para- zu Tetraplegikern entsprach ungefähr 2:1. Bei der Altersstruktur des Kollektivs fiel auf, daß in der Altersgruppe zwischen 30 und 39 Jahren die meisten der Befragten zu finden waren (28%). Im Vergleich zum Gesamtkollektiv der Schweizer Bevölkerung (16% zwischen 30 und 39 Jahren) ist diese Altersgruppe bei den rehabilitierten Para- und Tetraplegikern also überproportional vertreten (Abb. 1). Die Resultate der Umfrage lagen 1990 vor und lassen sich bezüglich beruflicher Rehabilitation wie folgt zusammenfassen:

Der Vergleich der Erwerbstätigkeit vor und nach dem Unfall macht deutlich, daß nach dem Unfall eine Verlagerung zur Teilzeitarbeit stattfindet. Vor dem Unfall waren rund 71% der Befragten voll erwerbstätig, während es nach dem Unfall nur noch 18% waren. Die Teilzeitarbeit verlagert sich jedoch von 6% vor dem Unfall zu 35% nach dem Unfall. Auch ist augenfällig, daß nach dem Unfall doppelt so viele Befragte nicht mehr arbeiten, nämlich rund 41% im Vergleich zu vor dem Unfall 21% (hierbei handelte es sich hauptsächlich um Schüler,

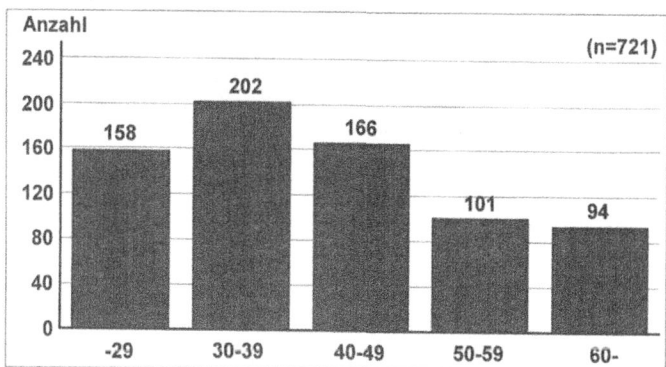

Abb. 1. Altersstruktur des Kollektivs

Studenten, Lehrlinge und Hausfrauen) (Abb. 2a, b). Die Frage, ob die gleiche Tätigkeit nach Eintritt der Lähmung ausgeübt werden kann wie vor der Lähmung, verneinen rund 66%. Lediglich 14,4% der Befragten üben die gleiche Tätigkeit wie vor dem Ereignis aus. Von 19,5% wird die Frage nicht beantwortet (Abb. 3).

Gut 4/5 der Befragten gaben an, keine finanziellen Sorgen seit Eintritt der Lähmung zuhaben. Bei doch immerhin 1/5 der Betroffenen liegen aber Geldprobleme vor. Es betrifft dies vornehmlich ältere Personen und von der Läsions-

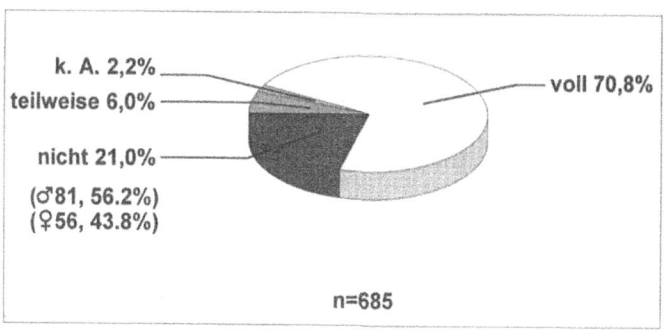

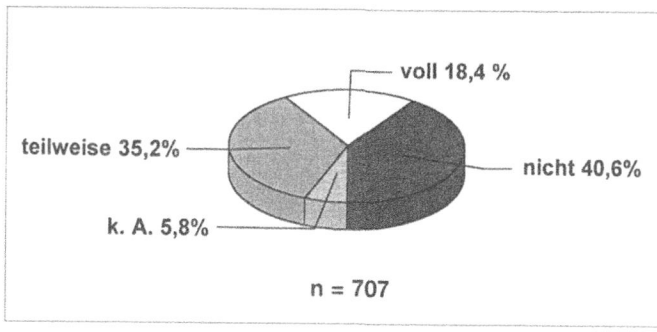

Abb. 2. a Erwerbstätigkeit zum Zeitpunkt des Unfalls.
b Erwerbstätigkeit zum Zeitpunkt der Umfrage

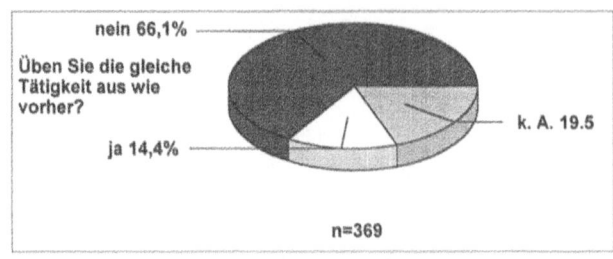

Abb. 3. Auswirkung der Querschnittlähmung auf Beruf und Erwerbstätigkeit

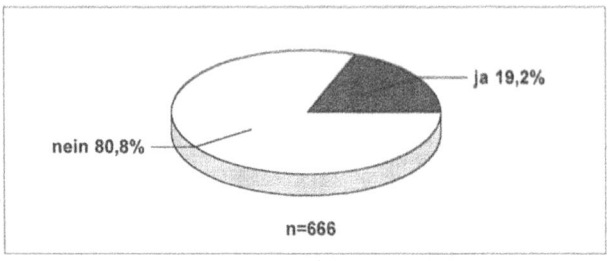

Abb. 4. Gefühl finanzieller Sorgen

höhe her Tetraplegiker mit hohem Lähmungniveau (Abb. 4). Zu den Veränderungen der Einkommens- und Vermögensverhältnisse kann aufgrund der Umfrage gesagt werden, daß sich bei rund 41% der Befragten keine Änderung ergibt, daß bei 18,7% sogar eine Verbesserung eintritt (dies betrifft vor allem jüngere Gelähmte) und daß bei 31,7% eine finanzielle Lage besteht, die sich seit Eintritt der Lähmung verschlechtert hat. Nicht beantwortet wird diese Frage von 8,7%. Dies bedeutet, daß sich bei ca. 60% der Betroffenen die pekuniäre Situation nach dem Ereignis nicht verschlechtert hat (Abb. 5).

Bei 65% der Betroffenen kam es zur Arbeitszeitverkürzung, lediglich bei 3% zu einer Arbeitszeitverlängerung. Über eine Einbuße von Karrieremöglichkeiten beklagten sich 62% und über eingeschränkte Möglichkeiten in der Ausführung der Arbeit 16% der Befragten. Zu einem Stellenwechsel, d.h. auch Arbeitgeberwechsel innerhalb derselben Branche, kam es bei 59%, zu einem Branchenwechsel bei 54% der Betroffenen. Zu einem internen Arbeitsplatzwechsel bei 34 %, während der Kontakt zu Kollegen, Vorgesetzten und Kunden bei 44% der Befragten in etwa gleich blieb (Abb. 6).

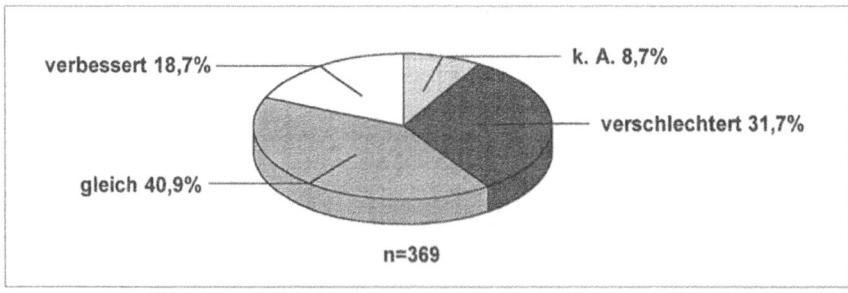

Abb. 5. Veränderung der Einkommens- und Vermögensverhältnisse

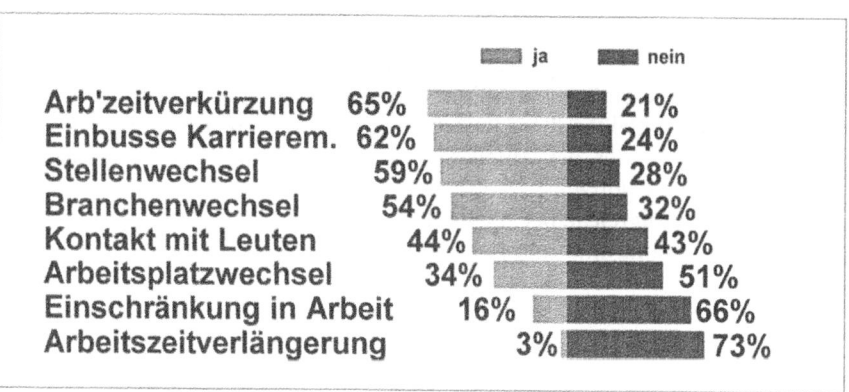

Abb. 6. Änderungen in der Arbeit

Insgesamt erhielten 60,7% der Befragten eine Berufsberatung nach dem Unfall, d.h. noch während der Rehabilitationszeit in der Klinik. Bei 35,9% erfolgte keine Berufsberatung. Schlüsselt man die Beratung nach Altersgruppen auf, wird deutlich, daß der höchste Prozentsatz mit 81,8% bei den unter 29jährigen Patienten zu finden ist und sich dann bis zu den über 50jährigen stetig verringert. Dieses Resultat war deshalb zu erwarten, weil die Vermittelbarkeit auf dem Arbeitsplatzmarkt mit zunehmendem Alter abnimmt (Abb. 7a, b).

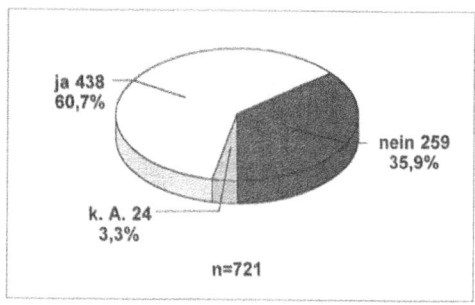

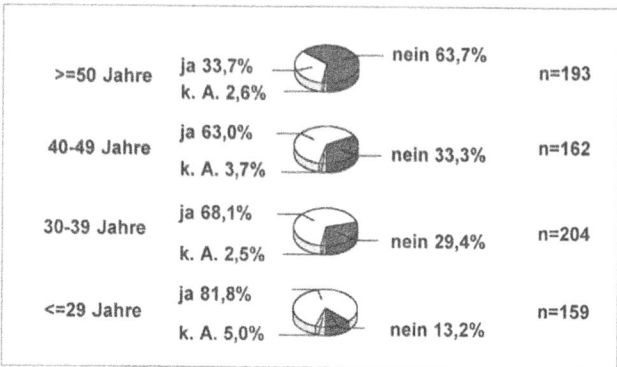

Abb. 7. a Berufsberatung nach Unfall **b** Berufsberatung nach Unfall, Altersgruppen

Soweit die Zusammenfassung der Resultate der Umfrage, die Bezug nehmen auf erfolgte Berufsberatung, Auswirkungen der Querschnittlähmung auf Beruf, Erwerbstätigkeit, Vermögensverhältnisse und auf die Arbeit selbst.

Unter anderem stellten diese Resultate eine der Grundlagen dar für die Erarbeitung des Konzeptes der Abteilung für Berufsfindung des Schweizer Paraplegiker-Zentrums Nottwil.

Damit eine erfolgreiche berufliche Rehabilitation auf dem Schweizer Arbeitsmarkt erfolgen kann, sind unserer Ansicht nach folgende Voraussetzungen notwendig:

1. Permanente und exakte Analyse des Arbeitsplatzmarktes, um das Angebot zeitgerecht der Nachfrage anpassen zu können.
2. Anstreben einer 100%igen Arbeitsleistung pro Zeiteinheit, wobei die Arbeitszeit reduziert sein kann.
3. Die Möglichkeit, den späteren Arbeitsplatz im Maßstab 1:1 bereits während des Erst-Rehabilitationsaufenthaltes in der Klinik anbieten zu können.
4. Hoher Qualitätsstandard der Ausbildung.
5. Freiwilligkeit der beruflichen Rehabilitation, jedoch motivierende Vermittlung der zur Verfügung stehenden Möglichkeiten.
6. Hoher und leistungsfähiger technischer Standard.

Das Schwergewicht der Abteilung für Berufsfindung im Schweizer Paraplegiker-Zentrum Nottwil liegt auf dem Begriff der Findung. In enger Zusammenarbeit mit der IV (Schweizerische Invalidenversicherung), die für Umschulungsmaßnahmen und Adaptation des Arbeitsplatzes verantwortlich ist und die entsprechenden Kosten übernehmen muß, werden dem Patienten die zur Verfügung ste-

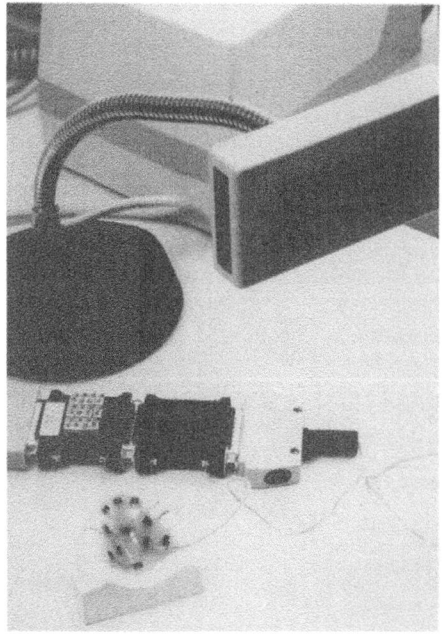

Abb. 8 a

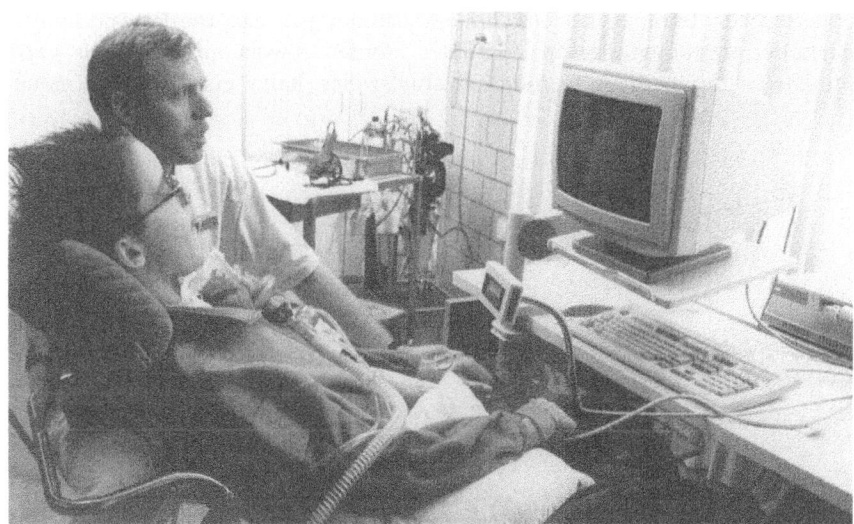

Abb. 8 b

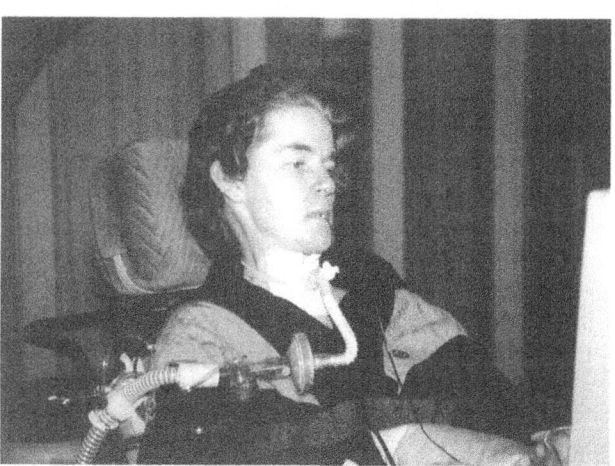

Abb. 8 c

henden Möglichkeiten aufgezeigt. Dabei soll im Beratungsgespräch, im Üben der künftigen Tätigkeit im Maßstab 1:1, in Absprache mit dem Betroffenen, den Angehörigen, dem Arbeitgeber, den Sozialversicherern und dem gesamten Rehabilitationsteam der Klinik der neue Beruf gefunden werden.

Zur Zeit umfaßt das Angebot der Abteilung Berufsfindung in unserer Klinik folgende Berufsgruppen, für die die gesamte Infrastruktur zur Verfügung gestellt wird:

Bürotätigkeit und Berufe mit Sprachausbildungen, Elektronik, Elektrotechnik und Informatik, Zeichnerberufe, die im wesentlichen durch CAD („computer aided design") unterstützt werden, graphische Berufe, Werkstattberufe (computerprogrammierte Maschinen) und Holzberufe. Für alle Berufsrichtungen stehen den Querschnittgelähmten Fachlehrer zur Verfügung.

Speziell für Tetraplegiker mit hohem Lähmungsniveau werden modernste Hilfsmittel angeboten. Personalcomputer können sowohl mit Kopf- als auch Mundsteuerung bedient werden. Beispielsweise kann ein dauerbeatmeter

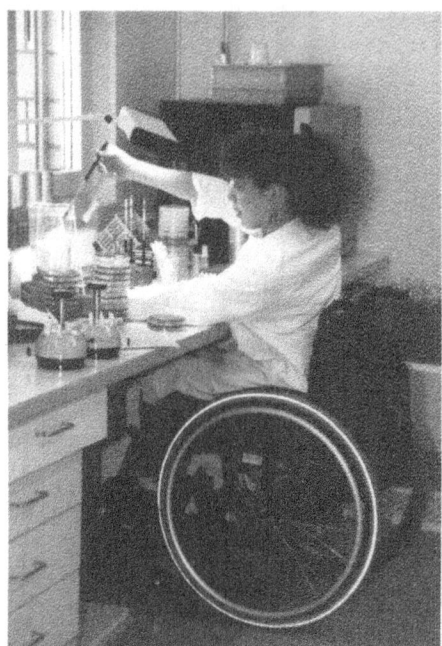

Abb. 9. a, b

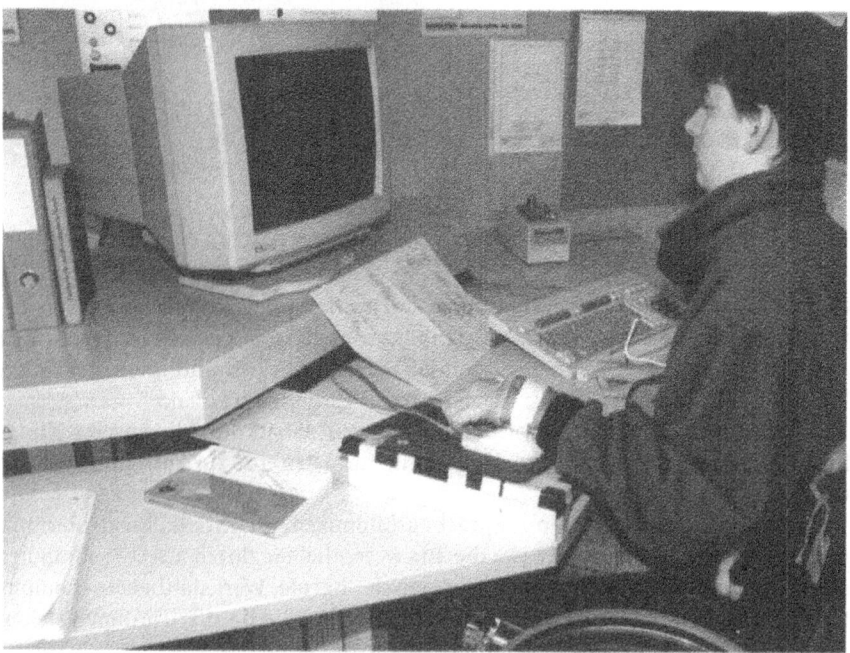

Tetraplegiker mittels einer Gaumenplatte, auf der Sensoren angebracht sind, die mit der Zunge bedienbar sind, seinen Computer manövrieren. Es existieren auch Programme, die es erlauben, auf spielerische Art und Weise beispielsweise die Atemhilfsmuskulatur des Halses aufzutrainieren (Abb. 8 a–c).

Mit Hilfe dieses Konzeptes gelang es 1992, von 68 durch die Abteilung für Berufsfindung betreuten Patienten 40 wieder voll ins Erwerbsleben einzugliedern, 13 umzuschulen auf einen neuen Beruf und 9 Patienten konkret auf die Umschulung vorzubereiten. Bei 5 Patienten war aus verschiedenen Gründen weder eine berufliche Wiedereingliederung noch Umschulung möglich und ein Patient war während der Erstrehabilitation nicht motivierbar zu einer beruflichen Rehabilitation. So konnte die Abteilung für Berufsfindung des Schweizer Paraplegiker-Zentrums Nottwil bei 62 (91%) von 68 Patienten einen konkreten Beitrag an die berufliche Wiedereingliederung leisten (Abb. 9 a, b).

Berufliche und soziale Eingliederung – Vorstellung des Projektes „Querschnittlähmung und Beruf"

C. JOACHIMI

Das Projekt „Querschnittlähmung und Beruf" wird gemeinschaftlich von der **Deutschen Stiftung Querschnittlähmung (DSQ)** und der **Fördergemeinschaft der Querschnittgelähmten in Deutschland e. V. (FGQ)** durchgeführt. Die Stiftung ist Auftraggeber und einziger Finanzier (Fremdfinanzierungen wurden bisher aus Gründen der Unabhängigkeit nicht angestrebt), die Fördergemeinschaft beteiligt sich durch ihre Mitglieder, veröffentlicht Teilschritte des Projektes in ihrer Zeitschrift **„paraplegiker"** und wird ihre regionalen Stützpunkte an den Querschnittgelähmten-Zentren aktiv in die Umsetzung der Ergebnisse einbeziehen. Die Aufbereitung und Strategie des Projektes lag bei der Firma **Ploenzke Consult GmbH** in Person von Herrn **Dipl. Soz. Paed. M. Eller,** für die sachlich richtige Beachtung der Belange Querschnittgelähmter stehen als Vertreter der **DSQ Professor Dr. med. H. J. Gerner** und als Vertreter der **FGQ** Herr **VR a.D. Chr. Joachimi** zur Verfügung. An der Vorbereitung des Projektes waren einige Einrichtungen der medizinischen und beruflichen Rehabilitation beteiligt; inzwischen könnte es auch zu einer Kooperation mit dem Arbeitskreis der Sozialdienste an den Querschnittgelähmten-Zentren in Deutschland kommen.

Ziel des Projektes ist es, unter Berücksichtigung mittelfristiger Entwicklungen ein Konzept zur adäquaten Beschäftigung Querschnittgelähmter zu entwickeln, das sich an den Bedürfnissen und Möglichkeiten Querschnittgelähmter einerseits, andererseits aber auch an der Bedarfssituation der Wirtschaft orientiert. Damit unterscheidet sich dieses Projekt also von anderen unter ähnlich klingendem Titel insofern, als nicht die Lösung aktueller Probleme im Vordergrund steht, sondern nach einer Strategie für die nächsten 15 Jahre gesucht wird, und darin, daß neben die Berücksichtigung der Situation Querschnittgelähmter und ihrer Erfahrungen der Arbeitsmarkt, und hierbei ganz speziell die Personalentwicklung in diesem Zeitraum gestellt wird. Es geht darum, den Querschnittgelähmten Orientierungshilfe zu geben, die Rehabilitationsträger durch entsprechende Hinweise zur Modifizierung ihrer Zielsetzung sowie zur Korrektur mancher Fehlentwicklungen sowohl im Verfahren, als auch im Angebot von Maßnahmen zu veranlassen und letztlich bei der Wirtschaft Vorurteile und Hemmnisse durch Fakten abzubauen, um auf diese Weise ein wertvolles, z. T. sehr qualifiziertes, aber oft brachliegendes Potential von „men-power" und „know-how" zu erschließen.

Die demographische Entwicklung in den Unternehmen führt in den kommenden Jahren zu einer überproportionalen natürlichen Verringerung der Personalkörperschaft (natürliche Fluktuation durch Erreichen der Altersgrenze). Der allgemeine Trend des Bevölkerungswachstums wird einen Engpaß hinsichtlich des öffentlichen Angebotes an Mitarbeitern (stärkerer Personalwettbewerb) zur Folge haben. Die Wirtschaft muß wieder Ausschau halten nach zeitweise vernachlässigten Rekrutierungschancen. Damit waren die Chancen, Behinderte in Personalentwicklungskonzepte zu integrieren, noch nie so groß wie heute, da ein enormer Personalengpaß die Unternehmen für weitere Zielgruppen des Personalmarktes öffnen dürfte. Die Personalentwicklung wird zur Zeit in vielen Unternehmen stärker strategisch, d.h. unter Aspekten des Marktes und des Wettbewerbs, auch des Personalwettbewerbs, neu entwickelt. Viele Unternehmen stehen vor dem Problem, daß die demographischen Entwicklungen eine Rekrutierung von Personal in dem Umfang, wie in der Vergangenheit möglich, nicht mehr gestatten. Diese Situation beinhaltet gerade für Querschnittgelähmte die Chance, den Bedarf zur Brücke der Integration zu nutzen (so auch Üpping, Ploenzke Consult).

Das Projekt wurde 1992 begonnen. Es gliedert sich in zwei große Blöcke, nämlich in die Erhebung von Grunddaten nebst Auswertung und in die Entwicklung von Handlungsvorschlägen. Während die bereits zitierten Vorgespräche sowie die Ausarbeitung der einzelnen Arbeitsschritte sich weitgehend im Stillen vollzog, schlug der im „paraplegiker" 3/92 veröffentlichte Fragebogen, der sich an die Querschnittgelähmten zur Erhebung von Grunddaten wendete, hohe Wellen. Zwangsläufig haben sich nämlich Überschneidungen mit den persönlichen Daten ergeben, die von jedem Patienten, von jedem Rehabilitanden erhoben werden, um den jeweiligen Rehabilitationsablauf so optimal wie möglich zu gestalten. Diese sog. Sozialdaten der einzelnen Reha-Einrichtungen sind aber erheblich umfangreicher und haben nach der Natur der Sache eine andere Zielsetzung, als die projektbezogenen Daten. Nachdem die Konkurrenzfrage geklärt und entsprechende Bedenken ausgeräumt sind, haben sich die Wogen geglättet. Nun kann ein partieller Datenabgleich – selbstverständlich unter der Wahrung des Datenschutzes – erfolgen – ein begrüßenswerter Akt der Kooperation zur Validität der Aussagen.

Unvorhergesehen ist aber auch die Reaktion der Betroffenen gewesen. Der Rücklauf der Fragebögen war erheblich größer und spontaner, als bei anderen Umfragen. Selbst das Thema „Sexualität und Querschnittlähmung" (vgl. „paraplegiker" 4/87 bis 3/88) erreichte nicht eine so hohe Beteiligung. Offensichtlich ist mit der jetzigen Aktion ein zentraler Nerv getroffen worden. Bei fast jeder Rückmeldung ist von der Möglichkeit Gebrauch gemacht worden, die letzte, die sog. offene Frage nach eigenen Anregungen zu beantworten. Eine graphische Darstellung dieser Reaktionen ist wegen ihrer Vielschichtigkeit nicht gut möglich. Bemerkenswert, ja mitunter erschütternd war die Beschreibung der jeweiligen Lebensumstände, wobei ein deutlicher Unterschied zwischen Ost und West im Hinblick auf die existenzielle Grundsicherung deutlich wurde. Eine besondere Auswertung dieser Antworten ist als Exkurs zum Hauptthema des Projektes vorgesehen.

Im übrigen ist eine Reihe von interessanten, auch überraschenden, z.T. brisanten Ergebnissen herausgekommen. Bevor ich einige davon kurz vorstelle, möchte ich den weiteren Verlauf des Projektes skizzieren, soweit er geplant ist und sich nicht erst aus den Teilergebnissen entwickeln wird:

Derzeit läuft die Befragungsaktion bei rund 200 ausgewählten Wirtschaftsbetrieben unterschiedlicher Größe und Branche, jedoch mit Schwerpunkt im Dienstleistungsgewerbe, an. Eine Besonderheit stellt dabei die Einbeziehung der

Arbeitgeber

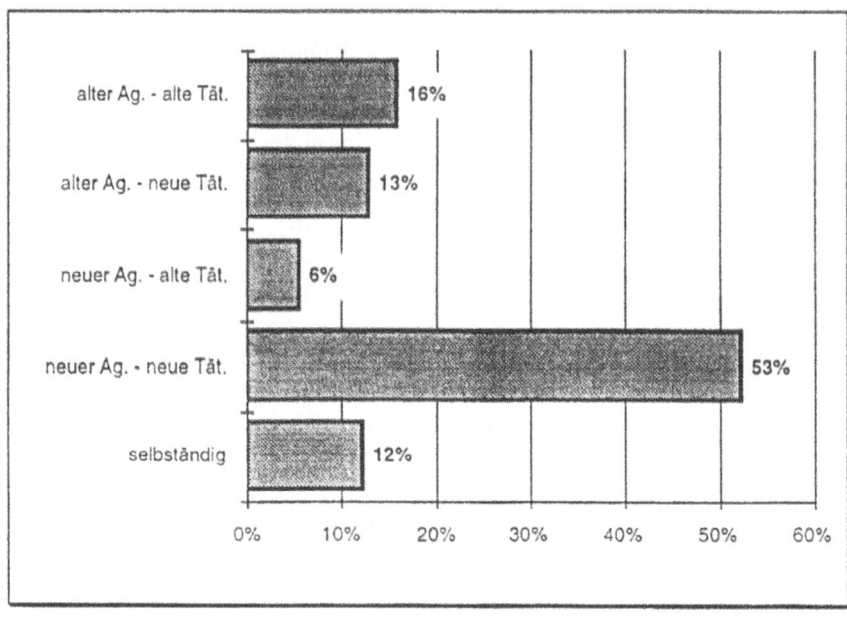

zusätzlich aufgenommenen Gruppe von Arbeitgebern, die selbst schwerbehindert, in der Regel querschnittgelähmt sind, dar. Nach Auswertung, Abgleich und Gewichtung der beiden Fragebogenaktionen sowie der übrigen Arbeitsergebnisse sollen dann die Handlungsstrategien formuliert werden.

Die Integration von Behinderten in den Berufsalltag muß mit entsprechenden Attraktivitäten im Sinne von Qualifikation und Unterstützung bei der Integration

Zeitspanne Eintritt der Lähmung – Berufstätigkeit 2

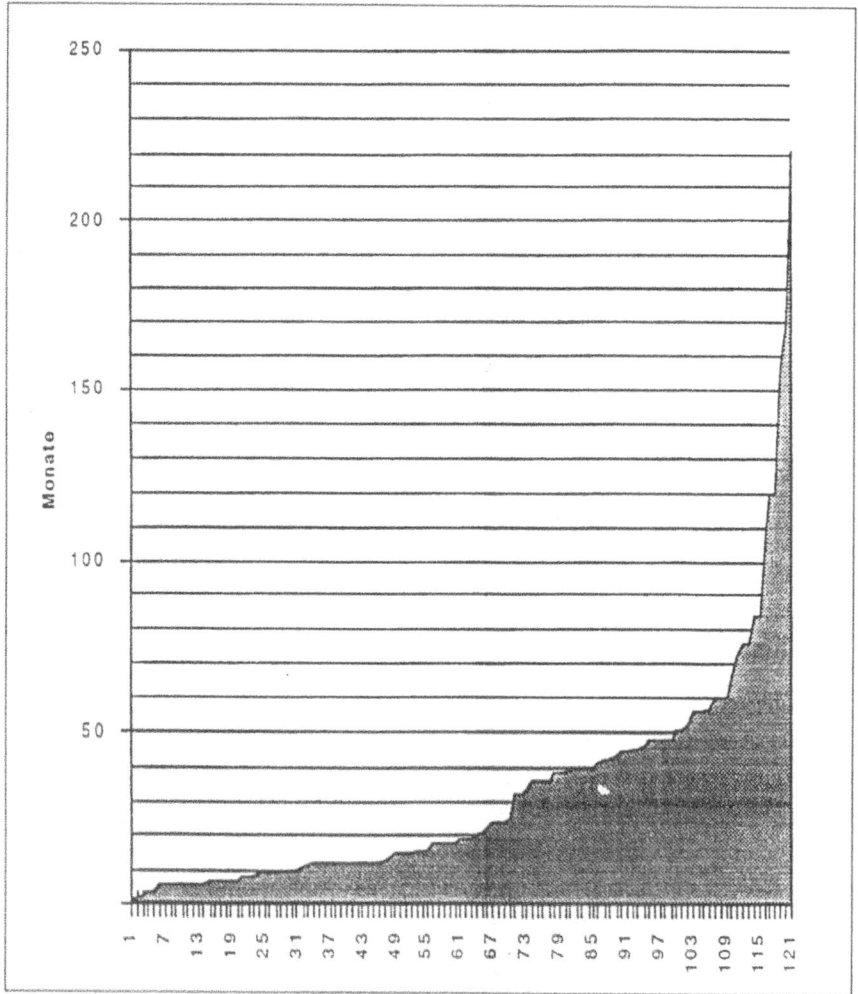

ausgestattet werden. Sie muß durch eine strategische Ausrichtung zum Gegenstand und zur Zielsetzung der maßgeblichen Personalentwickler der Wirtschaft gemacht werden. Der gesamte Prozeß des „developments" für die Behinderten muß mit höchster Qualität erfolgen unter teilweiser Beteiligung der Wirtschaft, der Reha-Träger und Reha-Fachleute, vor allem aber unter Mitwirkung der Betroffenen selber.

Neben qualitativer Verbesserung und quantitativer Ausweitung des Angebots von einschlägigen Informationen muß für die Behinderten ein hochwertiges „education-development-programm" aufgelegt werden, das ausschließlich Qualifikationen enthält, die in der Wirtschaft hohe Akzeptanz und Affinität auslösen. Die im Rahmen des Education-Programms erworbenen Qualifikationen

Grund für Nichterwerbstätigkeit 2

> Im Falle der Nichterwerbstätigkeit, was ist
> der Grund für Ihre Nichterwerbstätigkeit?
> *(mehrere Antworten möglich)*

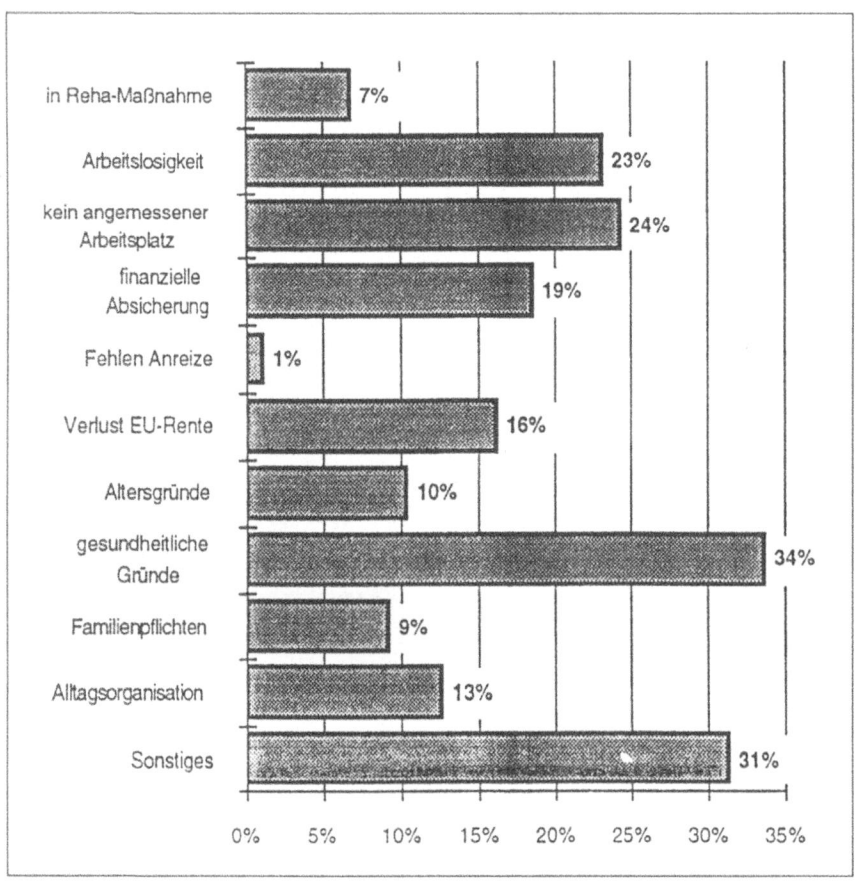

in Reha-Maßnahme	7%
Arbeitslosigkeit	23%
kein angemessener Arbeitsplatz	24%
finanzielle Absicherung	19%
Fehlen Anreize	1%
Verlust EU-Rente	16%
Altersgründe	10%
gesundheitliche Gründe	34%
Familienpflichten	9%
Alltagsorganisation	13%
Sonstiges	31%

und vor allen Dingen die dazugehörigen Methoden, Instrumente bis hin zum
Equipment müssen Bestandteil seines zukünftigen Berufsbildes sein; dies bedeu-
tet konkret, daß der Querschnittgelähmte mit dem Arbeitsplatz und dieser
Ausstattung in das Unternehmen integriert wird.

Dieses Konzept kann von privaten Organisationen wie der DSQ und der FGQ
angestoßen und begleitet, Teilfunktionen können im Wege der Selbsthilfe über-
nommen und gemanaget werden. Das geht aber nur, wenn unnötige Reibungs-

Zufriedenheit mit
Information / Aufklärung bzw. Beratung / Unterstützung

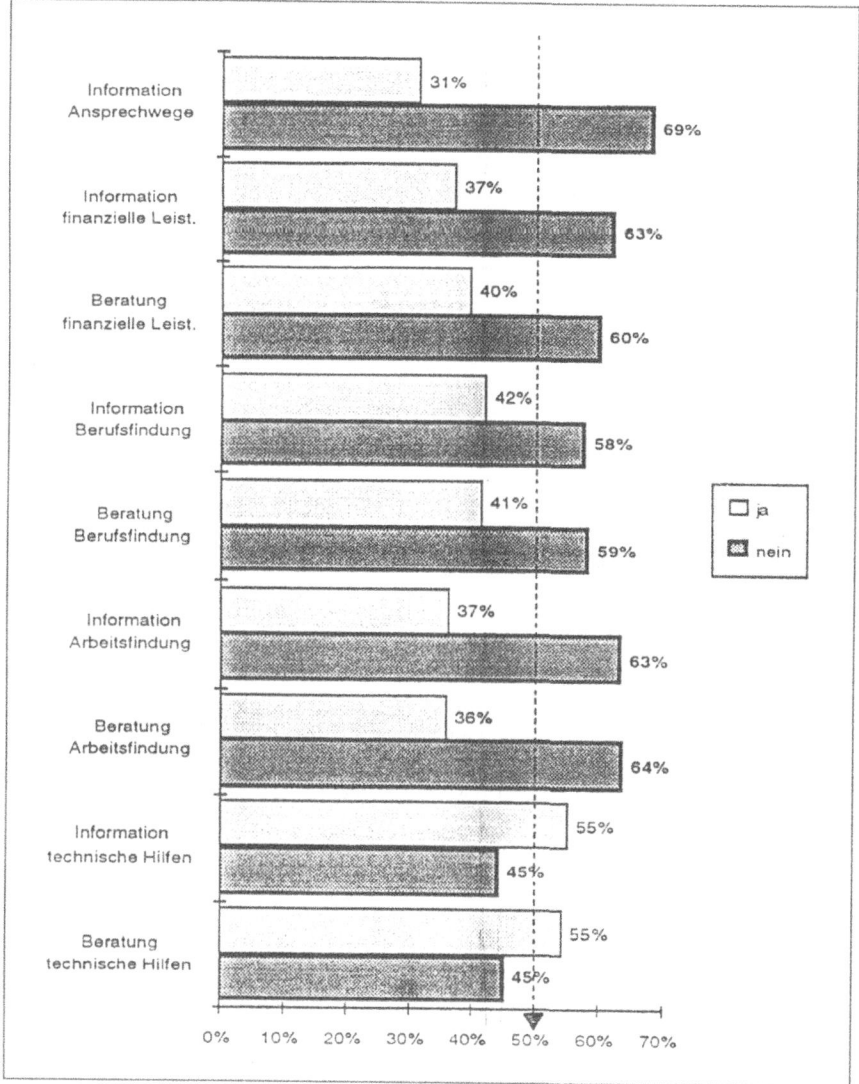

verluste vermieden und die Ressourcen auf dieses Ziel konzentriert werden. Wir setzen dabei weiterhin, ja noch verstärkt auf Ihre freundliche Unterstützung und hoffen, Ihnen zum nächsten Kongreß das Gesamtergebnis präsentieren zu können.

Doch nun schlaglichtartig zu den Ergebnissen der Fragebogenaktion an Querschnittgelähmte. Zur Einordnung der Daten zitiere ich aus dem internen Bericht (Eller, Ploenzke Consult et al.).

Wunsch Arbeitszeitmodell 1

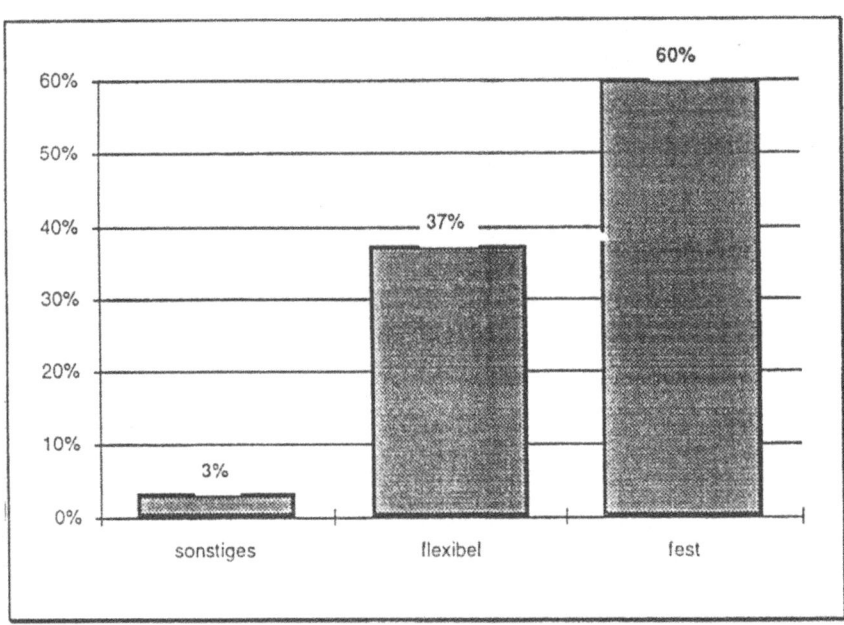

Wenn Sie Ihr Arbeitszeitmodell frei wählen könnten, was wäre für Sie die ideale Arbeitszeit?

☐ fest mit ✏️ .... Stunden/Tag
und mit ✏️ .... Tagen/Woche

☐ variabel
insgesamt ✏️ .... Stunden/Monat

☐ Sonstiges ✏️ ....

sonstiges	6
flexibel	79
fest	127
Antworten	*212*
Keine Antwort	*21*

Wie die Ergebnisse dieser Fragebogenaktion zeigen, wurde das Ziel, einen breiten Querschnitt der Betroffenen mit unterschiedlichem Erfahrungshintergrund (Alter, Lähmungseintritt, Rehabilitations- und Berufserfahrung, Alte/Neue Länder etc.) zu erfassen, absolut erreicht.

Bei der folgenden Darstellung und Interpretation der Daten über „Querschnittlähmung und Beruf" aus Situation und Sicht der Betroffenen ist die Methode

Bedeutung Familie / Freizeit und Beruf

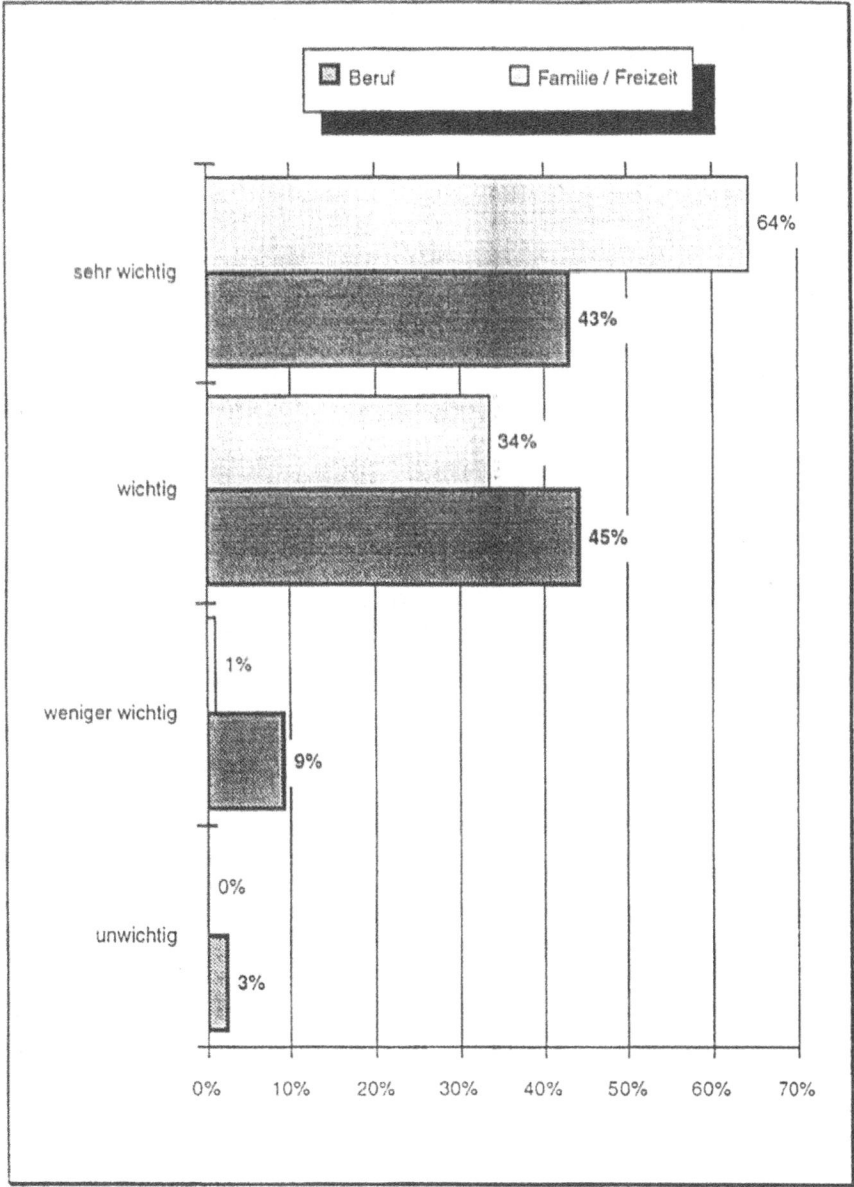

ihrer Sammlung (Erhebung) und Aufbereitung (geordnete und zusammenfassende Darstellung) zu beachten, um vorschnelle – und möglicherweise falsche – Schlüsse und darauf sich stützende Maßnahmen zu vermeiden.

Verkehrsmittel

Mit welchen Verkehrsmitteln überwinden Sie
überwiegend größere Entfernungen?

☐   PKW (Selbstfahrer)
☐   PKW (Mitfahrer)
☐   Behindertenfahrdienst
☐   Öffentliche Verkehrsmittel

Öffentliche Verkehrsmittel	3
Behinderten-fahrdienst	13
PKW (Mitfahrer)	39
PKW (Selbstfahrer)	178
Antworten	*233*
Keine Antwort	*0*

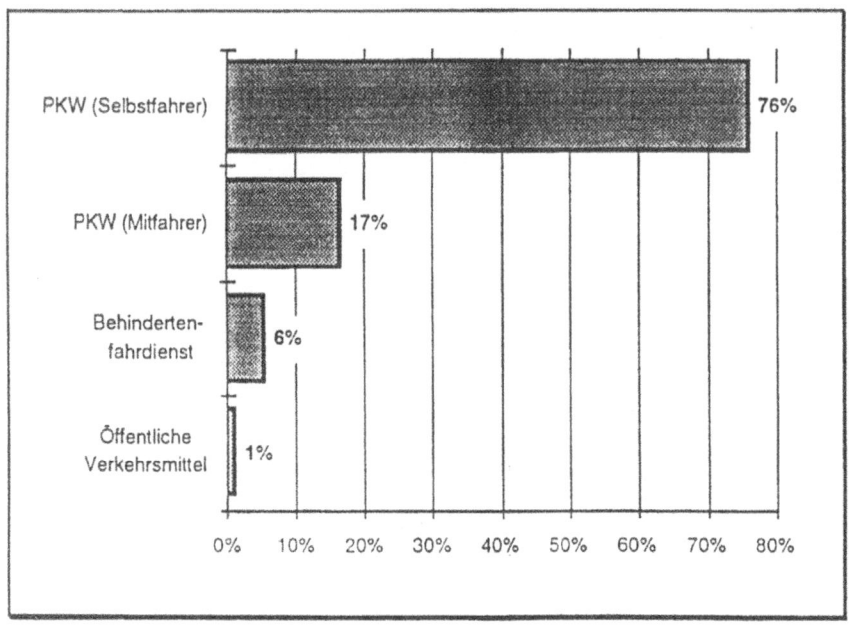

Aufbauend auf der Analyse vorliegenden Materials (Broschüren, Studien, Selbstdarstellungen u. ä.) und Gesprächen mit Experten wurde ein Fragebogen entwickelt und getestet.

Mit diesem Fragebogen wurden bei Querschnittgelähmten Daten zu ihrer Lebenssituation, ihrer Lähmung, ihrer beruflichen Rehabilitation und ihrer

Fremde Hilfe im Alltag und Beruf

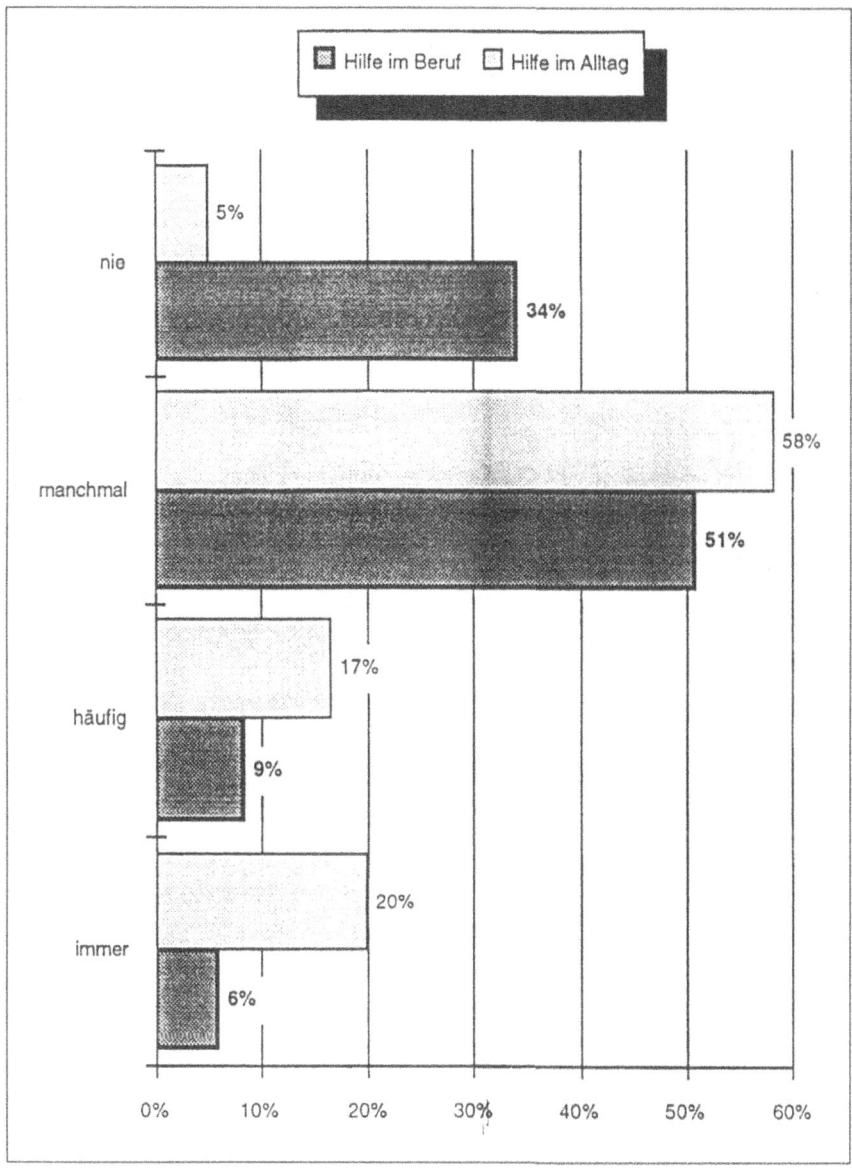

Berufstätigkeit erhoben. Es sind hierbei demographische Daten genauso wie Erfahrungen, Meinungen und Vorschläge der Querschnittgelähmten – insbesondere zum Problem „Querschnittlähmung und Beruf" – erfragt worden.

Der Fragebogen wurde in einer Auflage von 15 000 Exemplaren gedruckt und bisher auf folgenden Wegen verteilt:

Verlassen der Wohnung

Wie beurteilen Sie den Aufwand für die
Vorbereitungen, die Sie zum Verlassen Ihrer
Wohnung benötigen ?

☐   kein Aufwand
☐   geringer Aufwand
☐   mittlerer Aufwand
☐   hoher Aufwand

hoher	30
mittlerer	69
geringer	81
kein Aufwand	52
Antworten	**232**
Keine Antwort	*1*

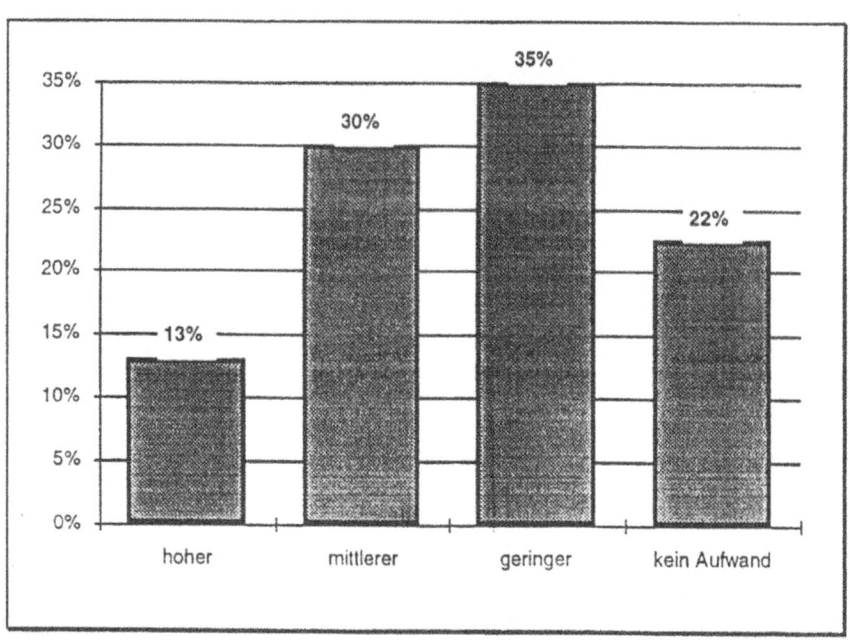

– über die Zeitschrift „paraplegiker" 3/92 (8200 Fragebogen als lose Beilage),
davon gingen ca. 3000 Exemplare an Mitglieder der Fördergemeinschaft der
Querschnittgelähmten in Deutschland e.V., von denen ca. die Hälfte
Querschnittgelähmte sind,
– über den Stand der Fördergemeinschaft der Querschnittgelähmten in
Deutschland e.V. auf der Rehab-Messe in Karlsruhe (ca. 500 Exemplare),

Berufssituation vor und nach Lähmung

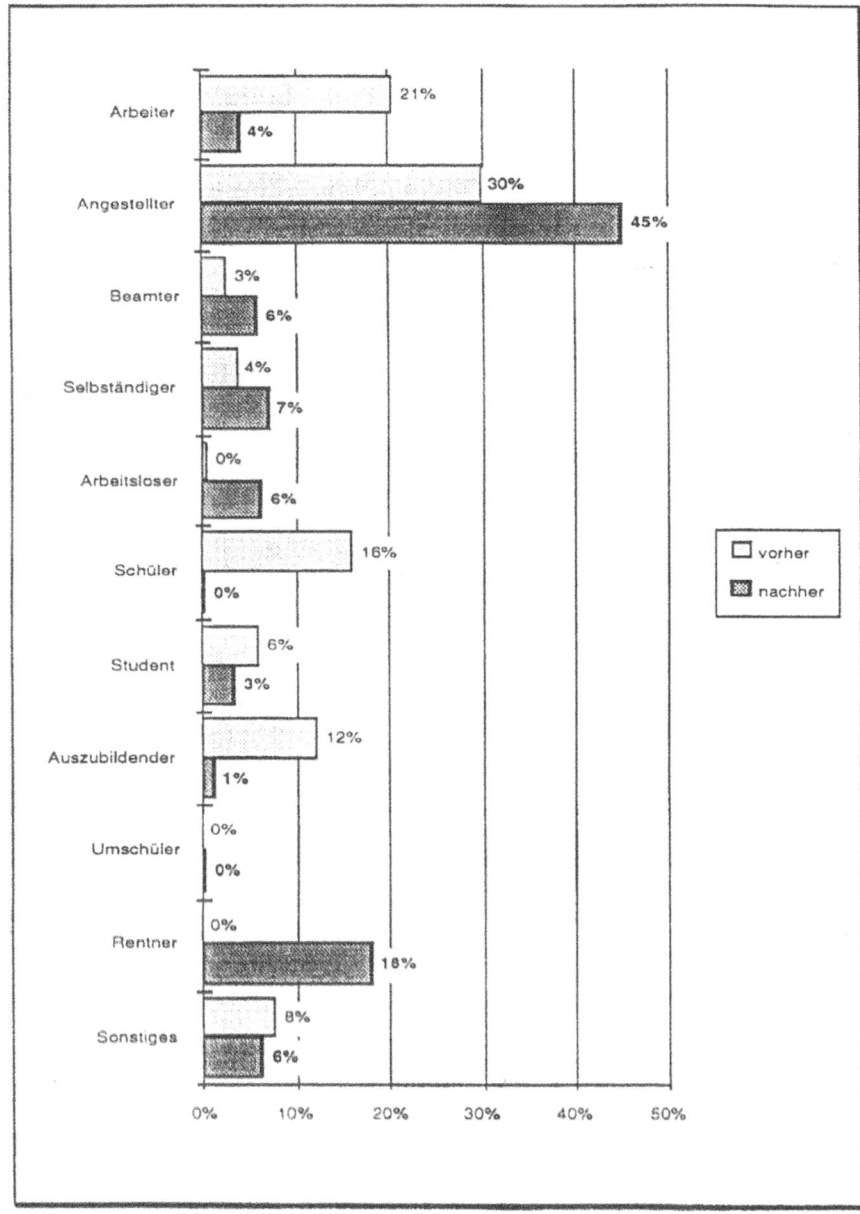

– über die Deutsche Stiftung Querschnittlähmung und die Fördergemeinschaft der Querschnittgelähmten in Deutschland e.V., die Exemplare nach Anforderung an Reha-Kliniken weitergegeben haben (bisher 1570).

Berufsausbildung 1

Haben Sie eine Berufsausbildung?

☐   Ja ☐   Nein

nein   40
ja   179

Antworten   *219*
Keine Antwort   *14*

mit Abschluß?

☐   Ja   ☐   Nein

nein   10
ja   155

Antworten   *165*
Keine Antwort   *68*

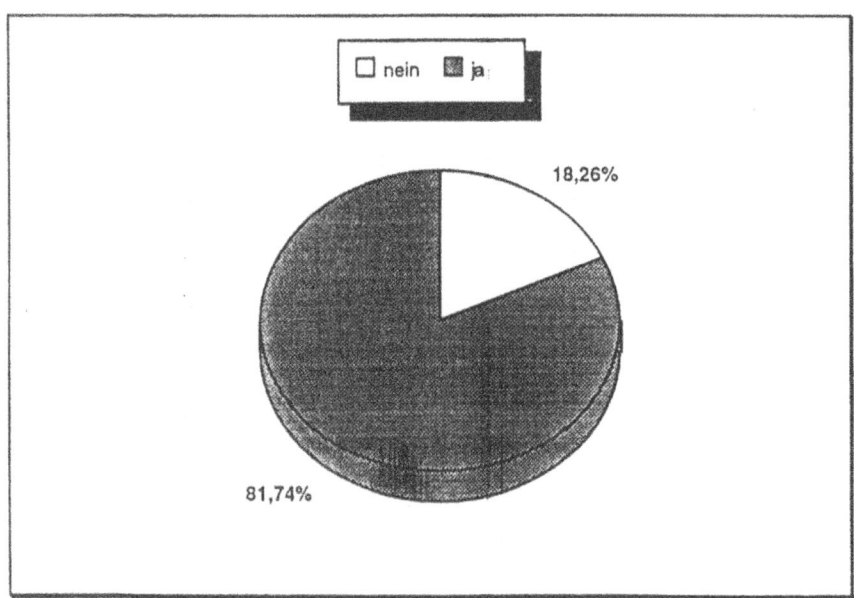

Zentren

– Sülzheim	2.10.92	350 Exemplare
– Berlin-Buch	2.10.92	100 Exemplare
– Heidelberg	2.10.92	500 Exemplare
– Leipzig	2.10.92	50 Exemplare
– Duisburg	2.10.92	50 Exemplare
– Markgröningen	2.10.92	20 Exemplare
– Bad Wildungen	10.11.92	500 Exemplare

Schulbildung 1

Welche Schulbildung haben Sie?

☐   Grund- / Hauptschule
☐   Real- u. gleichwertige Schule
☐   Höhere Schule (Gymnasium o.ä.)

Sonstige	22
Gymnasium	83
Realschule	75
Grund-/Hauptschule	50
Antworten	*230*
Keine Antwort	*3*

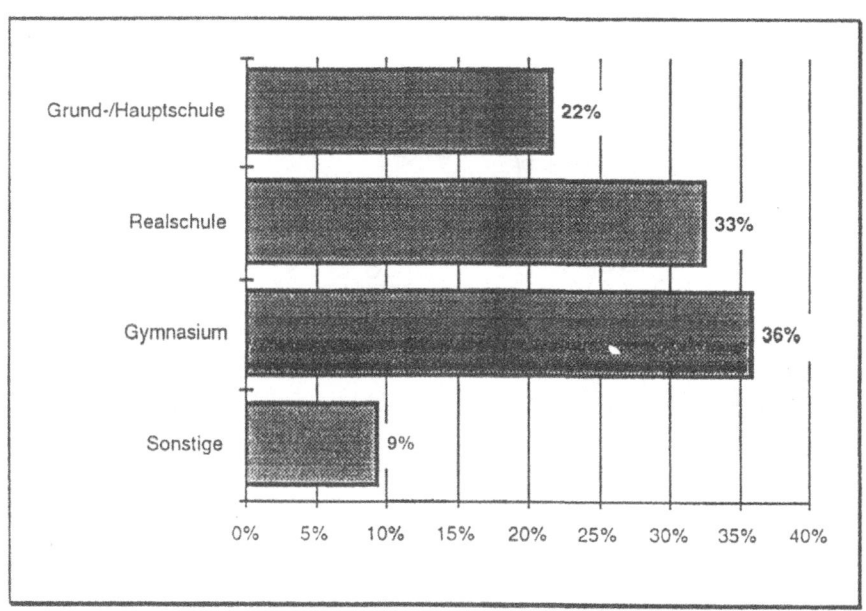

Bis zum 30.11.1992 (Auswertungsstichtag) betrug der Rücklauf 233 Fragebogen, inzwischen sind weitere Antworten eingegangen. Die Antworten dieser Fragebogen bilden die Grundlage der vorgelegten ersten Datenaufbereitung und -auswertung, die sich überwiegend auf Deskription (z.B. Randverteilungen bzw. Häufigkeiten und deren graphische Darstellung) beschränkt und kaum Hypothesen über Zusammenhänge formuliert und zu bestätigen sucht.

Dabei ist zu berücksichtigen, daß die relativ geringe absolute Zahl der eingegangenen Fragebögen einer tiefer gehenden und stärker differenzierenden Aufbereitung und Auswertung der Daten (z.B. Cross-Tabellierung von mehr als zwei Variablen), insbesondere bei Tabellierungen, Grenzen setzt (Besetzungszahlen der Tabellenfelder werden zu klein).

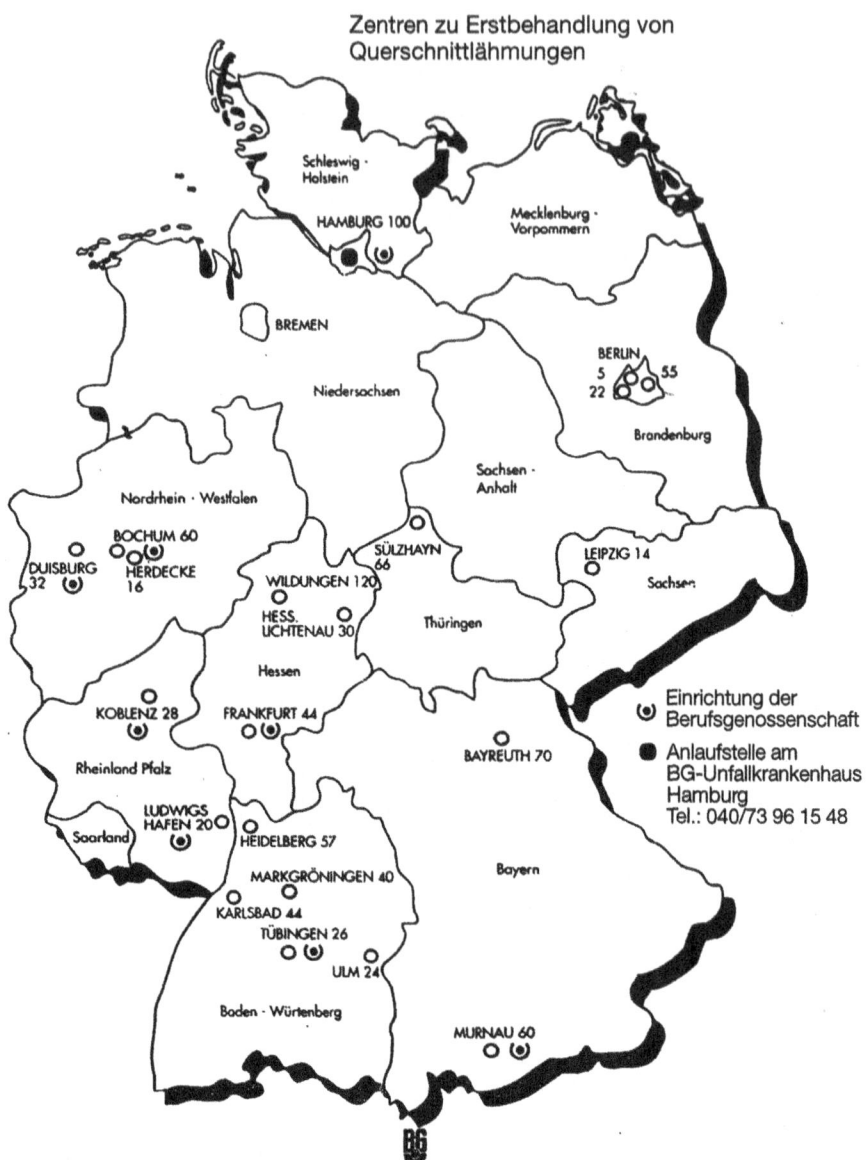

Zentren zu Erstbehandlung von
Querschnittlähmungen

Wir waren uns von vornherein klar und einig darüber,
– daß die gewünschten Daten nicht von allen interessierenden Objekten, d.h. der
  Grundgesamtheit aller Querschnittgelähmten in Deutschland zum Zeitpunkt x,
– sondern nur von einer Auswahl (Stichprobe) aus der Grundgesamtheit aller
  Querschnittgelähmten erhoben werden konnten,
– daß aber eine in der statistischen Bedeutung repräsentative Stichprobe – die
  Wahrscheinlichkeitsschlüsse auf die „Verhältnisse" in der Grundgesamtheit
  zuläßt – nicht erzielt werden würde (z.B. existiert keine Adressenliste aller

Querschnittgelähmten in Deutschland, aus der eine Zufallsstichprobe hätte gezogen werden können – eine Bedingung für „Repräsentativität").

Alle im folgenden gezogenen Schlüsse bzw. noch zu ziehenden Schlüsse stehen also unter dem Vorbehalt, daß die erhobenen und aufbereiteten Daten der Stichprobe im statistischen Sinne nicht repräsentativ sind.

(Dies liegt nicht daran, daß die absolute Zahl der bis heute rückläufigen und berücksichtigten Fragebogen (233) im Verhältnis zur Gesamtauflage des Fragebogens (15000) bzw. der hierdurch erreichten Querschnittgelähmten (ca. 5000) gering ist.)

Dennoch lassen die vorliegenden Daten Aussagen zu – insbesondere für kritische Fachleute – die allerdings „nur" den Charakter von Tendenz- und Trendaussagen haben, sehr wohl aber deutliche Hinweise für Handlungsbedarf und vertiefende Untersuchungen geben können.

Eine gewisse Repräsentativität der Daten ist jedoch gegeben, da der Vergleich einiger beschreibender demographischer und anderer Kennzahlen der Stichprobe – wie z.B. der Verteilung der Geschlechter, Lähmungsarten, Lähmungsursache etc. – mit denen der kontinuierlichen zentralen „Hamburger" Statistik ähnliche Größenordnungen zeigt.

Nachbemerkung

Inzwischen ist auch die Befragung bei Arbeitgebern abgeschlossen und es liegt ein Szenario möglicher Handlungsfelder für DSQ und FGQ vor.

Von einer Veröffentlichung wurde bisher abgesehen.

Ergebnisse der beruflichen und sozialen Reintegration Querschnittgelähmter aus ergotherapeutischer Sicht

E. Förder, A. Drewes

In meinem Vortrag möchte ich anhand ausgewerteter Fragebögen entlassener Patienten des Bergmannsheil Bochum Ergebnisse der beruflichen und sozialen Reintegration aufzeigen.

Dabei ging es darum herauszuarbeiten, inwieweit die geplanten Reha-Maßnahmen im Alltag wirklich umgesetzt wurden.

Von 100 versandten Fragebögen wurden nur 37 beantwortet.

Zusätzlich gestaltete sich deren Auswertung schwierig, da die Patientenaussagen, wie allgemein bei Umfragen zu erwarten ist, unzureichend waren.

Deshalb können die Aussagen für die Gesamtheit der Querschnittgelähmten nicht repräsentativ geltend gemacht werden, sondern unterstreichen eher unsere bisherigen Erfahrungen bezüglich der nachstationären Phase.

Eine weitere Schwierigkeit war das Aufschlüsseln des komplexen Reha-Prozesses, da einzeln befragte Lebensbereiche immer in Beziehung zueinander stehen. Außerdem ist zu vermuten, daß überwiegend Patienten geantwortet haben, die der Klinik positiv gegenüberstehen und daß somit die Ergebnisse einseitig beeinflußt wurden.

Daher wurden bei der Auswertung Schwerpunkte gesetzt.

Aussagekräftig waren die Bögen von 19 Tetraplegikern und 18 Paraplegikern, die im Zeitraum von 1988–1992 entlassen wurden.

Im folgenden stelle ich einzelne Ergebnisse bezüglich der Wohnsituation vor.

Bei den hohen Tetraplegikern der Lähmungshöhe C2–C5/6 wurden 150 m^2 Wohnfläche und mehr als behinderungsentsprechend angegeben.

Bei den Tetraplegikern ab der Lähmungshöhe C6/7 waren 90–100 m^2 als ausreichend empfunden worden.

Der Wohnraum aller Tetraplegiker befand sich im Erdgeschoß und Eigentum, dabei war ein Neubau die häufigste Variante.

Um den langen Zeitraum bis zur Fertigstellung des Neubaus zu überbrücken, wurden Betroffene angesichts des Pflege- und Betreuungsbedarfs meist bei Angehörigen untergebracht.

Andere Übergangslösungen waren selten.

Von den Paraplegikern lebten ca. 1/3 alleine, 1/3 mit Partner und 1/3 mit mehreren Familienangehörigen. Insgesamt wohnten 2/3 zur Miete und 1/3 im Eigentum.

Die Wohnraumgröße war individuell sehr unterschiedlich und reichte von 20–140 m^2. Auffällig war, daß jeder Paraplegiker trotz so sehr unterschiedlicher Wohnraumflächen, unabhängig von der angegebenen Personenzahl, mit seinem Wohnraum zufrieden war.

Es wurden 2/3 Parterre-Wohnungen und 1/3 Wohnungen im Obergeschoß mit Aufzug bezogen.

Letztendlich konnten alle Paraplegiker ihre Wohnung selbständig erreichen.

Der Fragebogen ließ erkennen, daß professionelle Küchenanpassungen in Form von fabrikmäßig „rollstuhlgerecht ausgestatteten Küchen" selten vorgenommen wurden, sondern daß viele Anregungen seitens der Ergotherapeuten bezüglich einfacher alternativer Anpassung umgesetzt wurden, was offensichtlich auch ausreichend war.

Nur 2 von 12 Paraplegikern haben gebaut.

13 von 18 Paraplegikern benötigten keine Übergangslösung.

In den anderen Fällen wurden Unterbringung im Hotel, in Institutionen oder bei Verwandten und Freunden genannt.

Zusammenfassend lassen sich die Wohngrößendifferenzen der hohen Tetraplegiker gegenüber den tiefer Gelähmten einerseits begründen durch den höheren Bedarf an Bewegungsraum, da hohe Tetraplegiker mehr Platz innerhalb der Wohnung benötigen, z.B. im Hinblick auf Hilfsmittel wie Elektrorollstuhl, Duschtrage usw.

Andererseits wird mehr Wohnraum für Pflegepersonal, Pflegemittel und Abstellfläche für die Hilfsmittel gebraucht.

Deutlich wird, daß die Schaffung von Eigentum für Tetraplegiker sinnvoll ist, vor allem im Hinblick auf deren hohe Bedürfnisse, sowie der Investition hoch anfallender Umbaukosten.

Daß alle Paraplegiker mit der Wohnraumgröße zufrieden waren zeigt, daß sie bei der Wohnungswahl anscheinend weniger abhängig von der Rollstuhlsituation entscheiden, als sich vielmehr, wie Nichtbehinderte, nach persönlichen Ansprüchen richten.

Ein Vergleich der Tetra- und Paraplegiker miteinander zeigt, daß das künftige wohnliche und soziale Umfeld für Querschnittgelähmte schon in der Klinikphase weitgehend festgelegt wird.

Die Wohnsituation wird meist mit Sozialarbeiter und Ergotherapeuten geplant und dann als endgültige Entscheidung auch realisiert.

Beim Paraplegiker wird in der Klinikphase eine nachstationäre Wohnmöglichkeit festgelegt, ein eventueller späterer Umzug bzw. Neubau kann trotzdem offen bleiben. So kann dies zu einem späteren Zeitpunkt auf die bestehenden Notwendigkeiten abgestimmt werden.

Übergangslösungen können, obwohl sie nicht oft genutzt werden vom Paraplegiker leichter als vom Tetraplegiker eher wahrgenommen werden.

Ein weiterer Schwerpunkt der Auswertung umfaßte den wichtigen Bereich der Pflegesituation.

Die Ergebnisse verdeutlichen, daß sich bei den hohen Tetraplegikern die Anzahl der pflegenden Kräfte unmittelbar nach der Entlassung in einem Zeitraum bis zu 2 Jahren nicht änderte.

Dies zeigt, daß trotz der schwierigen Organisation des gesamten Pflege- und Betreuungsteams sich die häusliche Versorgung schon in der stationären Phase durch das Reha-Team realistisch einschätzen und planen ließ.

Nur bei einem Patienten mit der Lähmungshöhe C2 mußte die Personenzahl um 3 Pflegende erhöht werden. Gründe hierfür waren nicht erkennbar.

Bei Tetraplegikern, die oberhalb C4 gelähmt sind, war eine Rundumbetreuung notwendig. Dabei wurden pro Tag durchschnittlich 6 h für rein pflegerische Maßnahmen benötigt, wobei Unflexibilität und schlechte nächtliche Versorgung bemängelt wurden. Mehr als die Hälfte dieser Betroffenen fühlten sich ausreichend und bedürfnisgerecht betreut.

Bei Verletzten der Lähmungshöhe C6/7 fiel auf, daß unmittelbar nach der Entlassung mehr Pflegende eingesetzt wurden. Anfangs wurden 3–4 Personen benötigt, nach 1–2 Jahren nur noch 2 Personen. Der Betreuungsaufwand betrug 3–4 h täglich.

Dieser Personalabbau betont, daß die Selbständigkeit wahrscheinlich durch das Training im Alltag weiterhin verbessert werden konnte und daß Angehörige wie Betroffene sich besser aufeinander eingestellt haben, so z. B. bei der Handhabung der Hilfsmittel, bei der Hilfestellung bei den Transfers usw.

Querschnittgelähmte der Verletzungshöhe C6/7 bestätigten, daß die häusliche Pflege schon im Vorfeld durch das Reha-Team ausreichend und gut geplant und somit auf ihre Bedürfnisse hin abgestimmt wurde.

Achtzig Prozent der Tetraplegiker gaben an, nicht alleine zu Hause zu bleiben, die übrigen höchstens 3–5 h je nach Lähmungshöhe. Alle fühlten sich damit ausreichend betreut.

Vergleicht man Tetra- und Paraplegiker bezüglich ihrer Pflegeorganisation, die durch die Klinik eingeleitet wird, zeigt sich, daß sie bei Paraplegikern weitgehend entfällt oder sich aufgrund des geringeren Pflegeumfanges leichter selber planen läßt.

Notwendig bleibt es jedoch, Angehörige in den Hilfsmittelgebrauch sicher einzuweisen und ihnen zu zeigen, wie sie Hilfe zur Selbsthilfe des Behinderten leisten können.

Die Hilfsmittelversorgung durch Ergotherapeuten spielt in der Erstrehabilitation eine wichtige, ja entscheidende Rolle.

Um so enttäuschender war es für uns bei der Durchsicht der Fragebögen, daß wenig differenzierte Aussagen bezüglich der Eigenschaften einzelner Hilfsmittel getroffen wurden. So fehlten Angaben über deren Wichtigkeit, Vor- und Nachteile, sowie Gebrauchsfähigkeit. Dies läßt vermuten, daß die Betroffenen sich mit den ihnen zur Verfügung stehenden Hilfsmitteln arrangiert haben, daß diese nicht benutzt wurden oder daß bei ihrem Gebrauch tatsächlich keine Probleme auftraten.

Für Tetra- und Paraplegiker gleichermaßen gelten folgende Kriterien: die Hilfsmittel, die für die Entlassung unerläßlich waren, wurden noch während des stationären Aufenthaltes unter Kontrolle der Ergotherapeuten ausgeliefert und die Handhabung geübt.

Weitere Hilfsmittel, wie z. B. Zweitrollstuhl, Stehpult, Aufzug, wurden bis spätestens 4 Monate nach der Entlassung wie abgesprochen bereitgestellt.

Dieser Zeitraum wurde als zumutbar empfunden und akzeptiert.

Alle ehemaligen Patienten betonten, daß die Einweisung auch ihrer Angehörigen in den Hilfsmittelgebrauch ausreichend war und daß bei der Handhabung keine Probleme auftraten.

Kein Hilfsmittel erwies sich im Nachhinein als überflüssig, auch wenn es überwiegend nur während einer Übergangszeit benötigt wurde.

Beispiele dafür waren das Scalamobil bis zum Einbau des Treppenlifters oder des Badewannenlifts bis zur Installierung einer ebenerdigen Naßzelle.

Alle benutzten Hilfsmittel führten bei den hohen Tetraplegikern zwar nicht zu einer Unabhängigkeit von Fremdhilfe, aber doch zur besseren Bewältigung des Alltages. Paraplegiker benötigten dagegen zur Selbständigkeit nur Rollstuhl, Duschstuhl und ggf. Transferhilfen.

Es ist bedauerlich, daß wir infolge der ungenauen Beantwortung der einzelnen Fragen für unsere künftige Arbeit als Ergotherapeuten zu wenig Feedback bekommen haben, um unsere Vorgehensweise bei der schwierigen Hilfsmittelauswahl gegebenenfalls zu verändern.

Als letztes möchte ich noch auf den Bereich der beruflichen Integration eingehen.

Eine wichtige Aussage diesbezüglich war, daß kein Tetraplegiker an einer Umschulungsmaßnahme teilgenommen hat.

Obwohl keine Reha-Maßnahmen in Anspruch genommen wurden, sind trotzdem im Endeffekt 50% der befragten Tetraplegiker erwerbstätig, und zwar fast ausschließlich im kaufmännischen Bereich.

Überraschend war das Ergebnis, daß kaum ein hoher Tetraplegiker nach Bekanntwerden seiner Rollstuhlabhängigkeit vorerst gekündigt wurde. Dies war laut Aussagen möglich, weil der Behinderte entweder innerbetrieblich umgesetzt werden konnte oder der Betrieb sozial engagiert war.

Auch die Paraplegiker haben wenig Umschulungsmaßnahmen genutzt, nämlich nur 4 von 18. Trotzdem liegt ihre Erwerbstätigkeit bei 75%.

Kündigungen bei Paraplegikern wurden häufiger und vor allem frühzeitiger ausgesprochen als bei Tetraplegikern.

Besonders hervorzuheben ist, daß bei bestehender Berufstätigkeit die Arbeitszeiten von 4–8 Stunden und mehr bei Tetra- und Paraplegikern nicht voneinander abwichen, denn sie wurden unabhängig von ihrer Lähmungshöhe entsprechend ihrer Fähigkeiten und den Anforderungen des Arbeitsplatzes eingesetzt.

Dies beweist, daß Tetraplegiker am richtigen Arbeitsplatz genauso effektiv einsetzbar und belastbar sein können wie Paraplegiker.

Die Arbeitszeit konnte je nach persönlichem Belastungsvermögen und vorhandener Arbeitsmenge bei beiden Lähmungsformen individuell gesteigert werden, so daß die Arbeitsdauer des einzelnen immer als angemessen empfunden wurde.

Beratungen zur beruflichen Wiedereingliederung wurden besonders von den Tetraplegikern während des stationären Aufenthaltes durch Kommissionsgespräches, Beratungen seitens des Sozialarbeiters und der Ergotherapeuten als positiv, ausreichend und realistisch bewertet.

Abschließend sei noch einmal darauf hingewiesen, wie schwierig es ist herauszufinden, inwieweit berufliche und soziale Integration tatsächlich stattfinden.

Der Sachverhalt ist so komplex, daß ein Fragebogen anscheinend nicht die individuellen Zusammenhänge erkennen lassen kann.

So wurde z.B. wenig Kritik geäußert, sicherlich vorhandene nachstationäre Konflikte wurden für uns nicht deutlich.

Auch wenn die Auswertung des Fragebogens nur wenig Neues eröffnet, wurden im Grunde unsere Erfahrungen bestätigt.

Insgesamt können keine Rückschlüsse auf Änderungen der Vorgehensweisen während des Klinikaufenthaltes gezogen werden.

Um ein klareres Bild über die realistische Integration Querschnittgelähmter zu bekommen, wäre eine ambulante Nachsorge z.B. in Form von persönlichen Besuchen und Gesprächen durch entsprechend mehr Personal notwendig und erstrebenswert.

Erfahrungen bei der Eingliederung Querschnittgelähmter in den Arbeitsprozeß in Ostdeutschland – vor und nach der Wende 1989

W. Stichel, H. Wegner

Die Teilnehmer unseres diesjährigen 6. Jahreskongresses der Deutschsprachigen Medizinischen Gesellschaft für Paraplegie e.V. sind sich sicherlich einig, daß die Wiedereingliederung, bei sehr jungen Menschen auch die Ersteingliederung in den Arbeitsprozeß nach dem Eintritt einer Querschnittlähmung eines der größten, wohl aber auch eines der sehr schwierig zu lösenden Ziele der komplexen Rehabilitation (Koch 1991) ist.

Es mag eine streitbare Frage sein, ob bei einem Querschnittgelähmten die komplexe oder komplette Rehabilitation erst dann als vollständig und abgeschlossen gelten kann, wenn es ihm gelungen ist, wieder einen für ihn geeigneten Arbeitsplatz zu finden oder ob auch bereits die Reintegration beispielsweise in die Familie, so bei Frauen z.B. die mehr oder weniger vollständige Wiederaufnahme ihrer Rolle als Hausfrau und Mutter, nicht doch schon als ausreichendes soziales Rehabilitationsziel anzusehen ist.

Es ist hier weder Raum noch Zeit, diese Gedanken zur Sinnhaftigkeit und Vollständigkeit einer nur auf den Wiedereintritt einer Berufstätigkeit orientierten Rehabilitation auch nur etwas auszubreiten.

Dennoch müssen wir schon eingangs darauf hinweisen, daß bei der Analyse von Ergebnissen der beruflich-sozialen Rehabilitation von Querschnittgelähmten doch sehr unterschiedliche Begriffe zwischen „Tätigen" bis „Berufstätigen" gebraucht wurden und werden.

Nur so ist die doch recht differierende Höhe der Wiedereingliederungsquoten beispielsweise in einer älteren Veröffentlichung von Wahle (1965) aus dem Jahre 1965 mit Prozentwerten zwischen 15,6 und 76,5% zu verstehen.

Als wir 1976 in Sülzhayn mit der Arbeit unseres Rehabilitationszentrums für Querschnittgelähmte begannen, schien uns z.B. die von Guttmann 1962 veröffentlichte Zahl von 76,5% beruflicher Wiedereingliederung, die uns von inkompetenten Landespolitikern als Marschrichtungszahl vorgegeben wurde, unerreichbar.

Beim Nachrechnen seiner Ergebnisse bemerkten wir jedoch recht bald die Tücken der Statistik. Guttmann hatte von 3000 Patienten mit spinalen Lähmungen insgesamt 2012 für wiedereingliederungsfähig eingestuft, davon waren 1718 in bezahlter Arbeit und die Mehrzahl davon, nämlich 1097, ganztägig in verschiedenen Berufen tätig. Nach der von uns benutzten Form der Ergebnisbeurteilung waren dies also 57,3% der 3000 spinal Gelähmten, die in bezahlter Arbeit standen, davon 36,6% ganztägig. Damit möchten wir das hervorragende Ergebnis dieses Pioniers der Querschnittgelähmtenrehabilitation keineswegs schmälern, sondern wir möchten auf denkbare Irrtümer beim Umgang mit solchen Zahlen hinweisen! Im Osten Deutschlands wurden diese englischen Ergebnisse als sog. Richtschnur vorgegeben.

Das Motiv für die berufliche Wiedereingliederung unserer querschnittgelähmten Patienten war das Gleiche, wie es schon Sir L. Guttmann (1964) formulierte, als er schrieb, daß für einen Paraplegiker die Invalidenrente keinen neuen Lebensinhalt schafft, sondern daß für eine soziale Wiedereingliederung als wertvolles und geachtetes Mitglied der Gemeinschaft, aber auch für sein eigenes körperliches und seelisches Wohlbefinden eine regelmäßige Berufstätigkeit von fundamentaler Wichtigkeit ist.

Analysen der Motivation zur beruflichen Wiedereingliederung unserer Sülzhayner Patienten im Jahre 1978 durch die Diplom-Psychologin Frau A. Kissner ergab, daß 90 % unserer damaligen Patienten eine berufliche Wiedereingliederung wünschten und als Grund dafür fast ausschließlich gesellschaftliche Kontaktbedürfnisse sowie das auszufüllende Zeitvolumen nannten. Nur 2,6 % gaben damals eine finanzielle Notwendigkeit an. Das hat sich geändert.

Keineswegs entscheidend für unsere eigene Zielvorstellung als Ärzte und sonstige Mitarbeiter in der Rehabilitation war eine Definition der Rehabilitation als ein „Komplex ... von Maßnahmen, die darauf gerichtet seien, einem Bürger, der vorübergehend oder für immer seine Arbeit verloren hat, die Möglichkeit zu geben, wieder gesellschaftlich nützliche Arbeit zu leisten und damit seine Persönlichkeitsentwicklung zu gewährleisten" (Schwerbehindertenbetreuung und Rehabilitation 1965).

Hier wird Rehabilitation, etwas salopp gesagt, als „Dienstpflicht" gegenüber der Gesellschaft definiert, die Bedürfnisse des Behinderten als Individuum kommen im Text nicht vor.

Dieser mehr scheinbare Zielkonflikt wurde in der DDR entschärft durch eine Reihe von Gesetzen, Verordnungen und Anordnungen, z. B. die damals sehr wichtige „Verordnung zur weiteren Verbesserung der gesellschaftlichen Unterstützung schwerst- und schwergeschädigter Bürger vom 29.7.76 (GBl. d. DDR I/Nr. 33), die eine umfassende Unterstützung **aller** Formen der Rehabilitation durch Staats- und Komunalorgane, Betriebe, Gewerkschaft, Parteien und Organisationen mit Gesetzeskraft festschrieb und auch uns trotz aller Mängel und Lücken in die Lage versetzte, diese Mitwirkung auch einzufordern.

Das verfassungsmäßig garantierte Recht auf Arbeit (und übrigens auch die Pflicht zu Arbeit!), auch die „Anordnung zur Sicherung des Rechtes auf Arbeit für Rehabilitanden" vom 26.8.69 (GBl. d. DDR II Nr. 75) erleichterten die Bestrebungen der querschnittgelähmten Behinderten und der Mitarbeiter der Rehabilitationseinrichtungen, auf Wunsch des Behinderten einen rollstuhlgerechten Arbeitsplatz zu schaffen bzw. bereitzustellen.

Gute Ansprechpartner für uns als Mitarbeiter des Querschnittgelähmtenzentrums waren die ebenfalls per Gesetz geschaffenen Rehabilitationskommissionen der Bezirke, Kreise und größeren Betriebe und Kombinate, in denen ständig verantwortliche Mitarbeiter der Ämter für Arbeit, der sogenannten Bezirks- und Kreisplankommissionen, der Gewerkschaft, um nur einige zu nennen, mitwirkten.

Sicher ist dabei auch mancher Rollstuhlfahrerarbeitsplatz geschaffen worden, der betriebsökonomisch eher fraglich war, aber für den Behinderten war dieser

Wiedereinstieg in das Arbeitsleben enorm wichtig. Ähnliches trifft ja heute auch auf ABM (Arbeitsbeschaffungsmaßnahmen) und „Umschulung" zu!

Um uns nachfolgend den Ergebnissen der beruflichen Wiedereingliederung der in Sülzhayn behandelten Patienten zuwenden zu können, möchten wir darauf hinweisen, daß wir als Kriterien einer geglückten beruflichen Wiedereingliederung vor der Wende 1989 das Ausüben einer sozialversicherungspflichtigen Tätigkeit (nach DDR-Recht mindestens 400,– M pro Monat) gewertet haben.

Im Ergebnis mehrerer wissenschaftlicher Arbeiten bis hin zu Promotionsarbeiten registrierten wir (in Reihenfolge Stichel, Gärtner, Imme, Görg) in den Jahren 1978–1988 eine berufliche Wiedereingliederung von 40,3–49% unserer querschnittgelähmten Patienten in eine sozialversicherungspflichtige Tätigkeit.

Die Prozentziffern waren im Zeitraum von 1978–1989 fast gleichbleibend, keinesfalls ansteigend, sie befriedigte weder uns als Mitarbeiter noch manchen der Behinderten.

Einzelheiten können dazu aus Zeitgründen nur angedeutet werden.

Fast mit bangem Herzen haben wir uns seit einigen Monaten der Frage zugewandt, wie wohl der berufliche Eingliederungsprozeß unserer Patienten verlaufen sein mag, die nach Eintritt einer Querschnittlähmung erstmals im Zeitraum 1.10. 89 bis 31.7.92 in unserer Sülzhayer Querschnittgelähmtenzentrum kamen, bei denen also die berufliche Wiedereingliederung in die „Nachwendezeit" fiel.

Im Untersuchungszeitraum nahmen wir insgesamt 1008 Patienten auf, alle Phasen zusammengerechnet.

Aus dieser Zahl wurden 170 ehemalige Patienten nach der Phase I aus der Patientenkartei ausgewählt, die nach Eintritt einer Querschnittlähmung erstmals in unserer Einrichtung weilten und zum Zeitpunkt der stationären Aufnahme bei uns in einem Arbeitsrechtsverhältnis oder Lehrverhältnis standen bzw. vor einem Schulabschluß standen.

Die Ergebnisse

Von den 170 Patienten haben
63 geantwortet	= 37,1%
12 nicht zu ermitteln, verstorben usw.	= 7,1%
95 nicht geantwortet	= 55,9%.

Eine derartig schlechte Umfragebeteiligung hatten wir noch nie.

Von den 63 Patienten, die unseren leichtverständlichen 3seitigen Fragespiegel zum Ankreuzen, der mit einem zweiseitigen sehr persönlichen Anschreiben und einem frankierten und adressierten Rückumschlag versehen war, beantworteten standen   8 Personen in einem Arbeitsverhältnis,
       1 Behinderter war Schüler und
       5 Personen standen in Ausbildung oder Umschulung.

Das wären zusammen 22,3% der 63 gewerteten Patienten. Wir befürchten, daß das Ergebnis hochgerechnet auf die Gesamtzahl der 170 angeschriebenen Patienten noch schlechter aussieht, wollen aber nicht schätzen.

Von den 63 Patienten möchten 26 gerne arbeiten (verteilen sich auf alle Läsionshöhen, zur Tetraplegie tendierend), das sind 41,3% mit Arbeitswunsch.

Als uninteressiert an einer beruflichen Rehabilitation bezeichneten sich 11 Behinderte, das sind 17,5%.

Von diesen 11 Behinderten hatten 6 einen anerkannten Arbeitsunfall, 8 dieser ehemaligen 11 Patienten sind Männer.

Von den Arbeitenden wohnen 5 auf dem Lande, 3 in der Stadt. Der Arbeitsweg liegt zwischen 0,3 und 10 km.

Das Gesamteinkommen der Arbeitenden liegt zwischen 890,– DM und 2100,– DM.

Das Einkommen der Nichtarbeitenden liegt zwischen 870,– DM und 1500,– DM. Die Renten arbeitsverunfallter Patienten betragen 700,– DM bis 1300,– DM.

Die Angaben zum Einkommen waren verständlicherweise zurückhaltend und sind möglicherweise nicht repräsentativ.

Unser kurzes Resümee

– Die berufliche Wiedereingliederung querschnittgelähmter Behinderter im Osten Deutschlands ist nach der Wende erschwert, insbesondere durch die generell großen Probleme des Arbeitsmarktes.
– Die vor der Wende im Osten Deutschlands vorwiegend auf gesetzlicher Basis vorhandenen Organisationsformen der beruflichen Wiedereingliederung existieren nicht mehr, die Neuorganisation nach bundesdeutschem Recht ist längst noch nicht abgeschlossen und greift bisher wenig.
– Wir müssen einem Teil der Behinderten noch erläutern, daß sich Arbeitsplätze für Rollstuhlfahrer nicht an- oder verordnen lassen, sondern man muß sie regelrecht erkämpfen (auch wenn dieses Wort derzeit abgegriffen wirkt und negativ besetzt ist). Die Aufgabe des Reha-Teams kann nur unterstützend und wegweisend sein.

Literatur

Guttmann L (1964) 20 Jahre Rehabilitationsarbeit an Querschnittgelähmten. Münchner Med Wochenschr 106:1375–1385
Koch I (1991) Die medizinische Rehabilitation der Querschnittgelähmten, 3. Aufl. Verlag Gesundheit GMBH, Berlin
Schwerbehindertenbetreuung und Rehabilitation. Staatsverlag der DDR, Berlin 1978
Wahle H (1965) Das Schicksal des Querschnittgelähmten aus medizinischer und sozialer Sicht. Acta Neurochirurgica/Supplementum XIV. Springer, Wien New York

Das Scheitern der Rehabilitation: Alltag und Tabu

K. Dennig, B. Drzin-Schilling

Rehabilitation ist definiert als ganzheitlicher Prozeß der möglichst breiten Wiedereingliederung in beruflich-soziale und persönliche Lebensumstände. Wir wollen Rehabilitation desweiteren als einen biographisch-dynamischen Prozeß verstehen, der in einer Klinik eingeleitet wird, für den die Fundamente mit durch unsere Arbeit gelegt werden, der aber keinesfalls mit der Entlassung an seinem Endpunkt angelangt sein kann. Wir alle sind, ob wir es sehen wollen oder nicht, täglich mit vermeintlichem oder tatsächlichem Scheitern unserer Bemühungen konfrontiert, dessen Ursachen wir oft nicht einordnen können.

Die rehabilitativen Bemühungen müssen immer in die Biographie der querschnittgelähmten Person eingebunden werden, der Verlauf einer Rehabilitation muß im Kontext dieser Biographie verstanden werden.

Wir definieren „Scheitern" als das Erreichen eines Punktes ohne Umkehrmöglichkeit und können somit vom definitiven Scheitern einer Rehabilitation lediglich im Fall des Todes der betroffenen Person sprechen. Wir alle kennen die spektakulären Fälle, der unter Zutun der Deutschen Gesellschaft für sog. humanes Sterben ums Leben gekommenen Tetraplegiker. Wir alle kennen auch das Gefühl der Ohnmacht und Hilflosigkeit, wenn dieser Mensch ein ehemaliger Patient unserer Klinik ist. Aber auch ein baldiges Sterben, ohne Zutun von außen, kurz nach der Entlassung, läßt uns Fragen aufwerfen. Das Scheitern einzelner rehabilitativer Bemühungen darf nicht mit dem Scheitern der Rehabilitation gleichgesetzt werden. Wenn ein Ansatz nicht zum erwünschten Ziel führt, bleiben meist andere Handlungsoptionen bestehen. Auch wenn es uns zeitweise kaum gelingen mag, diese aufzufinden, müssen wir daran festhalten: wo Leben ist, ist Hoffnung. Ein Patient, der anscheinend trotz der Bemühungen aller Fachbereiche den Rückzug in ein von niemandem – am wenigsten von ihm selbst – als auch nur annähernd erfüllt betrachtetes Leben zeigt, mag uns zwar fast zur Verzweiflung bringen, dennoch unterscheidet sich dieser Mensch nicht grundlegend von den ersten beiden Gruppen: noch immer sind, wenn auch vielleicht gut versteckt, Handlungsoptionen sichtbar, noch immer kann der Zeitpunkt kommen, zu dem es dem Menschen durch einen Anstoß von innen oder von außen möglich ist, seinem Leben eine andere Wendung zu geben, noch immer ist, einfach gesprochen, die Möglichkeit zum Glücklich-sein vorhanden. Kein noch so guter Diagnostiker kann sich anmaßen, mit Sicherheit vorherzusagen, wie welcher Mensch sich unter welchen Bedingungen entwickeln wird, welche Potentiale und Ressourcen noch in ihm liegen. Unsere gesamte Arbeit lebt schließlich davon, daß unsere Patienten Fähigkeiten entwickeln, die auch sie selbst sich nie zugetraut hätten. Erklärungen eines Scheiterns können deshalb immer nur retrospektiv sein. Aus dieser Retrospektive allerdings können wir einige Anhaltspunkte gewinnen, die uns sensibilisieren sollten für Gefahren auf dem Weg durch den Dschungel der klinischen Rehabilitation.

Wir möchten nun einige Aspekte anführen, die zu einem Scheitern, d. h. frühzeitigen Sterben eines von uns betreuten Menschen führen **können,** aber keineswegs führen **müssen.**

Herr H. war ein 65jähriger Patient mit einer 15 Jahre dauernden Krankengeschichte auf der Grundlage eines Ependymoms. Die 15 Jahre vor Ankunft in unserer Abteilung waren gekennzeichnet durch eine kaum vorstellbare Passivität sowohl des Patienten und seiner Familie als auch des ärztlich-sozialen Umfeldes. Nur ein einziges Mal hatte Herr H. auf eine weitere Abklärung seiner damaligen inkompletten Tetraplegie gedrängt; er wurde daraufhin operiert, aber die Lähmungssituation war postoperativ deutlich verschlechtert. Herr H. kam zu einer Rehabilitation, die weder er noch seine Familie wollten. Ein baldiges Sterben des Patienten erschien ihm und seiner Familie als die beste Lösung. Er selbst empfand extrem starke **Schuldgefühle** wegen des fehlgeschlagenen Versuches, seinem Schicksal doch noch eine Wendung zum Positiven zu geben, er war entmutigt und litt unter einer ausgeprägten **reaktiven Depression.** Während des Aufenthaltes gelang es unter Einsatz eines individuell angepaßten Programmes in Verbindung mit intensiver Psychotherapie und der Gabe von Psychopharmaka ein kleines Fünkchen Lebenswillen und -mut anzuzünden. Offenbar bezog sich dieses aber vor allem auf Herrn H. selbst und weniger auf sein Umfeld. Herr H. starb 8 Wochen nach der Entlassung in einem Allgemeinkrankenhaus an Atemproblemen in der Folge von Harnwegsinfekten. Wir müssen davon ausgehen, daß diese Rehabilitation gescheitert ist, weil wir es dem Patienten nicht ermöglichen konnten, einen Transfer des in der Klinik Erfahrenen in den häuslichen Bereich vorzunehmen. Um Mißverständnissen vorzubeugen: Wir gehen nicht davon aus, daß Schuldgefühle und Depression Harnwegsinfekte **verursachen,** wir sehen aber, daß die Hoffnung auf den Tod den Gedanken der Rehabilitation besiegt hat.

Und da ich Herrn H. sehr gut gekannt habe, möchte ich vermuten, daß er noch leben könnte, wenn er die Kraft gefunden hätte, an seine Möglichkeiten zu glauben.

Im Unterschied zu der Depressivität, die wir alle als Reaktion auf die erlittene Behinderung kennen, ist das Vorliegen einer **endogenen Depression** und die **Verknüpfung von Depression mit starken Schuldgefühlen** ein Signal, das uns zwingt, besonders vorsichtig und engagiert mit den Patienten umzugehen. Die endogene Depression muß uns an einen kompetenten Psychiater verweisen, der durch das medikamentöse Regime und Hinweise für den Behandlungsverlauf eine Unterstützung des Rehabilitationsverlaufes bietet, auf die wir nicht verzichten dürfen. Dasselbe gilt für die andere große Gruppe psychiatrischer Erkrankungen: die Schizophrenie. Das Thema der Schuldgefühle, sei es des Patienten selbst, sei es von Personen in seinem Umfeld, ist bisher als Ursache von Todeswünschen nur mangelhaft beleuchtet worden und wir können nur ahnen, welche destruktive Kraft dem Gefühl der Schuld innewohnt. Schuld an sich ist nicht destruktiv; in Kombination mit bestimmten Persönlichkeits- oder situativen Merkmalen allerdings wird sie zu einer hochexplosiven Mischung. Auch im

Fall von Frau M., die 2 Jahre nach der Entlassung aus der Klinik durch die Einnahme von Zyankali Selbstmord beging, waren nicht gelöste Schuldgefühle nach unserer Meinung ursächlich zumindest mitbeteiligt am Zustandekommen des Todeswunsches. Der damalige Lebensgefährte und spätere Ehemann war der Fahrer des Wagens, der auf eisglatter Fahrbahn ins Schleudern kam. Frau M. erlitt eine komplette Tetraplegie unterhalb C6. Die Rehabilitation verlief unauffällig, abgesehen von der Tatsache, daß Schuldgefühle oder Schuldzuschreibungen geradezu ein Tabu im Gespräch mit dem Paar waren. Insgesamt vermittelte das Paar den Eindruck, seine tiefsten Nöte nicht mit anderen teilen zu können und auch miteinander existentielle Fragen durch tatkräftiges Handeln an den Rand schieben zu wollen. Schon wenige Wochen nach der Entlassung aus der Klinik suchte das Paar den Kontakt zur sog. Deutschen Gesellschaft für humanes Sterben. Offenbar war es uns als behandelndem Team nicht gelungen, Frau M. und ihrem Ehemann die Sinnhaftigkeit eines Lebens mit einer Tetraplegie erfahrbar zu machen. Das Paar hatte keine finanziellen Nöte, fühlte sich aber von Zukunftsängsten in Bezug auf die pflegerische Versorgung gequält. Die Frage nach der destruktiven und fatalen Rolle der oben erwähnten Gesellschaft muß unbeantwortet bleiben, es muß uns aber allen zu denken geben, daß Frau M. über die letzten 2 Jahre ihres Lebens hinweg immer wieder Versuche unternahm, ihre körperliche und soziale Situation zu verbessern, und wir fragen uns heute, ob andere Anstöße von außen nicht auch zu einem anderen Ergebnis geführt hätten. Wie schon erwähnt, halten wir **ungelöste Schuldgefühle** für eine wesentliche Komponente des resignativen Umganges mit der Behinderung; Schuldgefühle nicht nur im Zusammenhang mit der Entstehung der Lähmung, sondern auch bezogen auf ein zukünftiges Leben mit der Lähmung. Die Vorstellung, anderen evtl. eine Last zu sein, dem Partner nichts mehr bieten zu können als Elend und Leid, verstrickt zu sein in einer Beziehung, in der der eine scheinbar immer nur gibt und der andere scheinbar nur nimmt, führen viele Frischgelähmte dazu, am Wert eines solchen Lebens überhaupt zu zweifeln. Neben den psychiatrischen Erkrankungen und Schuldverstrickungen fallen gewisse Persönlichkeitsbilder auf, bei deren Vorliegen eine Rehabilitation nur unter erschwerten Bedingungen erfolgen bzw. gelingen kann. Wir sprechen hierbei einerseits vom Vorliegen von **Suchterkrankungen** und andererseits von Patienten mit einer sog. **Borderlinestörung.** Beide Patientengruppen zeichnen sich durch außergewöhnliche Labilität in bestimmten Bereichen aus und für beide Gruppen ist es extrem schwierig, überhaupt Kontinuität in ihrem Leben und in ihren Beziehungen zu sehen. Um wieviel schwieriger muß es sich erst für sie gestalten, langfristig zu planen, an einem Ziel zu arbeiten, dessen Erreichen in sehr weiter Ferne liegt, Frustration zu ertragen für etwas, dessen Ausgang man ja von vornherein nicht gewollt hat: das Leben mit einer Behinderung. Viele der genannten Aspekte gelten nicht nur für die Person des Querschnittgelähmten, sondern auch in Bezug auf sein soziales Umfeld: bestimmte Familienstrukturen, so z.B. konfliktbehaftete, rigide Familienbiographien lassen oft die notwendige Flexibilität vermissen, die notwendig wäre, um sich auf ein Leben mit der Behinderung einzustellen. Anschließend möchten wir uns dem heikelsten Punkt unserer Arbeit zuwenden: dem Scheitern einer Rehabilitation, für das wir uns verantwortlich fühlen, an dem wir meinen, Schuld zu tragen. Wir sprechen hier von einem Tabu, aber dieses

Tabu ist im Grunde genommen ein doppeltes: zum einen wird über diese Schuld nicht gesprochen, wird sie negiert, zum anderen beeinflußt aber die Angst vor dieser Schuld unser Tun.

Eine der wesentlichen Grundlagen für das Tabuisieren eines möglichen oder erfolgten Scheiterns der Rehabilitation sehen wir in einem empfundenen Mangel an Handlungsoptionen innerhalb des Teams. Wenn wir mit unserer Weisheit am Ende sind, setzt leicht ein Prozeß der Entwicklung von Schuldgefühlen ein. Oft schaffen wir es nicht, diesen Schuldgefühlen ins Gesicht zu schauen; wir erleben den dazu gehörigen Affekt dann als Wut auf den Patienten, übertriebene Identifikation mit dem Patienten, vielleicht sogar Desinteresse an der Zukunft des Betroffenen. Im extremsten Fall verdrängter Affekte lassen wir uns unser Magengeschwür operieren.

Wir alle kennen auch die Situation des hoffnungslos zerstrittenen Teams, das sich nicht über die Behandlung des zu Betreuenden einigen kann. Es ist wichtig, diese Spaltungsmechanismen als das zu nehmen, was sie sind: Ausdruck einer Spannung, einer Angst vor einem möglichen Scheitern und der Verantwortung dafür. Diese Spannung darf nicht auf dem Rücken des Patienten ausagiert werden und wir müssen uns immer wieder klarmachen, daß der Patient nur scheinbar die Ursache dieser Spannungen ist. Tatsächlich steht dahinter unser Mangel an Handlungsoptionen bzw. unsere Angst, seine existentiellen Fragen ohne Antwort lassen zu müssen.

Muskuläres Aufbautraining in der Rehabilitation von Querschnittgelähmten

C. Brunner

Bei dem Versuch, die Ideen und Ziele eines muskulären Aufbautrainings in der Rehabilitation von Querschnittgelähmten näherzubringen, stellt sich vorrangig die Frage: warum braucht es ein Muskeltraining, wie und in welchem Rahmen wird ein solches Training durchgeführt?

Im Idealfall decken sich die Vorstellungen von Patienten und Therapeuten. Die Nutzen für den Querschnittgelähmten können dann folgende sein: Selbständigkeit, Mobilität, Erhaltung der Gesundheit und Erhaltung des Selbstwertgefühls. Für den Arzt oder Therapeuten können sich die Ziele folgendermaßen darstellen: Verbesserung von Kraft, insbesondere Schnellkraft und Kraftausdauer, Geschicklichkeit und Prophylaxe vor späteren Überbelastungsschäden und Verletzungen. Der Verletzungsprophylaxe und Vermeidung von Sekundärschäden am Bewegungsapparat muß heutzutage mehr Beachtung geschenkt werden. Der medizinische Fortschritt hat es möglich gemacht, daß Para- und Tetraplegiker annähernd die gleiche Lebenserwartung haben wie der Durchschnittsbürger. Das heißt, ein Querschnittgelähmter ist lebenslang auf den bestmöglichen Gebrauch der oberen Extremitäten angewiesen.

Die bei Fußgängern im höheren Alter oft gesehenen Überlastungsbeschwerden der oberen Extremitäten haben bei Querschnittgelähmten unmittelbare Konsequenzen für Mobilität und Selbständigkeit und beeinflussen somit erheblich die Lebensqualität. Darum möchten wir auf diesen aktiven Teil der Rehabilitation aufmerksam machen.

Es soll nicht der Eindruck entstehen, daß allein durch ein Muskeltraining alle Probleme der Rehabilitation gelöst sind. Ein Muskelaufbautraining soll von der Physiotherapie in das allgemeine Rehabilitationsprogramm integriert werden, welches Faktoren wie Koordination, Geschicklichkeit und allgemeine Ausdauer beinhaltet.

Was kann man trainieren?

Trainieren lassen sich sämtliche vorher erwähnten Aspekte, welche die körperliche Leistungsfähigkeit beeinflussen.

Eine gute allgemeine Ausdauer ermöglicht es dem Querschnittgelähmten, längere Strecken mit dem Rollstuhl zurückzulegen. Der leistungslimitierende Faktor ist das Herz-Kreislauf-System. Die Energiebereitstellung spielt sich praktisch ausschließlich im aeroben Bereich ab. Trainieren läßt sich die allgemeine Ausdauer mit einem Rollstuhltraining auf ebenem Gelände oder auf einer Rolle. Der Querschnittgelähmte soll sich dabei noch wohl fühlen. Um einen Trainingseffekt zu erreichen muß er nicht an sein Limit gehen.

Die lokale Kraftausdauer ermöglicht es, mit dem Rollstuhl eine Steigung zu überwinden. Der leistungslimitierende Faktor liegt hier in der aktiven Muskulatur. Die Energie wird teils aerob teils anaerob zur Verfügung gestellt. Trainiert werden kann die lokale Ausdauer mit einer niedrigeren Intensität bis zur submaximalen Erschöpfung. Eine effiziente Maximalkraft, insbesondere Schnellkraft, ermöglicht es dem Patienten, die häufigen täglichen Transfers schnell, ökonomisch und sicher durchzuführen. Die Energiebereitstellung ist hier vorwiegend anaerob und wird durch die im Muskel kurzfristig gespeicherte Energiereserve gewährleistet. Trainiert wird mit höheren Intensitäten.

In der Rehabilitation stellt sich die Frage, wann ich mit einem Patienten ein Krafttraining beginnen und wie hoch die Intensität sein darf. Sicher muß bei jedem ossären Trauma, insbesondere bei Wirbelsäulenfrakturen, eine genügende Stabilität gewährleistet sein. Es gilt auch hier, wie im Spitzensport, der heutige Trend der „frühfunktionellen Behandlung". Sicher haben wir es in der Regel nicht mit Spitzensportlern zu tun, aber trotzdem muß man sich vor Augen halten, daß jede mehrwöchige Immobilisation mit der damit verbundenen Muskelatrophie und Osteoporose nur mit einer mehrmonatigen Trainingsphase zu kompensieren ist.

Mit einem statischen Muskeltraining mit Hilfe der isometrischen Kontraktionsform läßt sich die Muskelatrophie wenn nicht verhindern so mindestens deutlich mindern. Der Vorteil eines statischen Muskeltrainings ist, daß es unter Bettruhe ohne großen apparativen Aufwand durchgeführt werden kann.

Hat der Patient die Phase der Bettruhe beendet, sollte medizinisch abgeklärt werden, ob und mit welcher Intensität ein Muskeltraining durchgeführt werden darf. Diese Abklärung soll den neuroorthopädischen Status und im Hinblick auf ein Ausdauertraining unbedingt den kardiologischen Status beinhalten. Zusätzlich muß die Anamnese bezüglich früherer sportlicher Aktivitäten und Verletzungen erhoben werden. Bestehen dann unter medizinischen Gesichtspunkten keine Einwände, ist der Patient für ein dynamisches Muskeltraining freigegeben.

Es ist gefährlich, den Patienten ohne entsprechende Instruktionen an ein Trainingsgerät zu setzen. Vor allem soll ein Schnellkrafttraining nur unter kontrollierten Bedingungen durchgeführt werden, da die Verletzungsgefahr bei Intensitäten im Bereich von 100% der Maximalkraft doch erheblich ist. Ein Krafttraining soll vom Therapeuten betreut werden, damit ein regelrechter Ablauf mit Einüben und Vordehnen gewährleistet ist.

Als mögliches Beispiel eines Muskelaufbautrainings stelle ich Ihnen unser Trainingsprogramm für Paraplegiker vor. Alle Patienten waren in der zweiten Hälfte der klinischen Rehabilitation. Wir wollten eine Steigerung der Maximalkraft und eine Steigerung der lokalen Ausdauer erreichen. Nach dem Prinzip der Pyramide haben wir indirekt die Maximalkraft berechnet. Man läßt den Probanden mit zwei verschiedenen niedrigen Intensitäten bis zur Erschöpfung arbeiten und kann dann die ungefähre Maximalkraft bestimmen. Wir haben mit pneumatischen Kraftgeräten für den Schultergürtel und die oberen Extremitäten gearbeitet. Die Patienten wurden instruiert, ein kurzes Aufwärmen und Vordehnen durchzuführen. Dann führten sie eine Serie von ca. 30% der Maximal-kraft bis zur Erschöpfung durch, nach 2–3 min Pause wurde am gleichen Gerät mit einer Intensität von ca. 50%, und nach einer weiteren Pause mit einer Intensität von 70% gearbeitet. So haben die Patienten Wiederholungszahlen von ca. 30 bei geringem Widerstand und ca. 5–10 Wiederholungen beim höchsten Widerstand erreicht. Dieses Prozedere wurde an 2 oder 3 der Geräte wiederholt. Während 5 Wochen wurde 3- bis 4mal wöchentlich trainiert. Der Zeitaufwand pro Training belief sich auf ca. eine halbe Stunde.

Nach 5 Wochen war es bei allen Patienten zu einer Steigerung von über 100% der lokalen Ausdauer und 30–50% der Maximalkraft gekommen. Die Probanden spürten eine Leistungssteigerung.

Zusammenfassend ist zu wiederholen, daß mit einem 3mal wöchentlich durch-geführten Muskelaufbautraining eine Verbesserung von Kraft und Ausdauer erreicht werden kann. Damit kann eine größere Mobilität und Selbständigkeit erreicht werden. Überlastungen resp. Verletzungen der oberen Extremitäten kön-nen in der Regel vermieden werden. Motivierend wirkt die subjektive und objek-tive Leistungssteigerung für den Patienten, die somit ein wichtiger psychologi-scher Faktor in der Rehabilitation werden kann.

Der Erfolg ist aber wesentlich vom zuständigen Therapeuten abhängig, ohne dessen Engagement und Motivation ein solches Training in der Erstrehabilitation wohl nicht realisierbar wäre.

Stehen und Gehen nach traumatischer Querschnittlähmung
Ziele – Grenzen – Konflikte

W. Grüninger, E. Kick, M. Wagner, G. Zürner

Querschnittlähmung bzw. Gelähmtsein bedeutet im Wortsinn Verlust der motorischen Willkürfunktion des gelähmten Körpers. Entsprechend lautet die zentrale Frage, die immer wieder an den Arzt, die Krankengymnastin, an das Team, gestellt wird – **„Werde ich wieder gehen können?"**

Der gleichzeitige Verlust der Sensibilität tritt am Anfang dagegen weit in den Hintergrund bzw. die evtl. Wiederkehr von Restsensibilität wird als sicheres Zeichen dafür gewertet, daß das Gehen wiedererlangt wird und damit das Ausprobieren eines Rollstuhles überflüssig ist.

Wir alle kennen Patienten, die mit unglaublicher Energie das Gehen mit Orthesen erlernen und über Jahre beibehalten. Umgekehrt treffen wir auf Rollstuhlfahrer mit inkompletter Lähmung, die bei Entlassung „nur" für den Außenbereich einen Rollstuhl verordnet bekamen und sich zu Hause vollständig in diesen zurückgezogen haben.

Zwischen diesen beiden Extremen – dem komplett Querschnittgelähmten, der auf den Rollstuhl weitestgehend verzichtet und dem motorisch inkompletten, freiwilligen Rollstuhlfahrer – befindet sich die große Gruppe der Patienten, die im Rahmen ihrer Erstrehabilitation mit Stehhilfen, Orthesen und Krücken versorgt sind, in mühevollem Training den Gebrauch dieser Hilfsmittel erlernt haben und die nach kürzerer oder längerer Zeit diese sehr teuren Hilfsmittel nicht mehr benützen.

Ludwig Guttmann schreibt in seinem Lehrbuch 1973 zu dem Komplex des Gehens: „Natürlich bleibt die Gehfähigkeit von Paraplegikern, besonders bei denjenigen mit höherer Läsion, immer eingeschränkt, aber wie begrenzt sie auch sein mag, erhöht sie doch in jedem Fall erheblich den Grad der Aktivität des Betroffenen und seine Unabhängigkeit zu Hause und am Arbeitsplatz."

Regelmäßiges tägliches Stehen dient nach allgemeinem Konsens zur Verbesserung des Kreislaufs, der Nieren und Blasenfunktion, der Darmfunktion und zur Reduktion der Spastik. Es ist nach weitverbreiteter Ansicht notwendig zur Vermeidung von Osteoporose und Kontrakturen. Das Gehen führt darüberhinaus zur Unabhängigkeit vom Rollstuhl mit der Möglichkeit, Barrieren zu überwinden und damit zur verbesserten Bewältigung der Behinderung.

Als ich 1976 nach Bayreuth kam, war dies die Maxime unseres Handelns, d. h. alle in Frage kommenden Patienten, alle Tetraplegiker mit erhaltener Funktion des Trizeps und alle Paraplegiker, komplett und inkomplett, wurden mit Stehgerät bzw. Ortholenschienen und Barren versorgt. Bei tieferer Läsion wurde im Rahmen der Erstrehabilitation eine Versorgung mit Gehapparaten und ein intensives Gehtraining durchgeführt.

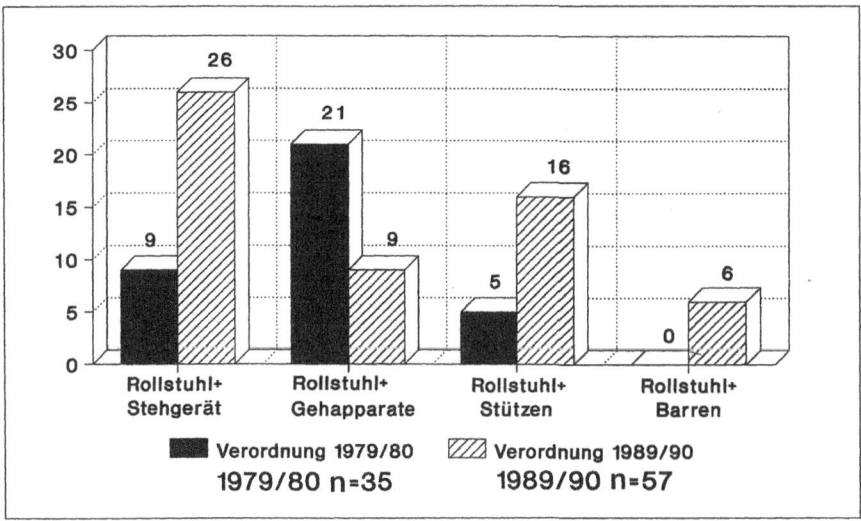

Abb. 1. Hilfsmittelversorgung bei Entlassung – Gesamtverordnung

Im Laufe der Jahre stellen wir fest, daß wir immer weniger Patienten mit Gehapparaten versorgt nach Hause entlassen, ohne uns bisher kritisch über die Ursache dieser Veränderung unseres therapeutischen Vorgehens bewußt zu sein. Das Ausmaß dieser Veränderung wurde uns deutlich, als wir die Patienten der Jahre 1979/80 und 1989/90 verglichen haben im Hinblick auf die Zahl der verordneten Stehhilfen bzw. Gehapparate (Abb. 1). Während die Kombination Rollstuhl und Stehgerät 1979/80 selten war, war dies die häufigste Versorgung der Patienten aus dem Jahre 1989/90. Umgekehrt verhält es sich dagegen bei der Verordnung von Gehapparaten, die in dem Zeitraum 1979/80 bei 21 Patienten, 10 Jahre später nur noch bei 9 Patienten verordnet wurden. Die Kombination Rollstuhl und Unterarmstützen zeigt, daß wir heute großzügiger bei inkompletten Patienten mit der Versorgung mit einem Rollstuhl für den Außenbereich umgehen, als dies 1979 der Fall war. Die Kombination Rollstuhl/Barren wurde 1979 überhaupt nicht eingesetzt, d. h. alle Patienten wurden, soweit sie im Barren gehfähig waren, auch in der Erstrehabilitation bis zum Apparategehen gebracht. Während wir in den späteren Jahren häufiger bei der Erstrehabilitation die Patienten mit Ortholenschienen und Barren versorgt haben und die Entscheidung für die Apparateversorgung auf einen späteren Zeitpunkt gelegt haben.

Die jeweiligen Gruppen der mit Gehapparaten versorgten Patienten unterscheiden sich noch deutlicher bzgl. Läsionshöhe und Ausmaß ihrer Läsion. Während 1979/80 immerhin 18 Patienten eine komplette thorakale Querschnittläsion hatten, sind 1989/90 nur noch 2 Patienten mit kompletter Querschnittlähmung mit Gehapparaten versorgt worden, alle anderen Patienten waren inkomplett. Auch der Vergleich der Läsionshöhe zeigt, daß 1979 immerhin 50 % der Patienten, die mit Gehapparaten versorgt wurden, eine Läsionshöhe oberhalb Th7 hatten, 1989 wurden Gehapparate ausschließlich bei Patienten mit tiefer thorakaler Läsion verordnet (Abb. 2).

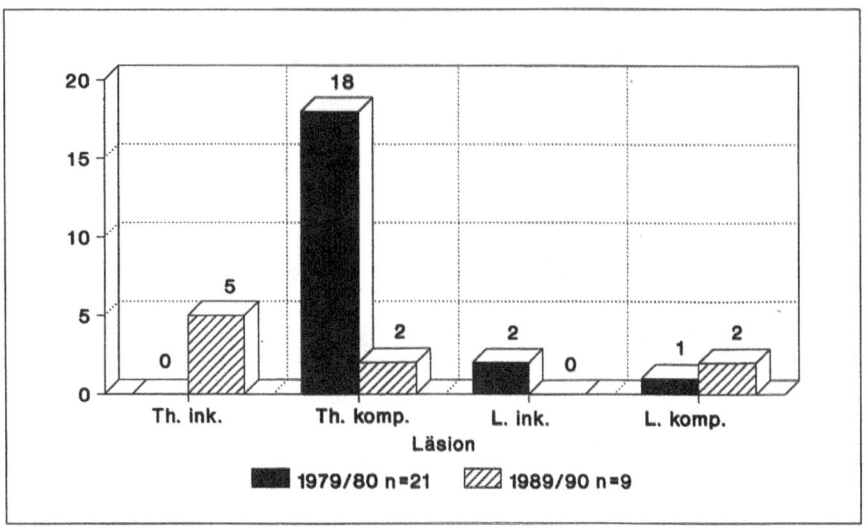

Abb. 2. Verordnung von Gehapparaten

Wir haben dann überprüft, ob und in welchem Umfange die verordneten Steh- und Gehhilfen von den Patienten weiterbenützt wurden. Insgesamt haben 4 von 21 Patienten aus 1979/80 das Apparategehen beibehalten, in der wesentlich kürzeren Beobachtungszeit von 1989/90 bis 1993 hatten von 9 Patienten bereits 4 die Gehapparate beiseite gelegt. In gleicher Weise wird auch das Stehen von einer großen Zahl von Patienten nur über eine kurze Zeit nach Entlassung beibehalten, in der Patientengruppe aus dem Jahre 1979/80 waren es 3 von 9, in der kürzeren Beobachtungszeit benützten noch 15 von 26 Patienten das verordnete Stehgerät (Abb. 3 a, b).

Als Grund für das Beenden des Apparategehens wurde in überwiegender Mehrheit der Faktor Zeit – umständliches Anlegen der Apparate – und in enger Verbindung damit, zunehmende Unsicherheit wegen Trainingsmangel genannt. Aber auch das Aufgeben des Stehens wurde in den meisten Fällen mit der mangelnden Zeit begründet. Von einer größeren Zahl von Patienten mußten wir uns jedoch auch sagen lassen, daß das verordnete Stehgerät bzw. der Gehbarren nicht in der Wohnung plaziert werden konnte.

Der Mangel an Zeit wurde von Berufstätigen gleich häufig angegeben wie von Rentenbeziehern und ist sicherlich vordergründig und ohne Relevanz im Hinblick auf unser zukünftiges therapeutisches Vorgehen. Interessant und nachdenkenswert erscheinen uns dagegen Einzelaussagen aus beiden Patientengruppen, so z.B. die Aussage einer jungen Paraplegikerin, die konsequent ihre Apparate trägt und sich nach ihren Angaben noch nie im Rollstuhl fotografieren ließ, um ihrer 4jährigen Tochter den Anblick der Mutter im Rollstuhl zu ersparen.

Ein Patient, der ebenfalls nach 10 Jahren bei kompletter Paraplegie unterhalb Th 12 vollständig auf den Rollstuhl verzichtet, betont, daß er auf diese Weise ausschließlich mit gesunden Fußgängern Kontakt hat.

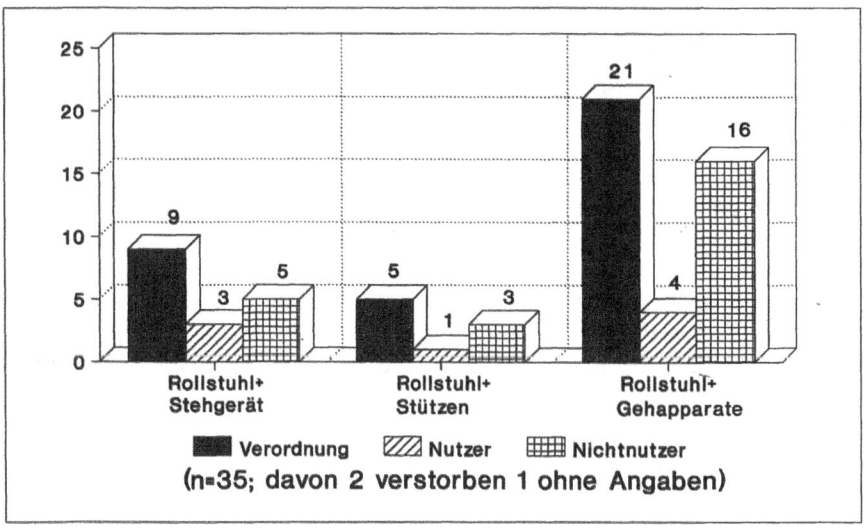

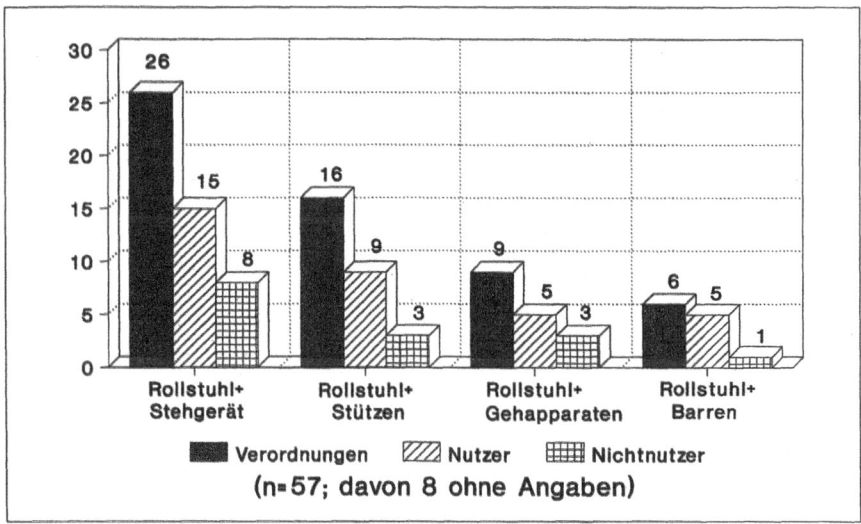

Abb. 3. Hilfsmittelversorgung (a 1979/80; b 1989/90) und aktuelle Anwendung

Ein Patient, bei Entlassung ein perfekter Apparategeher, gibt an, daß er die Apparate nur während seiner Arbeit als Landwirt benutzt, bei deren Durchführung er auf sie angewiesen ist. Privat, auch im sozialen Umgang mit seinen Freunden und Bekannten, meidet er die Apparate, da er z. B. bei dem Besuch eines Lokals sich in der Benutzung der Toilette schwerer tut als wenn er kurzfristig das Lokal verläßt, um sein Urinal zu entleeren, im Rollstuhl muß er auch keinem Fremden erklären, daß er gelähmt ist, während er als Apparategeher seine Behinderung schwer bzw. gar nicht erklären kann.

Zusammenfassung

Die Verordnung von Gehapparaten hat seit 1979 in unserer Klinik kontinuierlich abgenommen.

Ein möglicher Grund für diese Entwicklung mag in der Demotivation des Teams liegen, da das Apparategehen von vielen Patienten nur für kurze Zeit nach der stationären Erstbehandlung beibehalten wird.

Ein weiterer Grund liegt sicherlich in der Tatsache, daß mit dem Abbau der baulichen Barrieren die Notwendigkeit des Apparategehens reduziert wird.

Die Akzeptanz des Rollstuhls wird durch die wesentliche technische und optische Verbesserung gegenüber früheren Modellen sicherlich erleichtert. Gleichzeitig wurde der Rollstuhl in der Öffentlichkeit zum Symbol der gesellschaftlich akzeptierten Behinderung.

Dennoch müssen wir die Frage stellen, ob wir mit der Entscheidung, das Apparategehen zunehmend aus unserem therapeutischen Programm zu nehmen, richtig handeln.

Das Stehen ist ein unverzichtbarer Bestandteil der Erstbehandlung bei traumatischer Querschnittlähmung. Wir verordnen unverändert in gleicher Häufigkeit Stehhilfen für den poststationären Bereich, obwohl wir wissen, daß auch die Stehhilfen von dem Patienten häufig nach kurzer Zeit nicht mehr benützt werden. Auch hieraus resultiert die Frage, ob wir die bisherige Form der Verordnung aufrecht erhalten sollen.

Spastik – Hilfe oder Hindernis?

H. Belzl

unter Mitarbeit von A. Kopp, M. Schreiner

Joachim Müller[1], ein 31jähriger, berufstätiger Familienvater, ist seit 1979 querschnittgelähmt.

Zehn Jahre nach dem Unfall erhielt er über unsere Klinik ein elektrisches Muskelstimulationsgerät. Seine Zielsetzung war das Auftrainieren der gelähmten Beinmuskulatur. Diese Muskulatur reagierte bei der Testung vor der Anmietung des Gerätes bereits bei niedriger Intensität. Seine Spastizität stufte Herr Müller als gering und nicht hinderlich ein.

Einen Monat später stellte sich Herr Müller wieder vor, um das Gerät zurückzugeben.

Die morgendliche Stimulation habe seine Spastizität für den restlichen Tag beseitigt. Nun träten vermehrt Schwellungen im Knöchel-Fuß-Bereich auf. Die Beine fühlten sich dick und schwer an. Er wolle „seine" Spastik wieder haben, war seine Forderung.

Durch ein gezieltes Untersuchen und Ausprobieren ließen sich Reizparameter finden, die beide Wünsche – Muskelstimulation bei bestehender Spastik – berücksichtigten.

Spastik – Hilfe oder Hindernis? Das war die Suche nach der Antwort auf die Frage, inwieweit sich der Umgang und die Einstellung Betroffener zu ihrer Spastizität im Lauf des Lebens ändern.

Von den 130 Befragten, para- und tetraplegisch Gelähmten, antworteten 52. Bei allen lag der Lähmungseintritt mindestens 3 Jahre zurück.

Diese Antworten bilden den Grundstock dieses Referates.

Es ist nicht die Intention des Vortrages, die zahlreichen Publikationen zur Genese und Therapie der spastischen Symptomatik zu vermehren. Wir verstehen diese Ausführungen als Denkanstoß und Ermunterung, als Therapeuten dem Problem etwas gelassener entgegenzutreten und die Spastik nicht um jeden Preis beseitigen zu wollen.

Prof. Paeslack bezeichnete einmal sinngemäß die Spastik als „Freund und Begleiter" des Querschnittgelähmten. Für Herrn Müller trifft dies zu.

Bei unserer Befragtengruppe stufen 16 % ihre Spastik als eher hilfreich ein. Weder hilfreich noch hindernd empfinden sie 17 %. Keine Antwort 20 %.

Als überwiegend hinderlich bezeichnet sie der größte Teil (47 %).

Interessanterweise wird die hilfreiche oder nicht mehr hinderliche Wirkung frühestens ein Jahr nach der Entlassung erkannt. Während der Erstrehabilitation dominierte die Bezeichnung eher hinderlich (80 %).

---

[1] Name frei erfunden.

Das erste Auftreten spastischer Symptome zeigte sich in den ersten 3 Monaten nach Lähmungseintritt (70%). Keinerlei spastische Anzeichen haben 19% der Querschnittgelähmten verspürt (11% erste Symptome nach der Entlassung).

Die individuell empfundene Stärke der Symptome konnte mit „gering, mittel und stark" bewertet werden.

Die mittlere und starke Intensität halten sich mit je 30% die Waage. Eine geringe Einstufung nahmen 18% vor.

Interessanter war auch hier der Verlauf. Für 28% hat sich seit ihrer Entlassung aus der Klinik bis heute keine Änderung der Stärke ergeben. Eine gleich große Gruppe stuft die Stärke heute einen Grad höher ein. Bei 23% reduzierte sich die Intensität erfreulicherweise um eine Stufe.

Fragt man nach Alltagssituationen, in denen Spastik hilfreich eingesetzt wird, so finden sich 3 Bereiche:
- Entspannung (14%),
- Kontrolle vegetativer Funktionen (12%),
- und die funktionelle Unterstützung (6%).

Weitaus umfassender wurden die hindernden Situationen beschrieben.
- Die funktionelle Einschränkung ist für viele das massivste Handicap. Dies zeigt sich insbesondere beim Transfer in und aus dem Rollstuhl und beim Fahren mit ihm (55%).
- Hoch ist auch der Anteil derer, die sich in ihrer Erholung und Entspannung, z. B. beim Schlafen, gestört fühlen (18%).
- Ihre vegetativen Funktionen empfinden nur wenige beeinträchtigt (6%).

Die Schwankungsbreite von Einzelnen mit sehr vielen behinderten Alltagsabläufen bis hin zur Beurteilung „Man gewöhnt sich an alles" war groß.

Norbert Huber[2], ein 29jähriger Zimmermann, verunfallte 1989 bei der Arbeit. Unterhalb von Th7 gelähmt, entwickelte er rasch eine starke Spastik in den Beinen und im Rumpf. Sie wurde physiotherapeutisch und medikamentös bis zu seiner Entlassung so behandelt, daß Herr Huber sie als akzeptabel bezeichnete. In seinen Alltagsverrichtungen wurde er nur gering gestört. Zwei Jahre später wurde er zu einem stationären Heilverfahren aufgenommen. Er war nicht berufstätig und lebte auf dem elterlichen Hof.

Die Stärke der Spastik erlaubte ihm keinen selbständigen Transfer in den Rollstuhl, er habe Angst, zu stürzen. Da er morgens gerne lange schlafe, müsse er bis zum Nachmittag warten, bis ein nach Hause kommender Angehöriger Hilfestellung geben könne. Er sei somit unselbständig geworden.

Seitens der Physiotherapie wurde das Konzept aus der Erstrehabilitation aufgegriffen. Dazu zählten die Übernahme und Durchführung des eigenständigen Bewegens der Beine, Dehnlagerungen, Aktivität beim Sport im Rollstuhl und Bewegungsbad.

Herr Huber akzeptierte den Tag- und Nachtrhythmus des stationären Behandlungs- und Stationsablaufes. Er trank keinen Alkohol mehr und reduzierte den Nikotinkonsum.

---

[2] Name frei erfunden.

Die funktionellen Möglichkeiten verbesserten sich rasch. Nach 8 Wochen konnte Herr Huber als selbständig in Alltagsverrichtungen entlassen werden. Derartige Erfahrungen bestätigt auch unsere Umfrage.

Die ideale Lebensführung zur Spasmusreduzierung läßt sich so skizzieren:
– vermeide psychische und physische Überlastung,
– verzichte auf Alkohol und Nikotin,
– entleere Blase und Darm regelmäßig,
– vermeide Erkrankungen,
– wechsle deine Körperstellungen regelmäßig
– und vor allem: Bewege dich regelmäßig und ausdauernd.

Wem von uns würde eine solche Lebensführung nicht auch gut bekommen? Trotzdem sollte der Therapeut Mensch bleiben und seinen mahnenden Zeigefinger nicht zu hoch heben. Vielmehr wird der Betroffene selbst mitentscheiden, was er als Hilfen einsetzt und welche Auslöser er vermeidet.

Die seitens der Klinik angebotenen Maßnahmen werden sehr lange, oft auf Dauer beibehalten. Ein Hinweis auch für uns Krankengymnasten, soweit machbar, viele Möglichkeiten in der Erstrehabilitation anzubieten. Gerne werden Maßnahmen praktiziert, die neben der Spasmusreduzierung noch einen Ausgleichs- und Erholungscharakter haben. Sauna, Schwimmen, warme Bäder und der Sport in der Gruppe zählen dazu.

Auch das Wissen um auslösende und steigernde Faktoren hilft im Umgang mit der Spastik:
– Klimatische und jahreszeitliche Abhängigkeit (75%).
– Erkrankungen (59%)
– und psychische Anspannung (38%)
stehen dabei im Vordergrund.

Kenntnisse und Erfahrungen helfen, sich auf derartige Ereignisse einzustellen.

Möglichkeiten, eine zu starke Spastizität zu mindern, haben Betroffene in großer Zahl selbst gefunden.

Bewegung in jeglicher Form empfehlen ebensoviele (35%) wie entspannende Maßnahmen (33%). Hier zeigt sich vom warmen Bad über Musik, Träumerei, autogenes Training bis zur Akzeptanz der Behinderung die größte individuelle Streuung.

Zusammenfassend hat sich für uns folgendes Bild ergeben:
– Ein Großteil der Querschnittgelähmten findet aus dem Spektrum der in der Klinik angebotenen Maßnahmen ihr „individuelles" Programm. Dies beinhaltet die Lebensweise, die Pflege des Körpers und der vegetativen Funktionen, Physiotherapie, Psychologie und klinischen Sport.
– Sehr individuell und breit fallen die eigenständig gefundenen Verhaltensweisen aus. Auch „Exoten" können hilfreich sein.
– Sehr viele versuchen, die medikamentöse Therapie zu reduzieren oder abzusetzen.
– Mit der Spastik „leben zu lernen" erfordert Zeit; 2–3 Jahre sind als erforderlich anzusehen.

Patienten, die trotz intensiver Bemühungen mit quälenden, schmerzenden, zu Kontrakturen führenden Spasmen zu kämpfen haben, sollen nicht vergessen werden.

Ihre Leiden verlangen weitere Bemühungen auf der Suche nach physiotherapeutischen, medikamentösen und operativen Therapiekonzepten.

Literatur

Berufsgenossenschaftliche Unfallklinik Tübingen. Abteilung für Querschnittgelähmte – Krankengymnastik. Umfrage mittels Fragebogen 130 Personen, 52 beantwortete Bögen ausgewertet

Benecke R, Emre M, Davidoff RA (1990) The origin and treatment of spasticity. Lancs LA 6, UK, Parthenon Publishing Group

Buck M, Beckers D (1993) Rehabilitation bei Querschnittlähmung, Bd. 26. Springer, Berlin Heidelberg New York Tokyo

Grüninger W (Hrsg) (1989) Spinale Spastik. Ueberreuter Wissenschaft, Wien Berlin

Grüninger W, Klassen R (Hrsg) (1987) Psychologische Aspekte in der Rehabilitation Querschnittgelähmter. Edition Schindele, Heidelberg

Meinecke F (Hrsg) (1990) Querschnittlähmungen. Springer, Berlin Heidelberg New York Tokyo

Paeslack V (1992) Therapie und Rehabilitation bei Rückenmarktraumen. In: Hopf C, Poeck K, Schliack H (Hrsg) Neurologie in Praxis und Klinik. Thieme, Stuttgart New York, S. 775

Phasen der Remission bei Rückenmarkschädigung, orientiert am klinischen Befund – therapeutische Konsequenzen

A. PAPE

Angeregt durch das Thema dieses Kongresses – „Querschnittlähmung als biographischer Prozeß" – möchte ich durch meinen Beitrag aufzeigen, daß sich durch erweitertes und verändertes Verständnis für das physiologische und pathophysiologische Geschehen bei Querschnittlähmung therapeutische Konzepte ebenfalls verändern und erweitern. Verbesserte Kenntnisse neurophysiologischer Zusammenhänge tragen dazu bei, die gemeinsame Auseinandersetzung um die Rehabilitation einer betroffenen Person neu zu diskutieren und damit den individuellen biographischen Verlauf positiv zu unterstützen.

Unter Berücksichtigung physiologischer und pathophysiologischer Entwicklungen bei Rückenmarkstörung wird eine Phaseneinteilung vorgestellt vom Zeitpunkt der Läsion des Rückenmarks bis zu seiner Stabilisierung. Einzelnen Phasen wird der sich dynamisch ändernde klinische Befund zugeordnet. Dieser wird während der einzelnen Phasen der Remission als Orientierung für die Vorgehensweisen in der krankengymnastischen Behandlung zugrundegelegt. Abschließend wird die Frage aufgeworfen, wie stabil oder wie störanfällig bleibt das geschädigte neurophysiologische System einer auf Dauer durch eine Querschnittlähmung betroffenen Person.

Für die Kommunikation der einzelnen Fachbereiche untereinander und der Abstimmung gemeinsamer Handlungsschritte hat sich erfahrungsgemäß die Einteilung der Rehabilitationsphasen bei Querschnittlähmung in die Frühphase, einschließlich des spinalen Schocks, und in die Spätphase als hilfreich erwiesen. Orientiert am physiologischen und pathophysiologischen Geschehen erweitert sich diese Einteilung in die Phasen der Läsion des Rückenmarks, seines spinalen Schocks, seiner Reorganisation und seiner Stabilisation.

Die Läsionsphase des Rückenmarks verläuft zeitlich unterschiedlich, abhängig von der Art der Verletzung bzw. der Schädigung des Rückenmarks. Pathomorphologisch kann das Ausmaß der Läsion von kleinen umschriebenen Schädigungen des Marks bis zur ausgedehnten Markzerstörung führen. Folgen einer Markläsion sind Störungen betroffener spinaler Regelkreise mit Beeinträchtigung bzw. Aufhebung motorischer, sensibler und vegetativer Funktionen. Die Störungen lassen sich lokal abgrenzen, v. a. anhand klinischer Befundungen. In ihren Auswirkungen betreffen sie den Gesamtorganismus der betroffenen Person. Klinische Auffälligkeiten zeigen sich v. a. in der Regulation der Atmung, in der Steuerung der Motorik und des Vegetativums einschließlich der Willkürkontrolle über die Funktionen von Blase und Darm.

Die Läsionsphase geht unmittelbar über in die **Phase des sog. spinalen Schocks.** Diese Phase kann erfahrungsgemäß von Stunden über Tage bis Wochen dauern. Bei plötzlich auftretenden traumatischen Läsionen ist das pathophysiologische Geschehen eindrucksvoll beschrieben: mikrozirkulatorische, metabolische, bioelektrische und biochemische Änderungen werden als direkte Reaktionen auf die Markverletzung angegeben. Der sog. spinale Schock wird auch als **Protektionsphase** verstanden. Alle Reaktionen im Läsionsgebiet sind darauf ausgerichtet, strukturelle Verhältnisse herzustellen. Klinisch resultiert auf alle efferenten und afferenten Impulse eine völlige Reaktions- und Funktionslosigkeit des Markanteils unterhalb der Schädigung. Bedrohliche Komplikationen durch vegetative Dysregulationen können zusätzlich die allgemeine Situation des Patienten in dieser Phase destabilisieren.

Krankengymnastische Maßnahmen sind gezielt auf die Unterstützung und Verbesserung der vitalen Funktionen gerichtet. Die reflektorische Einbindung der an der Atmung beteiligten Motorik führt zur Vertiefung der Atemzüge und zur Entfaltung des Brustkorbs im sternokostalen Bereich. Daraus ergibt sich u. a. ein adäquater mobilisierender Effekt für die Rippenwirbelgelenke und für die Gelenke des Schultergürtels sowie – durch die Einbindung des Mediastinums – eine positive Wirkung auf die Durchblutungssituation.

Der spinale Schock geht über in die **Reorganisationsphase** des Rückenmarks. Diese beginnt klinisch mit der Wiederkehr der Eigenfunktion des Reflexapparates unterhalb der Läsion, ggf. erfolgt eine Erholung noch intakter bzw. teilweise intakter spinaler Regelkreise. Der neurologische Befund ändert sich dynamisch. Zur Dokumentation des Verlaufes dient der Muskelfunktionstest der abrufbaren Motorik zusammen mit dem Sensibilitätstest und dem Reflexstatus sowie beim paretischen Lähmungsbild die Bewegungsteste nach Poeck und Mummenthaler. In unserer Krankengymnastikabteilung haben wir seit einiger Zeit einen Reflexstatus zusammengestellt (Abb. 1). Im Verlauf der Reorganisationsphase beachten wir:

– die zeitliche Folge des Auftretens von physiologischen und pathologischen Reflexen, ihre Kombination untereinander und ihre Ausprägung;
– die zeitliche und räumliche Korrelation der Reflexe zu Veränderungen oder Nichtveränderungen von sensiblen und motorischen Qualitäten;
– die räumliche Verteilung der Reflexe, also gleichseitig/seitendifferent und distal/proximal betont.

Der so in die Krankengymnastik eingebundene Reflexstatus gibt uns Hinweise auf den Verlauf der Reorganisation und Hinweise auf das Ausmaß der Dysregulation. Gleichzeitig stellt der Reflexstatus einen zusätzlichen Parameter für unser therapeutisches Vorgehen am Patienten dar.

Für die Dauer der Reorganisationsphase neuro-urologischer Störungen wird, bezüglich der Blasensituation, bis zu Beginn der **Stabilisierungsphase** erfahrungsgemäß ein Zeitraum bis zu 2 Jahren angegeben.
– Ein langer Zeitraum im Leben des Betroffenen und zugleich ein Ausdruck für die Störanfälligkeit differenzierter spinaler Regelkreise.

Und bleibt der Zustand dann stabil, stabil-labil oder stabil-dynamisch? Gilt die gleiche Fragestellung, übertragen auf die Steuerung der Gesamtmotorik bei bestehender Querschnittlähmung? Wenn ja, welche Konsequenzen hat diese Aussage für das therapeutische Vorgehen, z.B. in der Krankengymnastik?

REFLEXSTATUS

Abteilung : Physiotherapie   Heidelberg–Schlierbach   1993

N A M E :   Geb:

Diagnose:

RECHTS   LINKS

KG												LEGENDE
Dat					MUSKELEIGENREFLEXE :							Muskeleigenreflexe:
					Obere Extremitäten :- BSR							
					- TSR							no - normal
					- RPR							↟- gesteigert
					-							↡- vermindert
					Untere Extremitäten: -PSR							0 - fehlend
					- ADR							+ - vorhanden
					- ASR							++ - fixiert
					Rumpf : - BDR							
					FREMDREFLEXE :							
					BHR : - obere Etage							
					- mittlere Etage							
					- untere Etage							
					KLONUS :							Klonus :
					.							(Muskeln angeben)
					.							+ - auslösbar,
					.							erschöpflich
					PATHOLOG. REFLEXE :							++ - unerschöpflich
					- Babinski							
					- Spreizphänomen							
					- Trömner							
					- Knips							
					- Rossolimo							
					SPINALE Automatismen :							Spin. Automatismen:
					- obere Extremitäten							(Muskeln angeben)
					- untere Extremitäten							
					SPASTIK :							Spastik :
					- obere Extremitäten							(Muster angeben)
					- untere Extremitäten							

Bemerkungen:

Abb. 1

Die Ziele der motorischen Rehabilitation sind erfahrungsgemäß für einen Zeitraum von ca. 6 Monaten festgelegt und das ist sinnvoll und notwendig für den Betroffenen. Sie umfassen das Erlernen von Ersatzmustern für funktionelle Fertigkeiten in Bezug auf die Fortbewegung und den Umgang mit dem Rollstuhl. Außerdem steht das Erlernen von Fertigkeiten im Umgang mit den verbliebenen Funktionen des Körpers im Mittelpunkt rehabilitativ orientierter Behandlungskonzepte, um den Betroffenen für die Aktivitäten eines außerklinischen Alltags vorzubereiten. Der Bezug dazu ist die Schulung und die Trainierbarkeit verbliebener Muskelfunktionen, um motorische Defizite in gelähmten und teilgelähmten Körperabschnitten zu kompensieren. Konzepte für das Training von Restfunktionen entwickelten sich in Anlehnung an Trainingsmaßnahmen im Sport und an erweiterte Kenntnisse auf dem Gebiet der Neurophysiologie und der Neuropathophysiologie, wie z. B. die Techniken der PNF. Die Entwicklung spezieller Behandlungs- und Befundungstechniken erwiesen sich bald als notwendig, um auftretende sekundäre, z. T. schmerzhafte Funktionsstörungen am Haltungs- und Bewegungsapparat zu behandeln. Ich verweise auf die Gesichtspunkte der Funktionsanalyse nach Brügger und der Deutschen Gesellschaft für Manuelle Therapie sowie auf Publikationen über die Erfahrungen im Umgang mit diesen Verfahrensweisen.

Anfang der 80er Jahre kam ein für uns neuer Ansatz hinzu:
– jede Störung des zentralen Nervensystems (ZNS) und jede Normabweichung am Haltungs- und Bewegungsapparat definiert sich als Störung oder Verlust der menschlichen Fortbewegung, dem aufrechten, bipedalen Gang. Dieser ist genetisch festgelegt und entwickelt sich prä- und postnatal im Einklang mit der Entwicklung des Gesamtorganismus – (Vojta).

Vojta entwickelte eine neue Form der Bewegungstherapie, die Reflexlokomotion. Das neue für uns waren:
– die Kenntnisse über die Gesetzmäßigkeiten der genetisch angelegten menschlichen Fortbewegung als Parameter jeder Bewegungsstörung;
– die Orientierung des krankengymnastischen Befundes und der Therapie an den Inhalten der menschlichen Ontogenese;
– der gesicherte Zugriff durch die Therapie auf entsprechende physiologische Bewegungsmuster. Diese sind ins ZNS gespeichert und bleiben als Teil- oder Gesamtmuster reflektorisch abrufbar.
– Die regulative Wirkung der aktivierten Muster auf den Gesamtorganismus, d. h. auf die Atmung, das Vegetativum und den Bewegungsapparat.

Folgende Bildserien geben einen Ausschnitt aus der Therapie wieder: – zur Aktivierung der an der Kopfhaltung beteiligten Muskulatur, z. B. beim Tetraplegiker (Abb. 2 a–b). Die abnorme Kopfhaltung in Reklination der HWS mit Retraktion der Schultern, eingezogenem Brustkorb, z. B. im Sitz und den auf Dauer daraus resultierenden Problemen, ist uns allen bekannt. Durch die Einbindung der Muskulatur des kraniozervikalen Übergangs und des zervikothorakalen Übergangs bei entsprechender Kopfdrehung und vorgegebenen Winkelstellungen von Armen und Beinen lassen sich dorsal, lateral und ventral der HWS durch räumliche und zeitliche Summationen zielgerichtete Muskelspiele aktivieren. Diese brei-

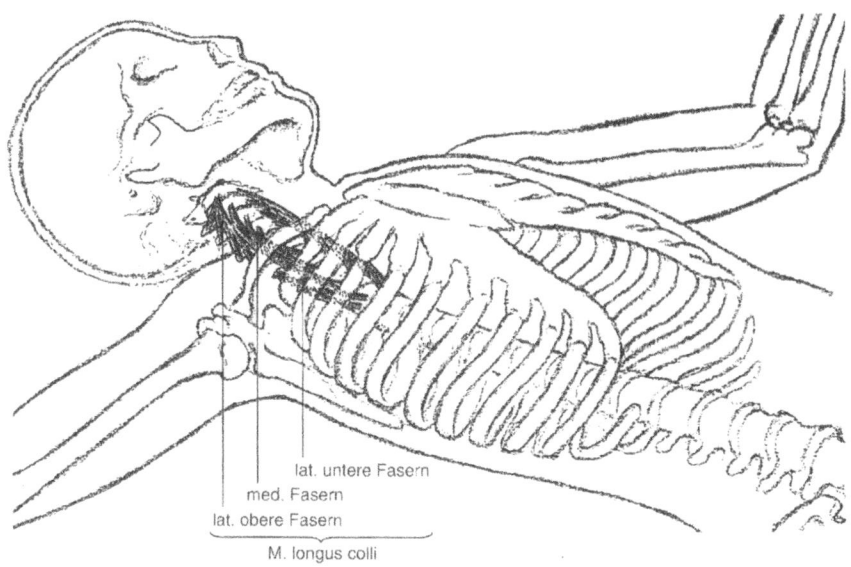

lat. untere Fasern
med. Fasern
lat. obere Fasern
M. longus colli

Zweite Phase des Reflexumdrehens

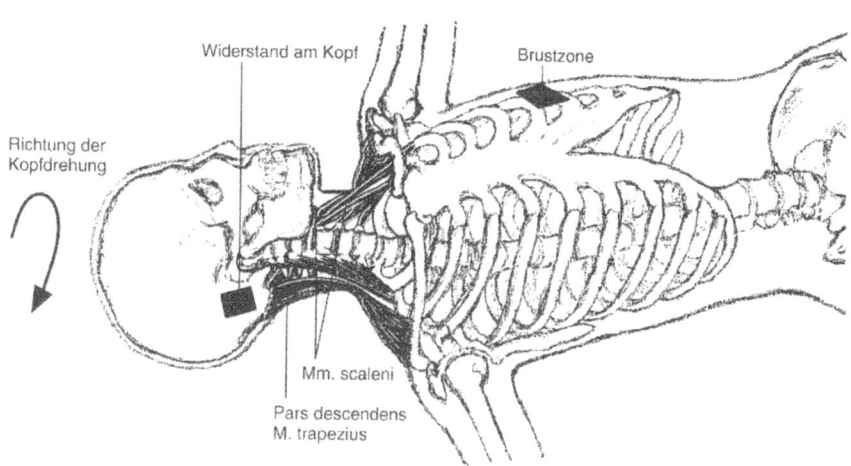

Widerstand am Kopf

Brustzone

Richtung der
Kopfdrehung

Mm. scaleni

Pars descendens
M. trapezius

Abb. 2 a–k (Aus Vojta und Peters 1992)

ten sich über den Schultergürtel nach kaudal aus. Es werden Muskelgruppen eingebunden, zu denen uns der Zugriff bisher nur unvollkommen gelang. Die
Zugrichtung der aktivierten Muskulatur geht vom Axisorgan (WS) in Richtung
Extremitäten und garantiert den gesicherten Haltungshintergrund für Bewegungen, u. a. in den Extremitäten. Erfahrungen zeigen, daß sich durch verbesserte Haltungs- und Bewegungsökonomie des Patienten auf Dauer auch die Qualität
der Inhalte der Ersatzmuster und damit die Leistungsfähigkeit der Patienten verbessern lassen.

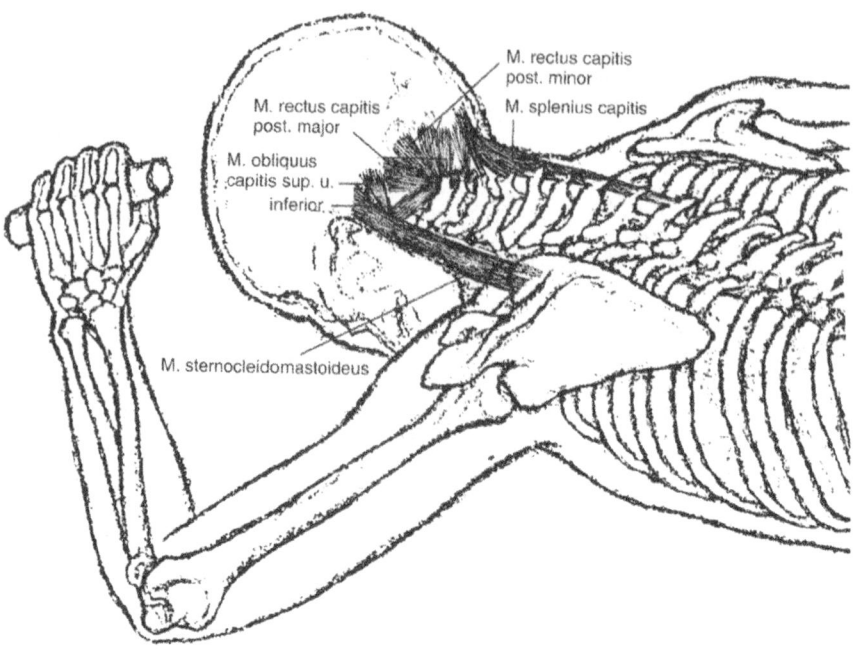

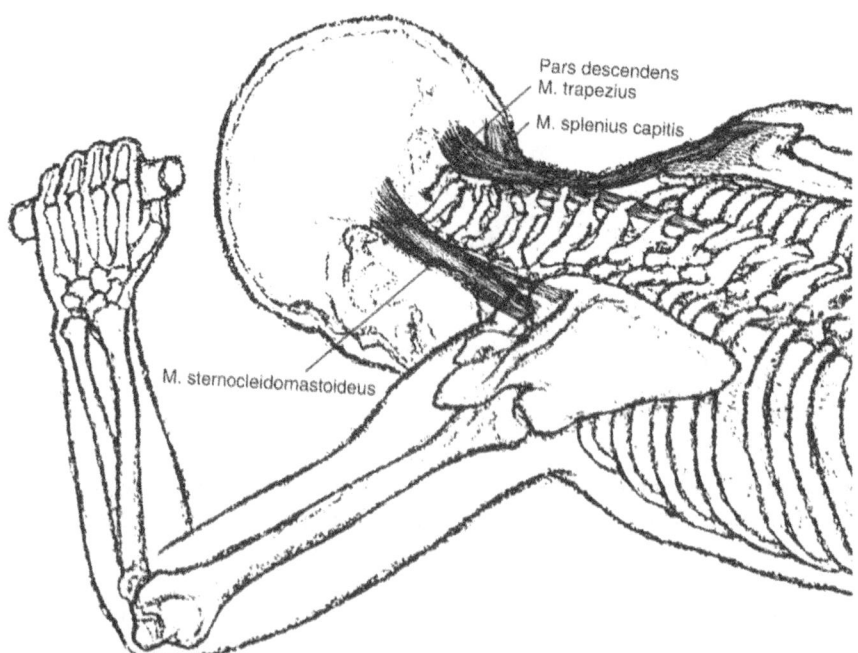

Abb. 2 c–d

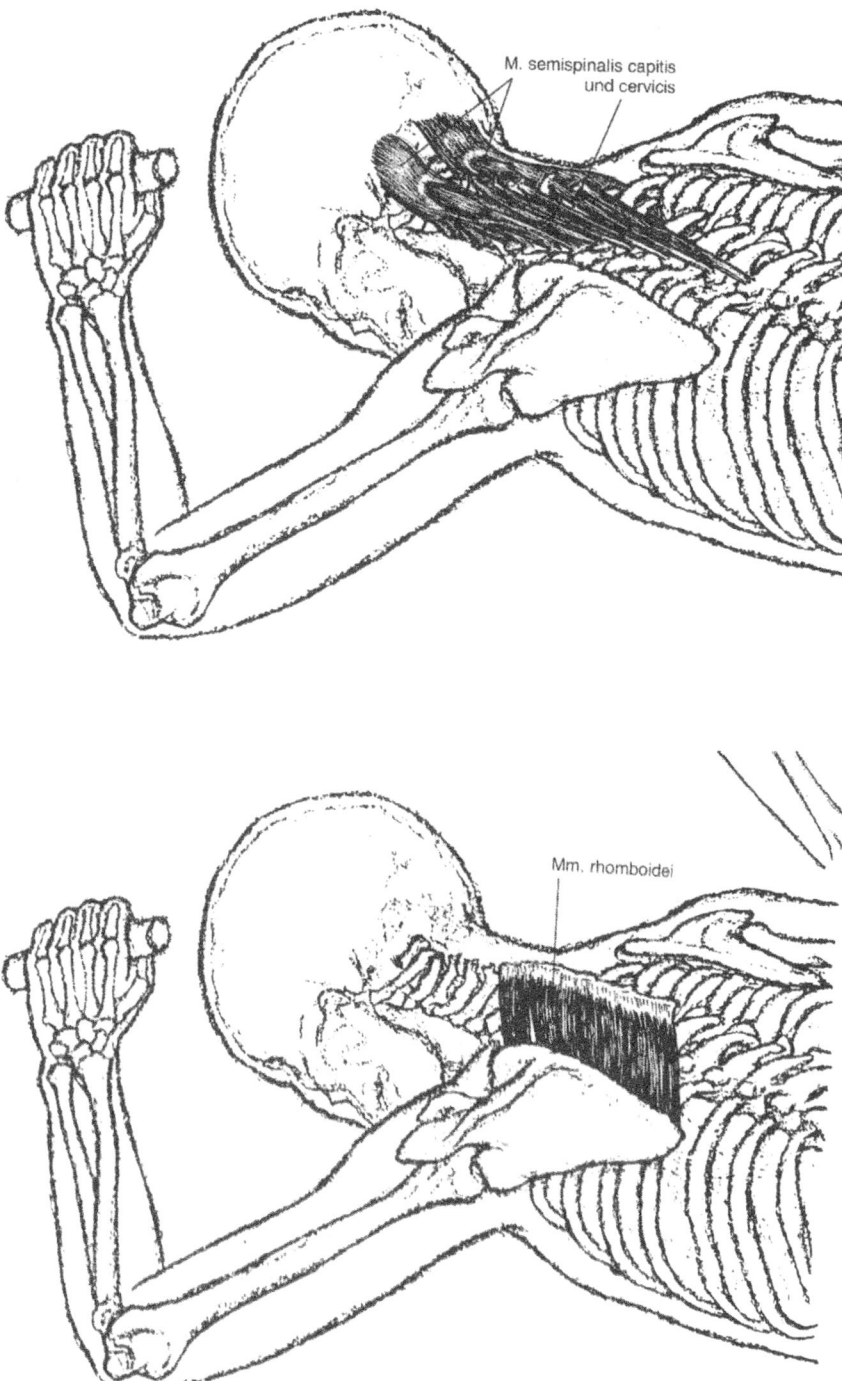

Abb. 2 e–f

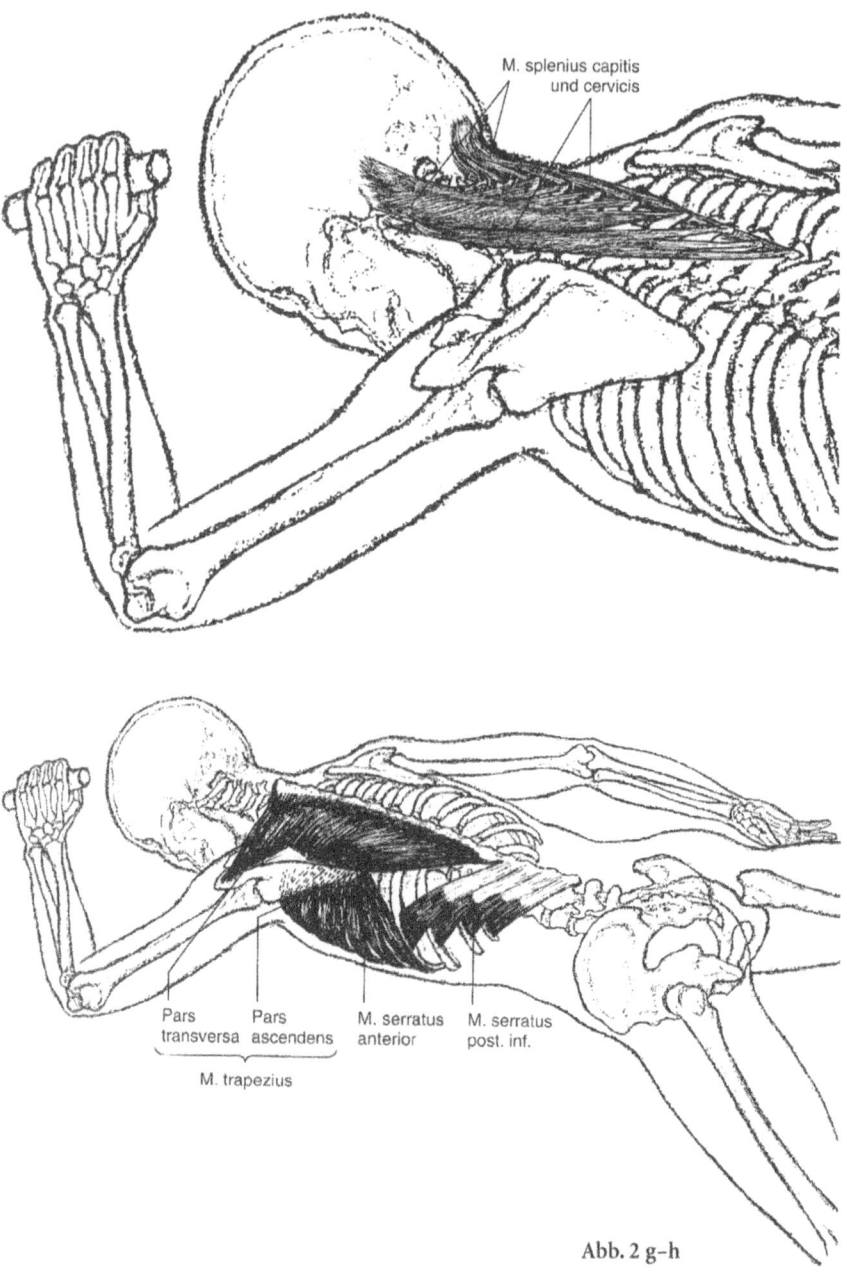

M. splenius capitis
und cervicis

Pars   Pars   M. serratus   M. serratus
transversa ascendens   anterior   post. inf.

M. trapezius

Abb. 2 g–h

Zurück zur Frage der Stabilität oder Labilität der motorischen Steuerung bei
bestehender Querschnittlähmung. Innerhalb eines Zeitraums von ca. 10 Jahren
veränderten sich die Inhalte der Sitzhaltung des Patienten in eindrucksvoller
Weise (Abb. 3 a–c). Das apparativ unterstützte Gehtraining wurde abgebrochen
(Abb. 4). Diese Abbildungen verdeutlichen, wie störbar das motorische System auf

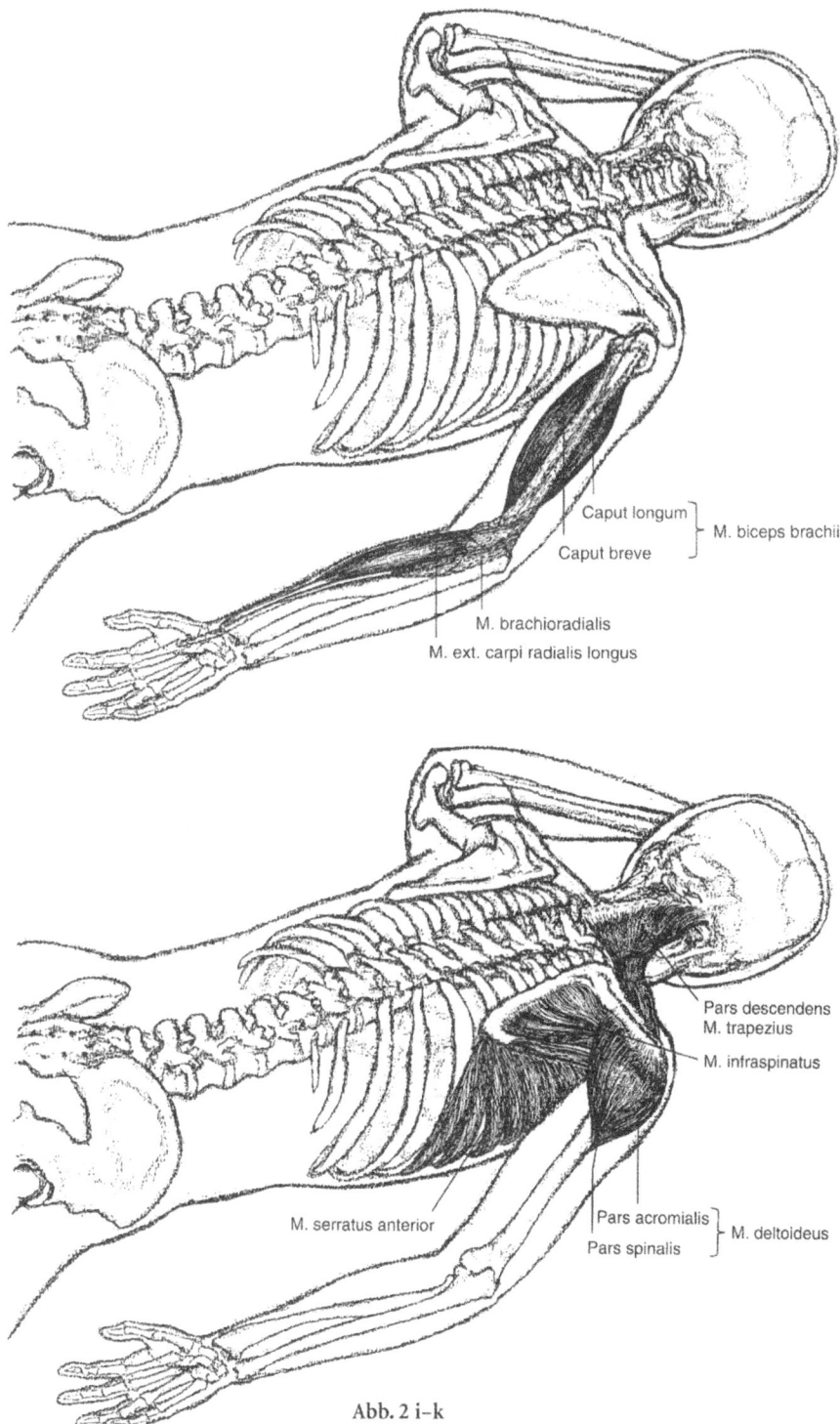

Abb. 2 i–k

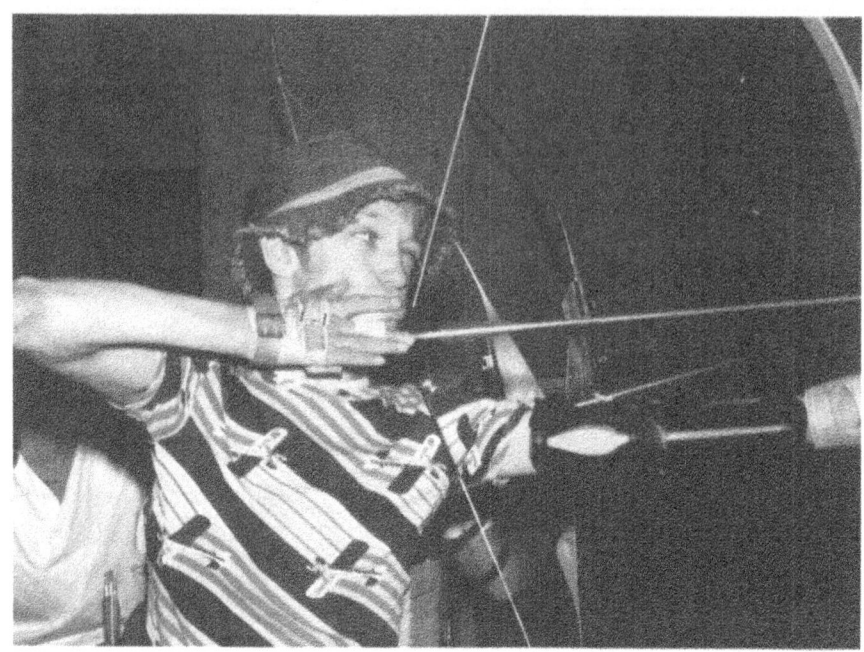

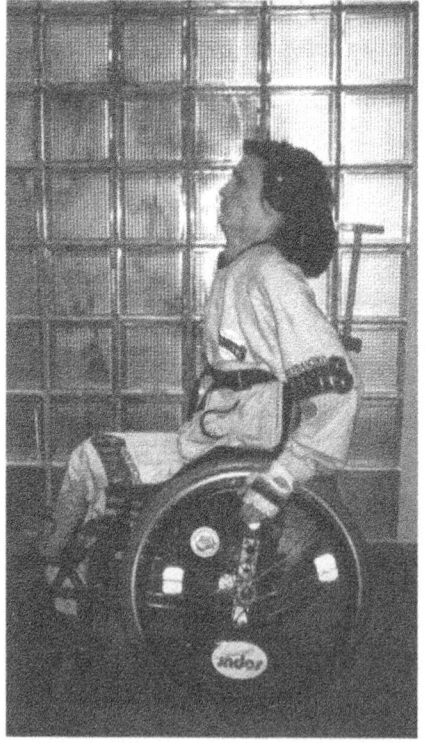 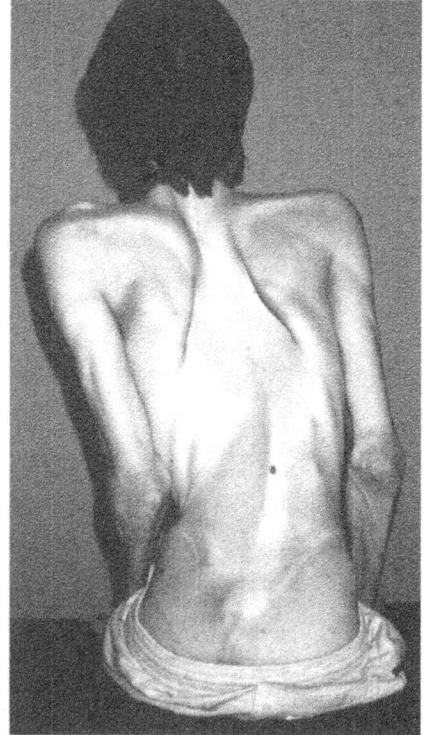

Abb. 3 a–c

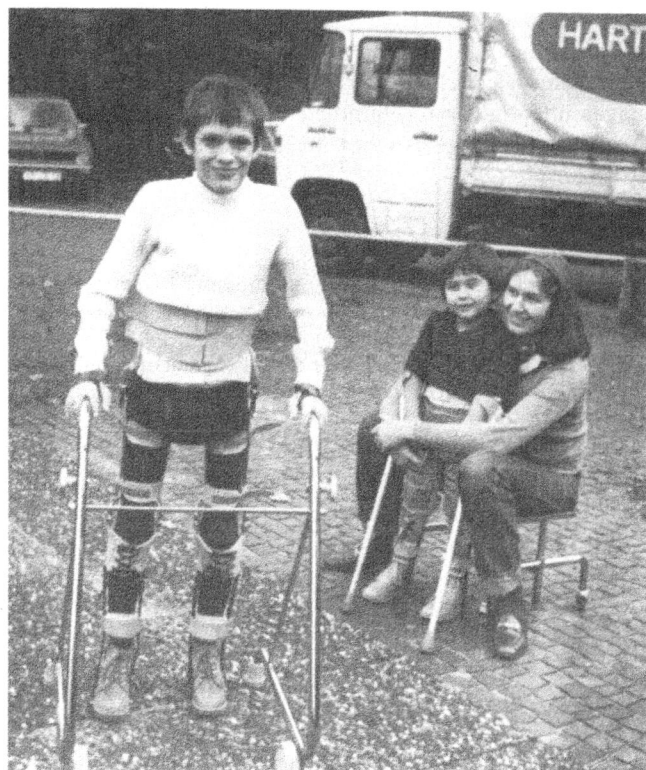

Abb. 4

Dauer sein kann, ganz besonders bei Kindern und Jugendlichen, aber auch bei erwachsenen Patienten mit einem ausgeprägten neurologischen Befund.

Die Forderung an die motorische Rehabilitation ist bisher zielgerichtet insbesondere auf funktionelle Fertigkeiten. Dieser Forderung sind wir durch Verbesserung von speziellen Trainings- und Behandlungsmaßnahmen und durch verbesserte Hilfsmittelversorgungen, z.B. für das Steh- und Gehtraining, zunehmend nachgekommen. Die Beobachtung des Verlaufes von Patienten über den Zeitraum von mehreren Jahren hat uns erkennen lassen, daß ein grundlegendes, zusätzliches Ziel Beachtung finden muß: die Vermeidung der Progredienz des neuropathologischen Prozesses. Was für andere Organsysteme z.B. der Haut oder der Blase gilt, gilt auch für den Bewegungsapparat. Die mechanische Belastbarkeit geschädigter Strukturen ist auf Dauer nur zu erhalten, wenn mit der Therapie adäquate, positiv regulierende Reize gesetzt werden.

Zusammenfassung

Die Forderung für die motorische Rehabilitation bei Querschnittlähmung ergibt sich aus dem Gesetz des adäquaten Reizes zum adäquaten Zeitpunkt. Der adäquate Zeitpunkt bedingt sich durch den Verlauf der jeweiligen pathophysiologischen Vorgänge nach einer Markläsion und die dazugehörigen, aktuellen klinischen Befunde. Der adäquate Reiz ist gebunden an diese Bedingungen. Er muß außerdem zielgerichtet sein auf die automatische Steuerung von Körperhaltungen und die daran gebundenen Aufrichtemechanismen im Einklang mit den Möglichkeiten der phasischen Muskelarbeit.

Literatur

Leyendecker K, Schirmer M (1985) Traumatische Querschnittlähmung. In: Schirmer M (Hrsg) Querschnittlähmung. Springer, Berlin Heidelberg New York Tokyo, S. 236
Paeslack V, Schlüter H (1985) Physiotherapie in der Rehabilitation Querschnittgelähmter. Springer, Berlin Heidelberg New York (Rehabilitation und Prävention, Bd. 9)
Pape A (1990) Aktuelle Gesichtspunkte zur krankengymnastischen Behandlung bei Querschnittlähmung, Akutphase. In: Meinecke FW (Hrsg) Querschnittlähmung. Springer, Berlin Heidelberg New York Tokyo, S 91
Vojta V, Peters A (1992) Das Vojta Prinzip. Springer, Berlin Heidelberg New York Tokyo

Rehabilitation als biographischer Prozeß

M. ROTHE

Die Auseinandersetzung mit einer Behinderung stellt – wie Prof. Paeslack dies in seinem Grußwort schreibt – einen fortlaufenden biographischen Prozeß dar, „der von der betroffenen Person ebenso wie von ihrer familiären und sozialen Umgebung lebenslang bewußte und vielschichtige Bemühungen fordert".

Wenn diese Aussage zutrifft, dann müssen wir uns nach den Gründen fragen, wie die Menschen zu solch lebenslangen Bemühungen zu motivieren sind.

Reicht dazu ein Menschenbild, wie es von einer aufgeklärten materialistischen Weltanschauung vertreten wird, wonach das Leben mit dem Tode vollständig zu Ende ist? Oder ist der Glaube an einen über dieses Leben hinausgehenden Sinn den fortgesetzten Bemühungen um die Kompensation der Behinderung förderlicher?

Die Reduzierung der gesellschaftlichen Funktionalität, wie sie in der Regel mit einer Behinderung einhergeht, zwingt den Menschen zur Auseinandersetzung mit sich selbst, mit der Frage nach dem Sinn des Lebens.

Hinzu kommt, daß das Grundbedürfnis eines jeden Menschen, ein sinnvolles Leben zu führen dann besonders deutlich wird, wenn durch ein schicksalhaftes Ereignis der bisherige Lebenssinn droht, verloren zu gehen.

Wenn der Mensch an der Grenze seines Daseins die Zeiten der Verzweiflung durchsteht, können sich für sein weiteres Leben früher nicht erfahrene geistige und seelische Kräfte erschließen. Die Abkehr von der Verzweiflung und die Hinwendung zu neuen Sinnmöglichkeiten schafft der Mensch in der Regel nicht alleine. Er braucht dazu liebevolle Begleiter, die ihm helfen, eine neue Perspektive zu finden, die an seine inneren Kräfte zu glauben, an sich selbst zu glauben.

Solche Begegnungen können und müssen auch im Bereich der Rehabilitation stattfinden. Behinderte und Nichtbehinderte sind hier Partner, die in einen Erfahrungsaustausch treten über die sich aus der individuellen Biographie ergebenden Möglichkeiten für einen Neubeginn.

Die Mitarbeiter in der Rehabilitation sind die eigentlich Begünstigten bei diesem Austausch. Sie nehmen teil an tiefgreifenden, schicksalhaften Erfahrungen, die sie in die Gestaltung ihres eigenen Lebens einfließen lassen können, ohne diese Erfahrungen selbst machen zu müssen.

Für das familiäre Umfeld des behinderten Menschen ist eine solche Einstellung viel schwerer zu erreichen, da die größere emotionale Nähe und der hohe Grad der Identifikation mit einem Betroffenen eine positive Sichtweite der neuen Möglichkeiten erschweren.

In der Biographie eines jeden Menschen gibt es Situationen, die eine Neuorientierung und einen Neubeginn erforderlich machen. Ohne den Glauben daran, daß neue Tore sich öffnen, wenn alte sich schließen, ist eine bejahende Lebenseinstellung, insbesondere in Grenzsituationen, nicht zu erreichen.

Eine bejahende Lebenseinstellung aber ist die Voraussetzung für das Wissen um einen Sinn – in allem scheinbaren Widersinn!

Ob ein Mensch zu dieser Einstellung findet und die Art und Weise, WIE er auf ein schicksalhaftes Ereignis reagiert, das hängt nicht zuletzt von seinen biographischen Erfahrungen ab. Diese Erfahrungen gestalten wir alle mit, als Eltern, als Freunde, als sogenannte Experten. Das gibt uns die Verpflichtung auf, unser Denken und Handeln im Blick auf die Bedeutung für das Leben unseres Mit-Menschen zu reflektieren.

Vier Sozialarbeiterinnen, die ihre Ausbildung im Rahmen der beruflichen Rehabilitation machten, haben ihre Erfahrungen niedergeschrieben.

Alle vier sind ca. 30 Jahre alt. Ihre Aussagen zeigen die Individualität beim Umgang mit der Behinderung und belegen gleichzeitig Gemeinsamkeiten. Ich zitiere auszugsweise:

Claudia W.

Im Alter von 10 Jahren war es, als ich kopfüber in ein unbekanntes Gewässer und damit direkt in den Rollstuhl sprang.

Der 15. August 1971: Einer jener heißen trägen Tage, an denen man ruhigen Gewissens die Hitze für alles verantwortlich machen kann. Ich liege faul im Sand.

Ein plötzlicher Energieschub, den eine Kopfspringerin in mir auslöst, bringt mich dazu, es ihr gleichzutun.

Auf dem Sprung in die „neue Qualität" spüre ich das warme, poröse Holz des Eisenbahnbalkens unter meinen Füßen.

Aufgeregt wirbelt der Schlamm nach oben, ich schwebe an die Wasseroberfläche, ein Astronaut, dessen Sicherheitsleine gerissen ist. Ich höre Schreie, aber das ist so weit. Den Versuch, mich auf den Rücken zu drehen, unternehme ich nicht. Ich weiß, daß es nicht geht. Lange kann ich die Luft nicht mehr anhalten. Ob ich jetzt ertrinke?

Im Krankenwagen möchte ich nur noch schlafen. Das Bett, das ich bekomme, ist schmal wie ein Bügelbrett. Ich habe immer Angst, herunterzufallen. Mein Tagesablauf gestaltet sich übersichtlich: 3 h Bauchlage, 3 h Rückenlage, 3 h Bauchlage, 3 h Rückenlage.

Der Arzt kommt, als ich gerade auf dem Bauch liege. Ich kann ihn nur im Spiegel auf meinem Lesebrettchen sehen. Er sagt mir, daß ich nie wieder laufen kann, vielleicht werde ich die Finger wieder bewegen können. Auf dem Spiegel sehe ich ein paar Tränen, der Arzt weint.

Diagnose: Tetraplegie

Von da ab durchlief ich den Instanzenweg der Rehabilitation: 1/2 Jahr Rehaklinik, 6 Jahre Reha-Zentrum, 4 Jahre Berufsförderungswerk. Nun bin ich Sozialarbeiterin.

Nachdem ich das gesamte Sortiment der Rehabilitation ausgeschöpft hatte und noch zu jung für's Altersheim war, war ich gezwungen, dem Ernst des Lebens in's Auge zu blicken.

Abgesehen davon hatte sich in mir ein seltsamer, innerer Wandel vollzogen. Ich konnte die Annehmlichkeiten der Rehabilitation nicht mehr so recht genießen. Ich wollte auf einmal eine eigene Küche haben, ein Badezimmer, ein Privatleben. Mir meine Kartoffeln selber zu schälen, das Waschbecken zu schrubben, in den Supermarkt zu hecheln, erschien mit als aufregendes Abenteuer.

Da ich aber nun schwerstbehindert bin und daher der Betreuung bedarf und da ich eine einzelne Person bin, konnte ich Gott sei Dank die sog. ISB (Individuelle Schwerbehindertenbetreuung e.V.) zu Hilfe nehmen, um meine Alltagsabenteuer zu bestehen. Ich bekam sog. Zivildienstleistende zur Seite, die mich individuell betreuen, wobei „individuell" im Vordergrund steht, denn jeder ZIVI betreut mich auf seine Weise.

Da kommt es schon einmal vor, daß Welten aufeinanderprallen, zumal man unweigerlich der Generationenverschiebung entgegendriftet. Unsereins wird nicht jünger und die ZIVIs unverschämterweise nicht älter.

Trotzdem sehe ich diese Art des Zusammenseins als Möglichkeit, mich in Eigenschaften wie Geduld, Höflichkeit und Mut zu üben.

Dank meiner ZIVIs konnte ich auch meine Toleranzfähigkeit erweitern. Ich kann mittlerweile eine Rührschüssel durchaus als Putzeimer akzeptieren.

Daß man nicht **zu sehr** an materiellen Dingen hängen sollte, ist ebenfalls eine Lektion, die sie mir gratis erteilen.

So kann ich Dank einer Heerschar von Zivildienstleistenden mein Privatleben verwirklichen,

Was die Verwirklichung im Beruf angeht, muß ich leider sagen, daß ich im Moment etwas unterbeschäftigt bin.

Vielleicht findet sich ja einmal ein unerschrockener Arbeitgeber, der den Mut hat, sich die ersten drei Jahre nach der Einstellung mehr als die Hälfte meines Gehaltes vom Arbeitsamt bezahlen zu lassen.

Angelika H.

Der 2. Oktober 1982 war damals ein großer Tag. Nach bestandenem Examen hielt ich mein Zeugnis in der Hand, als Staatlich anerkannte Sozialarbeiterin. Ein herrliches Gefühl, alles war überstanden, der Streß vorbei und es wurde erst einmal kräftig gefeiert.

Doch dann kam die Ernüchterung. Wie geht es weiter, was mache ich nun? Mehrere Bewerbungen, die ich während des Studiums bereits verschickt hatte, waren alle zurückgekommen.

Finanziell war ich „gut versorgt", da mein Mann unseren Lebensunerhalt verdiente, aber innerlich war ich „keineswegs" versorgt, sondern **sehr** unzufrieden.

Die Tage allein in der Wohnung wurden immer länger und langweiliger. Da ich im Rollstuhl nicht alleine aus der Wohnung konnte, fiel mir manchmal die Decke auf den Kopf. Ich wartete sehnsüchtig auf meinen Mann, der oft sehr erschöpft von der Arbeit kam. Oh Gott, wie beneidete ich ihn um diesen Erschöpfungszustand. Er wußte **warum** er müde war und **was** er tagsüber geleistet hatte, ich wollte auch etwas leisten, eine sinnvolle Aufgabe haben.

Meine Unzufriedenheit wuchs und wuchs, mein Selbstbewußtsein sank auf Null. Ich bildete mir ein, das nutzloseste Wesen der Welt zu sein.

Durch meine Unzufriedenheit gab es immer häufiger Beziehungsschwierig-
keiten. Eine Gehaltserhöhung meines Mannes weckte bei mir wenig Freude, eher
war es Neid. Doch dann kam die „Wende". Ich fand eine Arbeit in der Sozial-
pädagogischen Familienhilfe, einer neuen Hilfeform, die Eltern aus schwierigen
Verhältnissen bei der Erziehung ihrer Kinder unterstützt.

Ich hatte erwartet, daß der Rollstuhl eine Barriere zwischen mir und den
Kindern wäre. Aber ganz im Gegenteil war es der Rollstuhl, der uns vom ersten
Moment an zusammenbrachte.

Komischerweise war es für alle nicht interessant, **warum** ich im Rollstuhl saß,
sondern einfach nur, **daß** ich eben drin saß.

Die Kinder fühlten sich sehr stark verantwortlich für mich. Sie meinten, mich
„beschützen" zu müssen.

Endlich waren sie einmal in der Rolle des „Stärkeren", sie hatten auch einmal
die Chance, jemand anderem zu helfen. Das tat ihnen gut, denn sie merkten, daß
sie wichtig waren und gebraucht wurden.

Diese Erfahrung habe ich inzwischen schon oft gemacht. Der Rollstuhl ist
immer ein gutes Mittel, ein Gespräch anzufangen. Er ist für mich bisher sogar
immer eine Hilfe beim Erstkontakt mit einer neuen Familie gewesen. Ich habe die
Erfahrung gemacht, daß ich deswegen noch nie abgelehnt oder mir eine Hilfe versagt wurde. Die Familien waren immer ausgesprochen hilfsbereit, was ja leider
sonst nicht alltäglich ist. Negative Erfahrungen habe ich selbstverständlich ebenfalls gemacht, aber merkwürdigerweise nie mit diesen Familien. Sie haben keine
Angst, sondern benehmen sich natürlich, was mir sehr imponiert. Sie stellen normale Fragen, die ich ebenso nüchtern und normal beantworte und damit ist dann
alles klar. Sie merken, ich bin im Rollstuhl ein Mensch wie jeder andere.

Diese Familien, denen es oftmals sehr schlecht geht, bringen mehr Hilfsbereit-
schaft und Verständnis auf, als manch anderer, der in „normalen" Verhältnissen
lebt. Ihre Offenheit und Ehrlichkeit ist erstaunlich und bewundernswert. Sie
reden wie sie denken und tuscheln nicht hinter vorgehaltener Hand. Ich freue
mich über jede Frage die sie stellen, da ihr Interesse ernst gemeint ist.

Inzwischen habe ich meine „Rollstuhlangst" vor ersten Kontakten völlig abge-
legt. Die von mir betreuten Familien haben mir dabei geholfen. Vielleicht werde
ich irgendwann einmal abgelehnt, aber ich bin sicher, daß daran nicht der
Rollstuhl schuld ist.

Nachdem ich nun arbeite, habe ich mein Selbstwertgefühl wieder gefunden. Ich
habe endlich das Gefühl, gebraucht zu werden und wichtig zu sein. Dies war mir
lange versagt geblieben. Die positive Erfahrung, die ich daraus gezogen habe, ist
die, auch meinen Klienten das Gefühl des Wichtigseins, des Gebrauchtwerdens
und des Helfenkönnens zu vermitteln. Vielleicht habe ich dabei mit Rollstuhl
sogar einen Vorteil.

An dieser Stelle möchte ich kurz sagen, daß es für keinen Menschen leicht sein
wird, wenn er plötzlich aufgrund von Krankheit oder Unfall auf den Rollstuhl
angewiesen ist. Ich wünsche jedem Menschen, dem dies widerfährt, daß nicht
nur seine Familie ihm in dieser schweren Zeit mit Verständnis und Liebe bei-
steht, sondern daß ihm auch seine Freunde und Bekannten helfen, sich selbst zu
akzeptieren und ihn nicht plötzlich im Stich lassen, nur weil er nicht mehr laufen kann.

Es braucht sicher lange, um sich und seine neue Situation zu akzeptieren. Völlig unangebracht sind dabei Mitleid und Bedauern. Liebe und Verständnis seitens der Familie und der Freunde zählen. Ein Leben als Rollstuhlfahrer muß nicht schlechter sein als das eines Gesunden, es ist höchstens anders, **wie** anders, das liegt an jedem selbst.

Manuela Sch.

Die Kaiserschnittgeburt war nicht einfach und meinen Eltern fiel auf, daß ich mich kaum bewegte. Sie wurden jedoch von den Ärzten zur Geduld aufgefordert. So verging fast ein Jahr, bis meine Behinderung in der Kinderklinik erkannt und meinen Eltern mitgeteilt wurde: Infantile Zerebralparese (Tetraplegie).

Meine Eltern, meine Großmutter und meine Urgroßmutter förderten in all den Jahren meine Treffen mit den Nachbarkindern in unserem Dorf. Meine Klassenkameraden kannten mich zum Großteil bereits bei der Einschulung, da ich nie versteckt wurde und schon so manchen Sandkastenkuchen mit ihnen gebacken hatte. Meine Mutter brachte mich jeden Tag in die Schule und versorgte mich in jeder Pause.

Nach der Grundschule kam ich auf ein 10 km entferntes Regelgymnasium. Meine Mutter machte eigens dafür den Führerschein. Nun wurde ich in den Pausen von einer Lehrerin, später von Mitschülerinnen zur Toilette gebracht. Die Schule war nicht rollstuhlgerecht, doch mit Hilfe meiner Klassenkameradinnen kam ich in jeden Klassenraum.

Ich war bei jedem Klassenausflug und Disco-Besuch dabei. Auf der Abiturfahrt in die Toscana begleitete mich meine Mutter.

Nach dem Abitur begann ich meine Ausbildung zur Diplom-Sozialarbeiterin in der Stiftung Rehabilitation Heidelberg.

Heute arbeite ich dort als Assitentin der Fachhochschule im Fachbereich Sozialarbeit und lebe selbständig in einer Wohnung, wo ich über den Verein „Individuelle Schwerbehindertenbetreuung e.V." durch Zivildienstleistende und Helfer unterstützt werde. Ich glaube, daß ich besser als eine nichtbehinderte Assistentin den behinderten Studierenden, die an dieser Fachhochschule ausgebildet werden, zeigen kann, daß ein körperliches Handicap kein berufliches Handicap sein muß und daß es sich lohnt, durchzuhalten.

Für mich ist die Behinderung nur eine der möglichen Lebensformen in unserer Gesellschaft.

Ute B.

Der Beginn meiner Rehabilitation ging zunächst einher mit einem gewaltigen Werteverlust.

Ich war 16, sportlich sehr aktiv – Trampolinspringen, Turmspringen und Leistungssport – ich hatte gerade meinen Mopedführerschein gemacht und war damit beschäftigt, mir ein Moped auszusuchen.

Ich ging sehr gerne und oft tanzen. Mein Körper gefiel mir und offenbar auch anderen – mir ging es rundherum gut!

Meine Freunde fuhren Motorrad und gehörten wie ich zur DLRG. So verbrachten wir auch unsere Freizeit.

Dann passierte der Unfall – ich verlor meinen Freund. Er war der Fahrer des Pkw und er verstarb noch am Unfallort.

Inkomplette Querschnittlähmung ab LWK 1 war die Diagnose, mit der man mich jedoch erst Monate nach dem Unfall konfrontierte. Daß mein Leben von da an im Rollstuhl weitergehen wird, war mir jedoch schon direkt nach dem Unfall klar – wenn auch niemand mit mir darüber sprach.

Motorradfahren, Leistungssport, Tanzen – meine Themen waren das nun nicht mehr – oder doch noch?

Mein Körper war nicht mehr schön und ich stellte mir eine für mich wichtige Frage: Bin ich noch begehrenswert?

Ich war in der glücklichen Situation, eine Familie zu haben, die mich liebte. Niemand versuchte, mich „klein“ zu machen – alle halfen mir, weiterhin „groß“ zu sein.

Nach dem Unfall verbrachte ich mehr als ein Jahr in einem Hamburger Krankenhaus. Auch dort hatte ich Kontakt zu Menschen, die mich akzeptierten. Wenn ich mir heute über diese Zeit Gedanken mache, wird mir klar, daß ich nur selten das Gefühl hatte (oder es mir vermittelt wurde), krank zu sein. Vielmehr erfuhr ich Unterstützung für mein „neues“ Leben. Einige engagierte Menschen vom Krankenhauspersonal zeigten mir beispielsweise das Leben in Hamburg – gemeinsam mit dem Rollstuhl. Ich war mit diesen Problemen nie alleine. Es waren immer Menschen da, die mich als Person wahrnahmen und nicht vorrangig meine Behinderung sahen.

Sehr bald lernte ich mich auch wieder als „Frau“ erfahren. Eine Zeitlang hatte ich doch die Phantasie, „ein Neutrum“ zu sein.

Seit mehr als 15 Jahren – beinahe die Hälfte meines Lebens – gehören meine Behinderung und der Rollstuhl zu mir. Ich bin seit 9 Jahren verheiratet und habe einen 8jährigen Sohn. Ich habe studiert und arbeite in einem verantwortungsvollen und interessanten Beruf, den ich zu meiner Zufriedenheit ausfüllen kann.

Höchst selten treffe ich Menschen, die vorrangig meine Behinderung sehen. Vielmehr begegnet man mir als Ute B. – Frau, Mutter, Sozialarbeiterin, Freundin, Referentin, Vorgesetzte etc.

Ich mußte meine Werte ein Stück weit neu definieren. Mir gelang das relativ leicht. Ich wurde bei diesem Prozeß nie alleine gelassen. Mir halfen Freunde, meine Familie und immer auch einige „Professionelle“.

Wichtig für meine Entwicklung war immer, daß die meisten Menschen offenbar in der Lage sind, eher meine Person als meinen Körper wahrzunehmen. Bereits ca. ein halbes Jahr nach meinem Unfall erklärte mir eine Frau, daß mich bislang wohl alle Menschen eher meiner Augen als meiner Beine wegen liebten.

Bis heute kann ich sagen: Es gibt immer Menschen, die mir etwas zutrauen – nur selten versucht mich jemand zu entmutigen. Das gibt mir „Vertrauen“ zu mir selbst und Mut, mein Leben weiter in die Hand zu nehmen.

Durch diesen Unfall wurden alte Lebensinhalte zum Teil ausgelöscht – jedoch kamen neue, interessante Werte hinzu, die ich ohne den Unfall vermutlich nie erkannt hätte.

Diese Lebensgeschichten haben viele Gemeinsamkeiten. Sie belegen, daß sich jeder Mensch nach einer Aufgabe sehnt, die ihm das Gefühl gibt, wichtig zu sein, gebraucht zu werden. Dadurch entstehen Gelassenheit und Selbstvertrauen, wesentliche Voraussetzungen für befriedigende soziale Kontakte im Arbeits- und Freizeitbereich. Solche Kontakte fördern die gegenseitige Akzeptanz und Anerkennung des Andersartigen aber Gleichwertigen. Die Kenntnis der spezifischen Situation des Anderen, des Freundes, des Nachbarn, seiner individuell besonderen Fähigkeiten und Möglichkeiten, führt zur selbstverständlichen Integration. Dazu sind keine großen Programme erforderlich, gefragt ist die mitmenschliche Begegnung.

Der Fortschritt der Medizin ermöglicht in großartiger Weise vielen Menschen das Über-Leben. Das große Versäumnis setzt da ein, wo wir das Erfahrungspotential der Menschen, die ein schweres Schicksal gezwungen hat, ihre inneren Grenzen zu erweitern, ungenutzt lassen.

Dieses Versäumnis zu korrigieren, dazu sind alle aufgerufen, nicht nur die in der Rehabilitation Tätigen, sondern vor allem öffentliche und private Arbeitgeber, denen es häufig an Mitarbeitern mit solch existentieller Erfahrung mangelt.

Berufliche Rehabilitation darf sich nicht mit der Vermittlung von abfragbarem Wissen begnügen. Sie muß mehr als andere Bildungseinrichtungen die Bezogenheit auf die spezifischen Erfahrungen und Fähigkeiten im Blick haben und die Umsetzbarkeit im zukünftigen Berufsfeld.

Wie die Lebensgeschichten belegen, sind behinderte Menschen befähigt, auf bestimmten Gebieten Außergewöhnliches zu leisten.

Dies ins Bewußtsein potentieller Arbeitgeber zu bringen, ist unser aller Auftrag.

Wir alle müssen Überzeugungsarbeit leisten, damit die Zahl der „unerschrockenen Arbeitgeber" wächst. Die in der beruflichen Rehabilitation geweckten Hoffnungen müssen eingelöst werden.

Grenzen der lebenslangen, ständigen medizinischen Überwachung querschnittgelähmter Patienten am Beispiel eines Verlaufes von 41 Jahren

E. Gläser, U. Bötel

Wenn wir im Rahmen des Gesamtplanes der Rehabilitation querschnittgelähmter Patienten die Forderung nach lebenslanger Nachsorge erheben, so ergibt sich nicht selten eine auffällige Diskrepanz zwischen Anspruch und Wirklichkeit:

Zum einen steigt die Lebenserwartung unserer Patienten nicht zuletzt durch die Optimierung der medizinischen Behandlungsstrategien, andererseits trifft die stetig wachsende Zahl querschnittgelähmter Patienten auf begrenzte Kapazitäten der Behandlungszentren, wenn es um die dringlich erforderliche Kontinuität nachstationärer Untersuchungen geht.

Doch selbst in den Fällen, in denen derartige Kontrollmöglichkeiten gegeben sind, scheitern wohlgemeinte Therapiekonzepte dann, wenn eine entsprechende Compliance des Patienten nicht gegeben ist.

Ich möchte Ihnen dies am Beispiel eines unserer Patienten verdeutlichen, der 41 Jahre nach seinem Unfall an letztlich vermeidbaren Komplikationen seiner Querschnittlähmung verstarb.

1951 erlitt er im Alter von 22 Jahren bei einem Untertageunfall durch Steinfall einen Verrenkungsbruch des 1. Lendenwirbels, der zu einer vollständigen Lähmung beider Beine, der Blase und des Mastdarmes führte.

Die medizinische Erstrehabilitation erfolgte seinerzeit noch in einem Krankenhaus der Regelversorgung, operative Behandlungskonzepte waren Anfang der 50er Jahre in Deutschland bei Wirbelsäulenverletzungen noch nicht üblich, so kam der Bruch unter fortbestehender Verrenkungsstellung und kyphotischer Fehlstellung mit erheblicher statischer Beeinträchtigung konservativ zur Ausheilung. Die Entlassung erfolgte 5 Monate nach dem Unfall, da „eine Besserung des Allgemeinzustandes nicht mehr zu erwarten war".

Durch die Trägerschaft der gesetzlichen Unfallversicherung, hier der Bergbau-BG, erschien prinzipiell eine lebenslange optimale Nachsorge gewährleistet.

Im sozialen Bereich ergaben sich auch keinerlei Probleme. Ein Jahr nach dem Unfall gelang die berufliche Wiedereingliederung im Unfallbetrieb im kaufmännischen Bereich, nach Stillegung der Zeche konnte eine Verwaltungstätigkeit beim Arbeitsamt der Heimatstadt aufgenommen werden. Der Patient war im sozialen Bereich bestens adaptiert, stellte nach 16 Berufsjahren im Rollstuhl heraus, lediglich zwei- oder dreimal einige Tage krank gefeiert zu haben und machte auf seinen Berufshelfer einen stets „recht zufriedenen" Eindruck.

An diesem Eindruck änderte auch ein sich bald nach dem Unfall entwickelndes, hartnäckiges Schmerzsyndrom nichts, stand doch, vom Hausarzt rezeptiert, mit Dolviran® ein potentes Schmerzmittel zur Verfügung. Mangels geeigneter Alternativen wurde eine Monotherapie bis mindestens zum Jahre 1980 mit diesem Medikament durchgeführt, wobei – so man den eigenen Angaben des Patienten trauen darf – innerhalb von 25 Jahren nach dem Unfall mindestens 5,6 kg Phenacetin eingenommen wurden, wie vom urologischen Gutachter errechnet, der zugleich erstaunt war über die noch recht gute Nierenfunktion. Spasmo-Cibalgin® und Fortral® wurden dann in wechselnden und meist bedarfsadaptierten Dosen eingenommen, zu einer Behandlung mit Tegretal® wurde geraten, dieses Medikament erschien dem Patienten selbst aber erst nach der ein Jahr später anstehenden Pensionierung probat.

Die Behandlung mit einem TENS-Gerät erbrachte zwar eine „angenehme Schmerzreduktion", wurde aber höchstens einige Monate unregelmäßig durchgeführt und unter Hinweis auf elektrodenbedingte Hautläsionen abgebrochen, die uns nie reproduzierbar waren.

Auf urologischem Gebiet begannen die Komplikationen schon während der Erstbehandlung: Der transurethrale Ballonkatheter wurde damals als adäquates Mittel in der Behandlung der Blasenlähmung angesehen, Zystitiden, eine linksseitige Pyelonephritis und ein paraurethraler Abszeß waren die Folgen. Der Typ der vorliegenden Blasenlähmung konnte nicht festgestellt werden, schließlich „lief der Urin" durch Einsatz der Bauchpresse, unfreiwillige Urinabgänge wurden in Zellstoffvorlagen aufgefangen. Bis 1975 erfolgten röntgenologische Untersuchungen des harnableitenden Systemes im Rahmen der chirurgischen Nachuntersuchungen (Meinecke/Bötel), bereits mit Nachweis einer chronischen Pyelonephritis links. – Erst 1976 wurde eine fachspezifische urologische Begutachtung vorgenommen, die zusätzlich einen vesikorenalen Niederdruckreflux und ein Harnröhrendivertikel feststellen ließ, vor allem urodynamisch einen „spastischen Blasentyp". Ein Trichterurinal wurde vom Patienten ebenso abgelehnt wie später ein Kondomurinal, eine Sphinkterotomie war nicht duldungspflichtig, Dibenzyran® zur Senkung des Blasenauslaßwiderstandes führte angeblich zu Unverträglichkeitserscheinungen.

So verwundert es auch nicht, daß die insgesamt vier urologischen Begutachtungen jeweils in einer anderen Klinik durchgeführt wurden. Bezeichnend war eine Anfrage des Patienten bei seiner Berufsgenossenschaft, man solle ihm die Untersuchung nennen, die sein behandelnder Urologe nicht durchführen könne. 1991 mußte dann wegen abszedierender Nebenhodenentzündung eine Entfernung des rechten Hodens und Nebenhodens vorgenommen werden.

Der letzte urologische Gutachter stellt eine Restharnmenge in Höhe der Hälfte der Blasenkapazität fest, zudem hätten „die viskoelastischen Eigenschaften des Detrusor inzwischen eine nicht unwesentliche Einbuße erfahren". Eine Sphinkterotomie sei zwar grundsätzlich zu erwägen, „die Weigerung des Versicherten sei auf der anderen Seite voll und ganz zu akzeptieren, denn wäre vor Jahren bereits die Sphinkterotomie gemacht worden hätte er wahrscheinlich über viele Jahre hinweg einen entscheidenden Verlust an Lebensqualität gehabt". Eine operative Konsequenz wäre vom Patienten prinzipiell gebilligt worden, jedoch erst bei nachweisbarem Reflux auch der rechten Seite.

Was den chirurgischen Bereich betrifft, trat die wesentliche Komplikation der Unfallfolgen bereits während der stationären Erstbehandlung auf. Ein sakrales Dekubitalulkus konnte zwar konservativ zur Abheilung gebracht werden, führte jedoch zu einer instabilen Narbenbildung, so daß es erwartungsgemäß zu

Narbenaufbrüchen mit fistelndem Ulkus kam. Immer wieder wurde auf die dringende Behandlungsbedürftigkeit hingewiesen, eine stationäre Behandlung erschien dem Patienten selbst aber nicht zumutbar unter Hinweis auf die schlechten räumlichen Bedingungen und mangelhafte Qualität der pflegerischen Betreuung im Querschnittgelähmten-Zentrum, während er eine Aufnahme im erstbehandelnden Krankenhaus durchaus zugestimmt hätte.

Das Dekubitalulkus wurde selbst vom Patienten mit Salbe behandelt und entzog sich auch der Kenntnis des Berufshelfers, der jeweils feststellte: „Druckgeschwüre: nein".

Auch Dekubitalulzera über den Sitzbeinen wurden nicht grundlegend behandelt, da operative Konsequenzen abgelehnt wurden. Es kam hier immerhin zu reizlosen Narben, während die Fistel über dem Kreuzbein persistierte und produktiv blieb.

Eine suprakondyläre Oberschenkelfraktur wurde konsequent nicht im Zentrum, sondern im Heimatkrankenhaus operiert, angesichts der selbst nach Osteosynthese fraglichen Stabilität verzichteten wir auf die Metallentfernung, da selbst eine Spongiosaanlagerung vom Patienten abgelehnt wurde. Eine Unterschenkelfraktur, die ebenfalls auswärts behandelt wurde, heilte zwar knöchern aus, hinterließ jedoch ein Fersen-Dekubitalulkus infolge Gipsbehandlung, die wir im gelähmten Bereich als kontraindiziert erachten.

Wegen erheblicher Randhyperkeratosen des Kreuzbeinulkus wurde 1988 eine zytopathologische Untersuchung veranlaßt, jedoch ohne Nachweis tumorverdächtiger Zellen.

Nachdem eine konsequente operative Behandlung jahrelang mit Hinweis darauf verweigert worden war, daß er sich durch die Fistel wenig beeinträchtigt fühle, ließ der Patient 1991 dann eine operative Behandlung mit Ausschneidung des Druckgeschwüres und plastischer Defektdeckung zu. Histologisch wurde jetzt ein invasives Plattenepithelkarzinom beschrieben, welches im Gesunden entfernt sei; die Suche nach möglichen Metastasen verlief negativ.

Dies war gleichzeitig der letzte persönliche Kontakt zu unserem Patienten, dessen weiteres Schicksal uns erst bekannt wurde, als wir zu den Gründen seines Todes Stellung nehmen mußten.

Neben einem Narbenkarzinom wurden eine histologisch gesicherte Lymphknotenmetastase der rechten Leiste auswärts mit Bestrahlungsserien sowie eine pathologische Schenkelhalsfraktur operativ behandelt. Der Tod trat 41 Jahre nach dem Unfall infolge Tumorkachexie ein, ein Jahr nach Operation des chronischen Kreuzbeindekubitalulkus.

Der Wert regelmäßiger eingehender Untersuchungen zur Kontrolle der Unfallfolgen kann trotz des beschriebenen Verlaufes unserer Ansicht nicht in Frage gestellt werden, wir wollten jedoch auch die Grenzen aufzeigen, wenn die uns anvertrauten Patienten den Behandlungsvorschlägen nicht folgen wollen. - Die hier skizzierte Problematik (Dekubitus - ein Thema ohne Ende) hat sich in dem hier dargestellten Fall makaber in ihr Gegenteil verändert (Dekubitus - ein Thema mit manchmal tödlichem Ende).

Dennoch müssen wir nach Möglichkeiten suchen, die unverzichtbare, lebenslange medizinische Überwachung unserer querschnittgelähmten Patienten zu gewährleisten. Wir müssen das größte gemeinsame Vielfache anstreben, nicht den kleinsten gemeinsamen Nenner.

Frank F. – 7 Jahre leben mit der Beatmung

K. Morgenthaler

Frank wurde als 12jähriger im Januar 1986, 300 m vom Elternhaus entfernt von einem Pkw erfaßt. Er befand sich zusammen mit seiner 2 Jahre älteren Schwester auf dem Schulweg. Obwohl Schnee lag hatte Frank an diesem Morgen seine Halbschuhe angezogen und ging deshalb ausnahmsweise auf der Straße, während seine Schwester im Schnee auf dem Randstreifen ging. Ein Gehweg war nicht vorhanden.

Der Pkw-Fahrer befand sich an diesem Tag auf dem Weg zu einer wichtigen Prüfung, etwas in Eile und in Gedanken auch mehr bei der Prüfung als beim Autofahren, wie er später zugab.

Auf schnurgerader Straße sah er die Kinder beim Überholen eines Lkws zu spät.

Frank wurde vom Auto erfaßt, während seine Schwester körperlich unverletzt blieb. Nach seiner Einlieferung in die Klinik wurde eine beatmungspflichtige

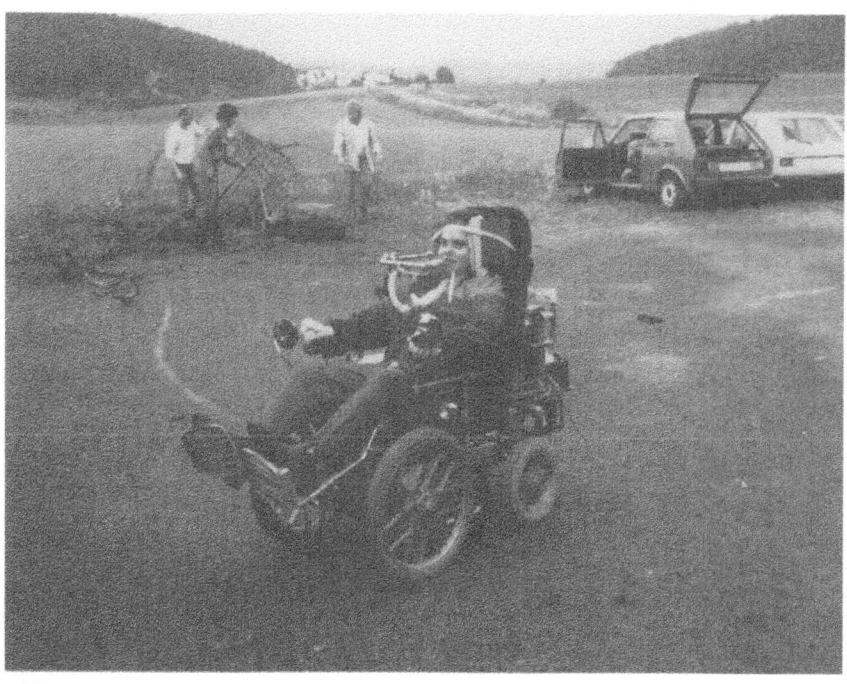

Abb. 1

komplette Tetraplegie unterhalb C2 festgestellt. Zirka 2 bis 3 Monate nach seinem Unfall kam Frank zu uns. Sein Aufenthalt dauerte dann etwas über 2 Jahre.

Er muß heute noch beatmet werden.

Ich selbst übernahm Frank nach 1 Jahr.

Er war mein 1. Patient mit Dauerbeatmung.

Demzufolge waren bei mir zwar Theorie und ein wenig Praxis, jedoch keine Routine vorhanden in der Handhabung der notwendigen Maßnahmen wie Absaugen und Ambubeutel bedienen, Voraussetzungen damit Frank die Station verlassen durfte.

Frank wußte das und trotzdem brachte er mir das notwendige Vertrauen entgegen, evtl. auftretende Schwierigkeiten zu meistern. Er nutzte meine fehlende Routine aber auch, um mich zu trainieren – absaugen, beuteln und immer wieder absaugen – irgendwann hatte ich keine Schweißhände mehr und das Herzklopfen ließ nach. Er war ein Patient wie jeder andere auch.

Frank zeigte sich während seiner Rehabilitation in der Ergotherapie allem und allen gegenüber sehr aufgeschlossen und arbeitete meist mit großer Begeisterung mit. Oft brachte er auch neue Ideen und Anregungen zur Umsetzung mit ein. So kann er heute noch einige „handwerkliche" Techniken in der Schule, vor allem im Kunstunterricht einsetzen.

Frank hat keine Erinnerung an den Unfall selbst, registrierte jedoch sehr früh seine Gefühls- und Bewegungslosigkeit und bat um Aufklärung. Die ganze Bedeutung der Diagnose konnte er zum damaligen Zeitpunkt noch nicht erfassen.

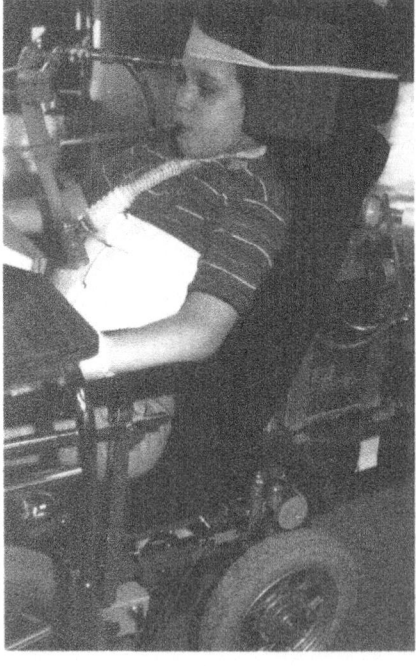

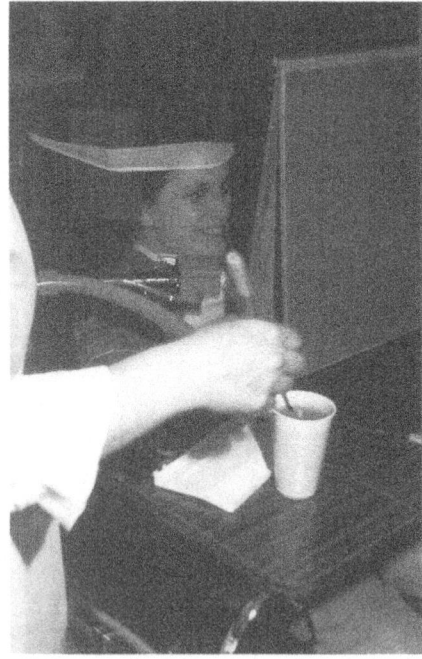

Abb. 2   Abb. 3

Er weinte sehr viel, auch aus Heimweh, das am Anfang nach seiner Verlegung nach Wildungen sehr stark war, zumal die täglichen Besuche seiner Mutter wegfielen.

Daher nutzte Frank jede sich bietende Gelegenheit die Station zu verlassen um Abwechslung zu bekommen und seine Freiheit zu erweitern.

Bedrückend hat er in Erinnerung, daß die Achtung der Individualität und des persönlichen Bereiches im Klinikalltag oftmals untergingen und daß infolge des Personalmangels nicht genügend Zeit für längere Gespräche und damit auch für die für ihn so wichtige Zuwendung vorhanden war.

Durch die weite Entfernung zwischen Heimatort und Klinik waren die Eltern, vor allem die Mutter, durch die wöchentlichen Wochenendfahrten einer starken Belastung ausgesetzt.

Zu diesem Zeitpunkt wußte noch niemand von der im Scheitern begriffenen Ehe der Eltern. So kamen neben der Sorge um Frank und den partnerschaftlichen Schwierigkeiten die Sorge um die Tochter hinzu. Franks Schwester entwickelte nach dem Unfall Schuldgefühle, mußte in psychotherapeutische Behandlung und benötigte die Mutter genauso dringend wie Frank. Die Mutter nahm sich daher einen Tag in der Woche frei, den ihre Tochter gestalten durfte.

Unter welch massiver Anspannung sie damals stand war ihr nicht bewußt, zeigte sich jedoch in starker motorischer Unruhe der Hände, die alles zerpflückten was sie erreichten.

Reden konnte sie zu diesem Zeitpunkt noch nicht über ihre Schwierigkeiten, hat vieles mit sich alleine ausgemacht. Auch heute ist sie sich noch nicht sicher, ob sie Hilfe von außen überhaupt hätte annehmen können.

Frank konnte bei seiner Entlassung in eine technisch funktionell optimale Umgebung entlassen werden, d.h. rollstuhlgerechter Anbau am Elternhaus, Ver-

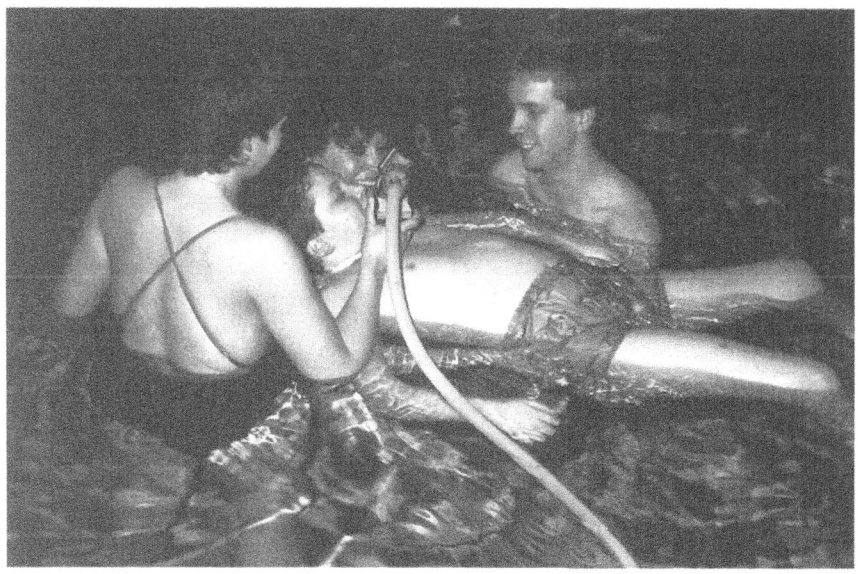

Abb. 4

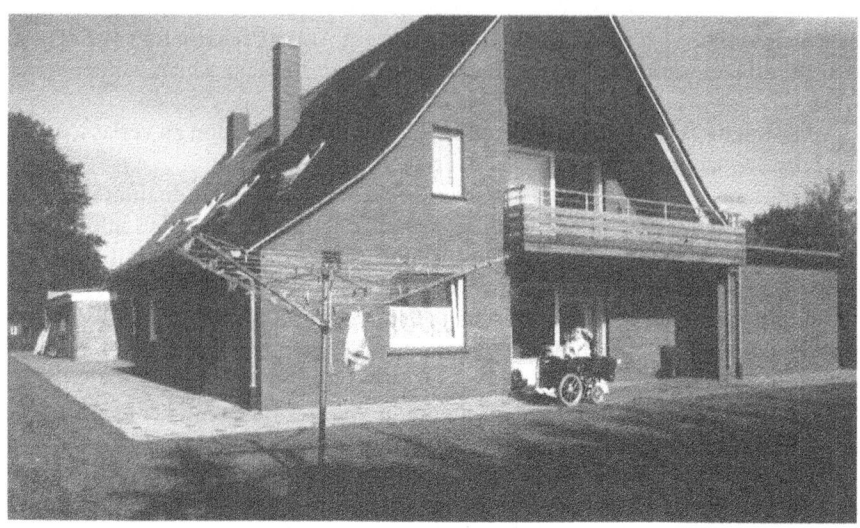

Abb. 5

sorgung mit notwendigen Hilfsmitteln und Pflegekräften, schulische Weiterbildung gesichert.

– Wie gestaltete sich für Frank und seine Familie jedoch die neue Situation und
  das Miteinander zu Hause?
Nach der langen Trennung mußte die Familie jetzt erst wieder zusammenfinden,
lernen mit der veränderten Situation umzugehen und eine fremde Person, die
Pflegekraft, in das Leben zu integrieren.

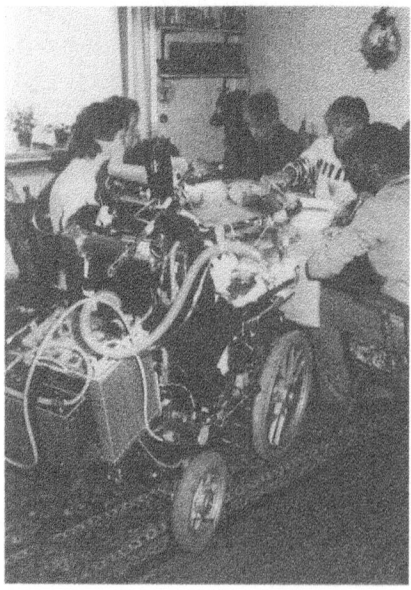

Abb. 6

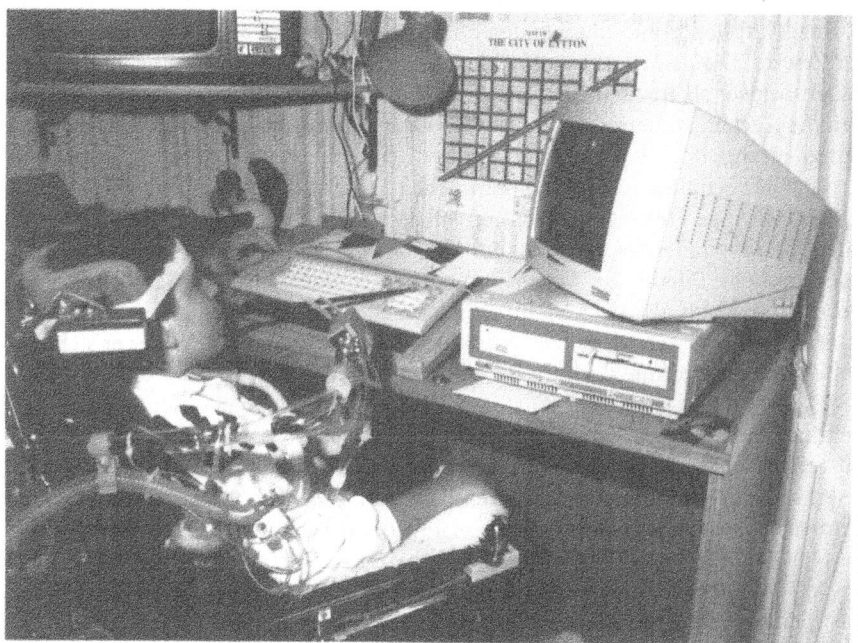

Abb. 7

Alle mußten lernen, daß die Betreuung eines Behinderten wie Frank keine lückenlose Überwachung bedeutete, sondern ein ausgewogenes Maß von Betreuung und Freiheit (Alleinsein in abgesprochenem Rahmen) erforderte.

Es hieß aber auch einen Weg durch die natürlichen Schwierigkeiten zu finden, die Heranwachsende mit ihren Eltern haben können. Die Mutter mußte erkennen, daß sie ihren Sohn nicht überbeschützen durfte, ihn eigene Erfahrungen machen und Verantwortung für sich selbst übernehmen lassen mußte. Das beinhaltete aber auch, daß sie lernen mußte abzuschalten und sich wieder auf sich und ihre Interessen zu besinnen.

Dabei hat es manche Auseinandersetzung gegeben, die jedoch letztendlich zu befriedigenden Lösungen für beide geführt haben.

Der Vater wurde nach Franks Entlassung mit der allgemeinen Situation nicht mehr fertig, sprach verstärkt dem Alkohol zu und lebte zuletzt getrennt von der Familie.

Nach der Eingewöhnung zu Hause besuchte Frank die Körperbehindertenschule am Ort, wohin ihn eine Pflegekraft begleitete.

Davor jedoch waren mehrere lange Gespräche der Mutter mit dem Schulleiter notwendig, um überhaupt eine Probezeit für Franks Schulbesuch zu erreichen. Ein Privatlehrer kam für sie nicht in Frage, um Frank soviele Kontakte wie möglich außerhalb der Familie zu bieten.

Seit Herbst letzten Jahres besucht Frank die integrierte Gesamtschule am Ort und hat inzwischen auch erfolgreich an einer Schulreise nach England teilgenommen.

Engere Kontakte zu seinen neuen Mitschülern bahnen sich jedoch erst seit dieser Zeit an. Die gelockerte und ruhiger Atmosphäre haben geholfen, auf beiden Seiten Ängste abzubauen und Frank eher ermöglicht, mit seiner leisen Stimme bei Gesprächen mitzureden und in die Gruppe einzubringen als in den lauten Schulpausen.

Nach der Schule geht Frank 2mal wöchentlich zur Krankengymnastik.

Seine geringe Freizeit verbringt er vor dem Fernseher, am Computer, geht mit Pflege und Freunden in die Stadt zum Abendessen, ins Kino, auch mal in die Disco oder besucht öffentliche Veranstaltungen wie das jährliche Schützen- oder Boselfest – all das also, was Nichtbehinderte auch unternehmen.

Frank hat aber erfahren, daß nicht alles was seine Schwester, an der er sich orientiert, machen konnte auch für ihn geeignet war, daß da wo er vor seinem Unfall gern gesehen war, jetzt Leute Anstoß an seinem Erscheinen nehmen können, daß der Platz für spontane Aktionen sehr beschränkt ist. Negative Erfahrungen haben ihn jedoch nicht auf Dauer entmutigt, sondern andere Lösungen suchen lassen.

Frank selbst hat seinen Klinikaufenthalt auch jetzt noch immer traumatisch in Erinnerung. Nach dem ambulanten Termin, der aufgrund der Ferne immer mindestens eine Übernachtung in der Klinik beinhaltete, reagiert er mit Fieber und Unwohlsein über mehrere Tage. Stationäre Aufenthalte werden deshalb auch nur aus zwingend medizinischer Notwendigkeit wahrgenommen.

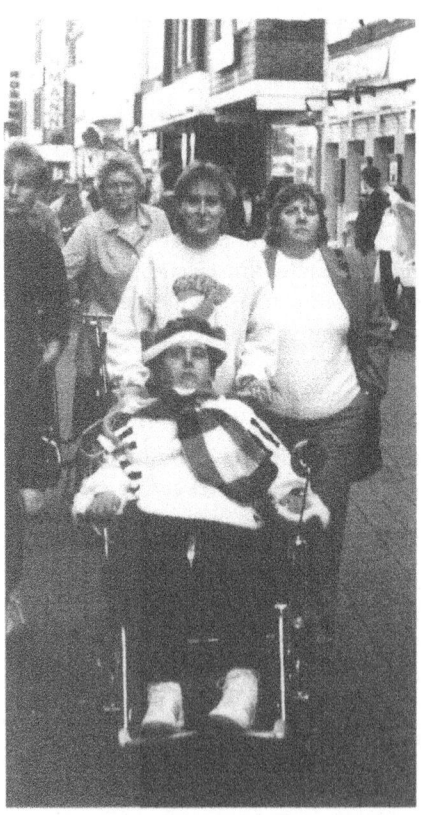

Abb. 8

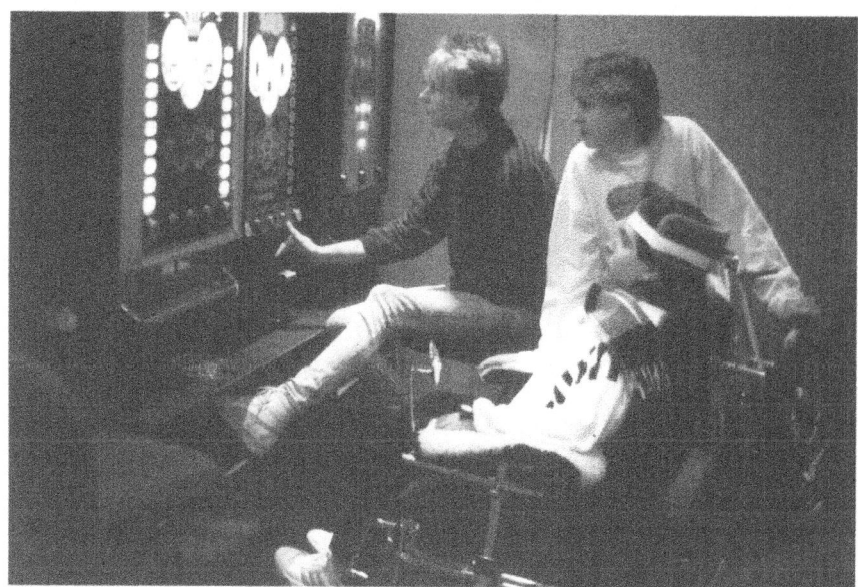

Abb. 9

– Welche Pläne hat Frank für die Zukunft

Er möchte die Schule mit einem guten Abitur beenden und dann ein Studium anschließen. Die Chance, in einem Beruf zu arbeiten sieht er realistisch als gering an, aber vielleicht ...

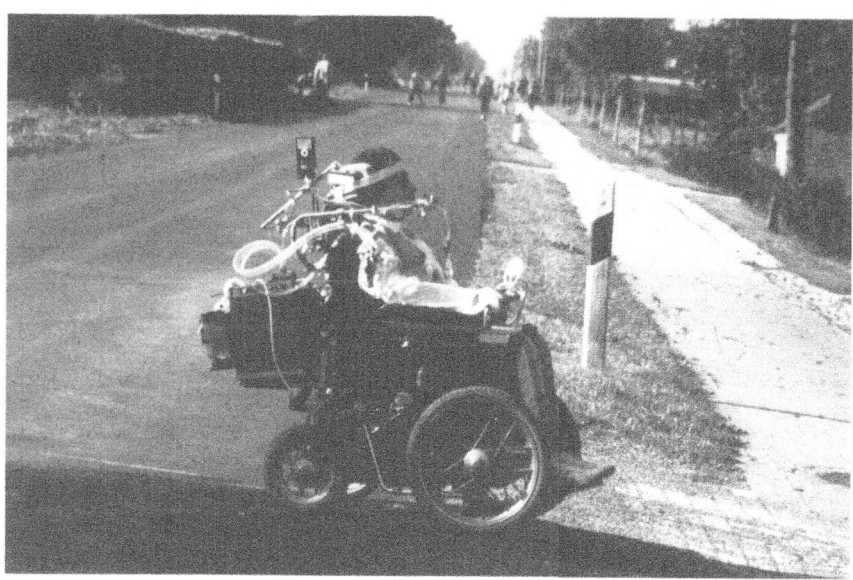

Abb. 10

Ferner wünscht er sich wieder verstärkt Briefkontakte und mehr Freunde zum Ausgehen.

Das Wichtigste für ihn jedoch ist, daß es ihm gesundheitlich weiter gut geht.

Frank und seine Familie haben jetzt 5 Jahre nach seiner Entlassung zu einem fast normalen Leben zurückgefunden. Die Mutter lebt in einer neuen Partnerschaft und denkt wieder mehr an sich. Seine Schwester wohnt seit 2 Jahren mit ihrem Freund zusammen und wird dieses Jahr noch heiraten. Frank nimmt seit seiner Volljährigkeit sein Leben selbst in die Hand.

Lebenslange Nachsorge im „eigenen" Zentrum, gibt es das? Erkenntnisse über persönliche und sachliche Anbindungen

G. Exner, H. Hoser, H. Tews

Einführung

Langjährige paraplegiologische Tätigkeit in fester Zuordnung zu einem Zentrum erzeugt zwiespältige Eindrücke bezüglich einer persönlichen Anbindung der Patienten an „ihr" Zentrum. Gäbe es diese, wäre eine Zielsetzung der lebenslangen Nachsorge erfüllt, nämlich die der Motivation, der Bedarfsanregung der betroffenen Patienten.

Erschreckende Gegenerfahrungen – insbesondere schwere oder inkurable Komplikationsverläufe nach langer Betreuungsabstinenz – sprechen für das Unvermögen der Zentren, eine solche Beziehung herzustellen.

Wir sind dieser Frage nachgegangen unter verschiedenen Aspekten und haben versucht, zunächst unseren persönlichen Eindruck aus der täglichen klinischen Arbeit zu formulieren und diesen Eindruck anhand statistischer Erhebungen bezüglich der realen Situation zu überprüfen.

Geographische Erwägungen

Die Ballung von Querschnittgelähmten-Zentren in bestimmten Regionen ist bekannt. Ebenso ist bekannt, daß der norddeutsche Raum unterversorgt ist (Abb. 1). Dies kann einerseits die persönliche Anbindung an dieses einzige Zentrum fördern, andererseits aber auch erschweren, da für einen Patienten aus Niedersachsen die Strecke von 150 km nach Hamburg durchaus mit der nach Bad Wildungen oder der nach Bochum, Duisburg oder Sülzhayn konkurrieren kann. Alle diese Zentren liegen in seiner Reichweite. Grundsätzlich ist er somit für den sog. „Zentrumtourismus" geeignet. Daß es diesen gibt, läßt sich für uns anhand einzelner Lebens- und Krankheitsverläufe immer wieder feststellen. Grundsätzlich haben wir bisher den Anteil dieser Patienten relativ hoch eingeschätzt.

Mobilität und Zentrumspezialisierung

Ein wesentliches Ziel unserer Rehabilitationsbehandlung besteht in der Wiederherstellung der möglichen Selbständigkeit, insbesondere auch in Bezug auf die Kfz-Tüchtigkeit. Demzufolge ist die Mobilität unserer Patienten groß und wird auch genutzt. Dazu kommt der Ruf einzelner Zentren, über bestimmte Spezialmaßnahmen zu verfügen. Man ist immer wieder überrascht, wenn man im ersten

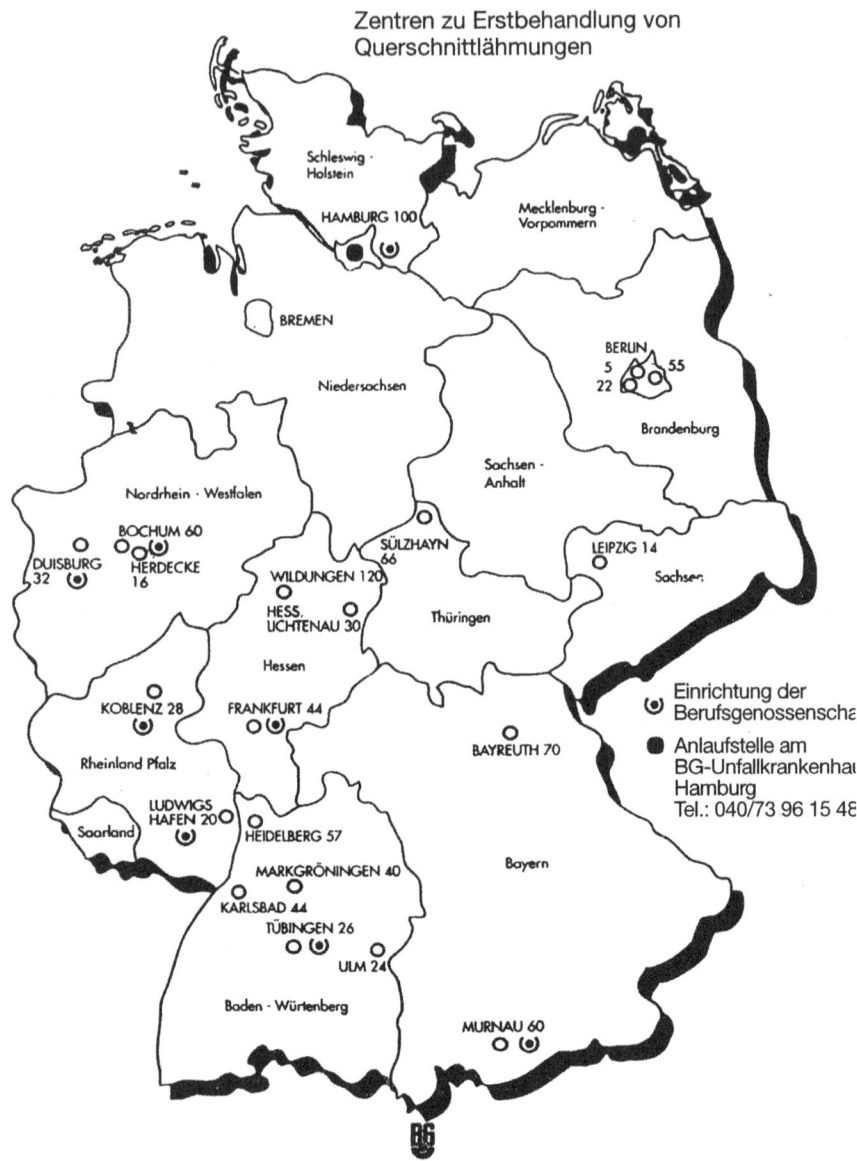

Abb. 1. Spezialzentren in der BRD

Kontaktgespräch erfährt, was z.B. bei uns in Hamburg gemacht oder schlimmer noch, was nicht gemacht wird. Die Buschpropaganda innerhalb unserer Patientenklientel führt – unter Ausnutzung der Mobilität – zu einem Spezialistentourismus, ein Umstand, der uns immer wieder aufgefallen ist.

Kapazitäten und Nachsorge

Die lebenslange Nachsorge ist im Konzept der umfassenden Behandlung Querschnittgelähmter ein unverzichtbarer Bestandteil, aber leider bisher immer noch eine Utopie. Das bekannte Zahlenmaterial des Arbeitskreises „Querschnittlähmungen" weist einen hohen Bedarf an Behandlungskapazitäten auf. Die steigenden Zahlen der ambulanten Konsultationen beweisen, daß diese Form der präklinischen Vorauswahl nur der Komplikationsprophylaxe oder der Prioritätenfestsetzung bei aufgetreter Komplikation dienen kann. Wir hatten bisher keine Zahlen über den tatsächlichen Bedarf, wissen aber, daß alle Kliniken Wartelisten zum sog. Check up haben, regional in unterschiedlicher Höhe. Hier in Hamburg haben wir eine Aufstellung gemacht, die aufzeigt, daß lediglich prozentuale Anteile des tatsächlichen Bedarfs gedeckt werden und dies vorwiegend bei Patienten mit einem hohen Risiko zu erwartender oder eingetretener Komplikationen. Der weitaus größere Teil unserer Patienten erscheint nicht mehr zur Überprüfung. Auch hier haben wir bisher keine exakten Zahlen, schätzen aber, daß uns über 60% unserer Patienten nicht wieder aufsuchen, sofern sie keine Komplikationen erleiden. Dagegen kommen Patienten mit einer hohen Komplikationsrate ziemlich regelmäßig und hier besonders die Querschnittgelähmten mit Weichteilproblemen. Eine Auswertung unserer Patientengruppe mit einem Dekubitus ergab, daß die Anzahl der „Wiederholer" hoch ist. Bis zu 8 Wiederaufnahmen haben wir statistisch ermittelt. In einzelnen Fällen führte das sogar zur Verweigerung der Wiederaufnahme aus Erwägungen der Sinnhaftigkeit weiterer Therapie und mangelnder Toleranz des behandelnden Pflegepersonals.

Fragestellung

Gibt es nun den Patienten, der eine Bindung an „sein" Zentrum hat und sich dorthin wendet bei Problemen? Sind die o.a. Überlegungen richtig und ergeben sich daraus für uns Konsequenzen und welcher Art?

Wir wollten es genau wissen und haben dazu Untersuchungen durchgeführt.
1. Alle Erstbehandlungen des vollständigen Jahres 1985 des Hamburger Zentrums wurden anhand eigener Aufnahmelisten überprüft.
2. In einem weiteren Untersuchungsgang haben wir die Patienten des Jahrganges 1985 schriftlich befragt, wann und wo sie zuletzt paraplegiologisch betreut wurden und sie zusätzlich um eine Aussage gebeten, ob sie das Hamburger Zentrum als „ihr" Zentrum ansehen.
3. Zuletzt haben wir eine Gruppe der Patienten unserer laufenden Nachsorgekartei überprüft und zwar die der geplanten Aufnahmen für das Jahr 1993. Ausgewertet wurde nach behandlungspflichtigen Komplikationen und der Häufigkeit des Auftretens derselben. Zudem wurde abgefragt, wo die Erstbehandlung stattgefunden hatte.

Ergebnisse

Um es kurz zu sagen: Keine unserer oben getroffenen Annahmen war ganz korrekt. Insofern sind auch die Aussagen des Abstracts – wie sie Ihnen vorliegen – so apodiktisch nicht aufrechtzuerhalten.

Interessant ist vielmehr, daß der Wiederaufnahmebedarf der Patienten des Jahres 1985 in den folgenden Jahren erstaunlich hoch war. Von den auswertbaren 155 in der Aufnahmeliste festgehaltenen Patienten kamen 102 zur Nachuntersuchung, davon 37 einmal, der Rest mehrfach. Im Klartext heißt das, daß sich 80 % unserer Patienten des Jahrganges 1985 regelmäßig zum Check up oder zur Wiederbehandlung eingefunden haben (Tabelle 1). Zusätzlich fanden wir, daß der so enorm wichtige Erst-Check innerhalb des ersten Jahres von diesen Patienten in 89 % der Fälle wahrgenommen wurde, ein für uns überraschendes Ergebnis, da wir bisher der Überzeugung waren, daß die Kapazität des Zentrums in keiner Weise ausreicht, den Nachsorgebedarf auch nur annähernd zu decken. Auf der Tabelle 2 sehen Sie die Zahlen der frischen Fälle und der Wiederaufnahmen seit 1981 bis 1991. Insgesamt handelt es sich dabei um 6204 Patienten. Rechnet man anhand dieser Summe die durchschnittlichen Aufnahmezahlen pro Jahr aus, so müssen wir uns auf 164 frische Fälle und auf 400 Wiederaufnahmen einrichten. Geht man davon aus, daß in den ersten 4 Jahren das Zentrum im Aufbau war, somit bezüglich der Wiederaufnahmen sozusagen noch nicht voll im Geschäft, so sind die eher stabilen Zahlen von 1985–1991 zur Auswertung geeigneter. Wir nehmen also eine durchschnittliche Wiederaufnahmezahl von 504 pro Jahr an.

Jetzt bitte ich Sie, mir zu einem Rechenexempel zu folgen bezüglich des Bedarfes an Pflegetagen, der für die Patienten in der lebenslangen Nachsorge notwendig wird. Es kommen ja jährlich neue hinzu, die wiederum einen eigenen Bedarf erbringen, der sich mit den bisherigen summiert. In Tabelle 3 sehen Sie eine schematische Aufstellung, wie man sich das vorstellen muß, immer unter der Voraussetzung, daß der Erst-Check nach einem Jahr stattindet und weitere Checks alle 2 Jahre. Erkennbar ist, daß bis zum Jahre 1992 eine wachsende Anzahl von Pflegetagen benötigt wird. Dabei gehen wir davon aus, daß der sog. Normal-Check 3 Tage dauert und die Behandlung von Komplikationen eine durchschnitt-

Tabelle 1. Wiederaufnahmefrequenz 1985, n = 155

		%
1 mal	37	
2 mal	22	
3 mal	23	
4 mal	9	
> 4 mal	11	
ges.	102	80

Tabelle 2. Aufnahmen 1981–1991, n = 6204

Frische Fälle	1799
Wiederaufnahmen	4405

Tabelle 3. Pflegebedarf für Patienten aus eigener Erstbehandlung
a) ohne Komplikationen = TÜV = 3 Tage/Patient; betrifft jeweils die erste Rubrik
b) mit Komplikationen = 60% = 32 Tage/Patient; betrifft jeweils die zweite Rubrik

	1928	1983	1984	1985	1986	1987	1988	1989	1990	1991	1992
1981	390		390		390		390		390		390
	2496		2496		2496		2496		2496		2496
1982		426		426		426		426		426	
		2726		2726		2726		2726		2726	
1983			441		441		441		441		441
			2822		2822		2822		2822		2822
1984				429		429		429		429	
				2746		2746		2746		2746	
1985					489		489		489⁻		489
					3130		3130		3130		3130
1986						495		495		495	
						3168		3168		3168	
1987							537		537		537
							3437		3437		3437
1988								534		534	
								3418		3418	
1989									597		597
									3821		3821
1990										591	
										3782	
1991											468
											2995

liche Liegedauer von 32 Tagen erzeugt, eine Zahl, die wir einer Schätzung von Meinecke verdanken. Die Tabelle 3 zeigt den Bedarf in Tagen für die Normal-Checks und für die Wiederaufnahmen mit Komplikationen. Für die Normal-Checks wäre die Kapazität des Zentrums in keiner Weise belastet, dagegen natürlich durch die Komplikationsverläufe. Hier zeigt sich eine steigende Tendenz bis zu einem Bedarf von 51,2%; 1982 lag er noch bei 6,8%.

Nun besteht – wie wir wissen – noch der Bedarf an Pflegetagen für die frischen Fälle, die eigentlich den Löwenanteil der Bettenkapazität für sich beanspruchen. Dies zeigt sich anhand der zugehörigen Tabelle, wenn man von einer durchschnittlichen Liegedauer von 170 Tagen ausgeht, wie wir sie für unser Zentrum errechnet haben (Tabelle 4). Erkennbar wird anhand der Prozentzahlen der Tabellen, daß seit 1987 die Kapazität des Zentrums praktisch überschritten war.

Tabelle 4. Bedarf an Pflegetagen frische Fälle

	1981	1982	1983	1984	1985	1986	1987	1988	1989	1990	1991	1992
n	22100	24140	24990	24310	27710	28050	30430	30260	33830	33490	26520	–
%	60,5	66,1	68,4	66,6	75,9	76,8	83,3	82,9	92,7	91,7	72,6	–

Tabelle 5. Bedarf an Pflegetagen pro Jahr

	n	%
Frische Fälle	27880	76,3
Wiederaufnahmen	16128	44,2

Dies stellt sich auch in einer Durchschnittsberechnung des Bedarfs an Pflegetagen pro Jahr dar. Bei einem Angebot von 36500 Pflegetagen pro Jahr bei 100
Betten ist die Kapazität bei den dargestellten Zahlen um immerhin 20% überschritten (Tabelle 5). Die steigenden Zahlen der einzelnen Jahrgänge sprechen für
eine zunehmende Verschärfung dieses Problems.

Kritisch stellen wir daher fest, daß die o. a. schönen Zahlen einer neuerlichen
Prüfung, z. B. des Jahres 1992, wahrscheinlich nicht standhalten werden.

Fragebogenaktion

128 Patienten des Jahrganges 1985 haben wir um eine anonyme Äußerung zur
Frage gebeten, ob sie ein bestimmtes Zentrum für sich zuständig hielten und ob
dieses Hamburg sei. Die Tabelle 6 zeigt Ihnen die Ausnahmen, denen wir keine
Briefe schickten. Von den 128 ausgesandten Briefen kamen 100 zurück, 27 blieben
ohne Rückantwort. Von den 100 zurückgesandten enthielten 72 eine Antwort, 28
hatten den Postvermerk „unbekannt verzogen". Wir konnten immerhin also von
den Aussendungen 56% Antworten erhalten. Von diesen 56% der Beantworter
gaben 84,7% an, daß sie das Hamburger Zentrum für sich als zuständig empfinden würden. Nur 6,9% verneinten dieses.

Im Rückblick auf unsere am Eingang getroffenen Überlegungen zum Zen-
trumtourismus war auch dieses für uns ein absolut überraschendes Ergebnis.
Der dritte Prüfgang betraf Patienten, die wir zum sog. Check vorgesehen haben.
Es handelt sich dabei um 495 Patienten, die zur Einbestellung 1993 anstehen.
Davon wurden 25 ausgewählt, also 5%; 23 hatten eine Paraplegie, 2 eine Tetraplegie, 17 waren komplett und 8 inkomplett gelähmt. Der durchschnittliche Läh-
mungsbeginn lag vor 12,8 Jahren, maximal vor 35 Jahren; 21 Patienten waren in
Hamburg erstbehandelt, 2 in anderen Querschnittgelähmten-Zentren, 2 weitere
hatten keinerlei Spezialbehandlung. Interessamt war das Intervall zwischen
Erstbehandlung und Erst-Check. Für Hamburg ermittelten wir durchschnittlich
30 Monate für die 21 Patienten. Unter diesen fielen 3 extrem lange Intervalle auf,
die wir extrapoliert haben. Dann blieben immerhin noch 13,6 Monate, eine in
unseren Augen akzeptable Zeit. Bei den 4 anderen Patienten ermittelten wir eine

Tabelle 6. 1985 (befragt/nicht befragt), n = 155

Befragt		128
Nicht befragt		
Wegen:	Tod	18
	Verlegung	8
	anderes	1
	gesamt	155

Tabelle 7. NU-Frequenz nach 1. Check, Check 1993, n = 25

	n	mit Komplikationen
1mal	4	2
2mal	5	5
3mal	2	1
> 3mal	14	12

durchschnittliche Zahl von 14,3 Jahren. 15 Patienten hatten im Behandlungsverlauf Komplikationen, das sind 60%. Diese hatten ein Intervall zwischen Erstbehandlung und Erst-Check im Durchschnitt von 64,8 Monaten. Die Patienten ohne Komplikationen hatten dagegen nur ein Intervall von 34,2 Monaten. Die Nachuntersuchungsfrequenz nach dem ersten Check war erstaunlich hoch, insbesondere nach Komplikationen. Tabelle 7 zeigt dieses.

Schlußfolgerungen

Offenbar gibt es eine engere Bindung des Patienten an „sein" Zentrum. Immerhin kamen 80% aller erstbehandelten Patienten des Jahres 1985 zur Nachsorgeuntersuchung, zum besonders wichtigen Erst-Check sogar 89%. Die brieflich befragten Patienten des gleichen Jahrganges äußerten sich in 85% der Fälle positiv zur Frage, ob das Hamburger Zentrum für sie zuständig sei. Die im dritten Untesuchungsgang nachgewiesene gesteigerte Wiederaufnahmefrequenz, insbesondere bei Komplikationen, spricht ebenfalls gegen einen sogenannten Zentrumtourismus, es findet kein Wechsel zu einer anderen Einrichtung statt. Es ist im Gegensatz zu der eingangs geäußerten Vermutung die Komplikation eher ein besonderer Grund, daß „eigene" Zentrum aufzusuchen.

Die überraschend hohen Zahlen der Inanspruchnahme der Nachsorge des Jahres 1985 sind u. E. mit Skepsis zu sehen. In der Anlaufphase eines Zentrums erscheinen sie plausibel, sind aber mit der wachsenden Patientenzahl und damit der immer mehr eingegrenzten Kapazität des Zentrums sicher nicht wiederholbar. Überprüfungen eines späteren Jahrganges wären notwendig.

Zum Abschluß soll aber nicht verschwiegen sein, daß wir ein wenig stolz auf diese Ergebnisse waren.

Literatur

Exner G, Meinecke FW (1995) 15 Jahre Anlaufstelle zur Vermittlung von Betten für Querschnittgelähmte. In: Die BG. E. Schmidt Verlag, Berlin, im Druck

Poster I

Sport und Paraplegie

L. Gostkowski, O. Mach

Ziele

In Kliniken und Reha-Zentren für Rückenmarkverletzte ist Sport als wichtiges Rehabilitationsmittel heute unbestritten. Drei Bereiche erscheinen dabei wichtig:
1. Entwickeln eines möglichst hohen Niveaus der motorischen Hauptbeanspruchungsformen. Dabei stehen im Vordergrund Koordination, allgemeine Ausdauer, Kraft und Flexibilität. Aus der Vielfalt der koordinativen Fähigkeiten möchten wir vier besonders hervorheben.
   a) Intermuskuläre Koordination,
   b) Intramuskuläre Koordination,
   c) Motorische Anpassungs- und Umstellungsfähigkeit,
   d) Orientierungsfähigkeit,
   Ziel der Bemühungen in diesem Zusammenhang ist die Kompensation ausgefallener Fähigkeiten. Um eine möglichst weitgehende Ausschöpfung der verbleibenden funktionellen Möglichkeiten zu erreichen, sind die vier oben genannten Faktoren, auch in ihrer Wechselwirkung miteinander, ausschlaggebend. Notwendig ist das komplexe Angehen der Problematik und dabei die ständige Akzentuierung dieser Faktoren je nach Therapiebedarf. Das ist im Verlauf einer Langzeittherapie bezüglich der Effektivität der Therapie und der Motivierung der Patienten von großer Bedeutung. Dazu eignen sich die in der Rehabilitation bekannten individuellen Sportarten, vor allem aber auch Mannschaftssportarten (bei uns Bogenschießen, Rollstuhltischtennis, Rollstuhltraining, Rollstuhlbasketball). Gerade letztere zeigen viele Vorteile durch die Dynamik und Motivation innerhalb der Gruppen.
   In der Arbeit mit Rollstuhlfahrern müssen zusätzlich allgemeine Ausdauer, Kraft und Flexibilität in einer komplexen Art und Weise gefördert werden. Die Vernachlässigung eines dieser Faktoren führt zu unbefriedigenden Ergebnissen bei der Selbständigkeit im Alltag. Der Sport ist ein ausgezeichnetes Mittel, um diese zu erreichen.

2. Erlernen der Grundtechniken mehrerer im Therapiekonzept verankerter Sportarten. Dies spielt eine entscheidende Rolle, um vielfältige Möglichkeiten der Erhaltung und Weiterentwicklung der körperlichen Fitneß nach der Entlassung aus dem Reha-Zentrum in einem Rollstuhlsportverein bzw. bei individuellen Freizeitaktivitäten zu erlangen.
3. Von entscheidender Bedeutung ist die begleitende Aufklärung der Patienten auf breiter, praxisbezogener Ebene. Das betrifft neurophysiologische wie auch

soziale Zusammenhänge. Nur ein Betroffener, der bestehende Zusammenhänge verstanden hat, ist bereit, langfristig, kontinuierlich und bewußt die körperlichen Beanspruchungen auf sich zu nehmen.

Grenzen

In einer solchen auf die praxisbezogene Funktionalität ausgerichteten Arbeit mit
Paraplegikern sind deutliche Vorteile gegenüber einer Betrachtung der Problematik vor allem aus der Sicht der Lähmungshöhe zu sehen. Es bestätigt sich
immer wieder, daß man mit relativ geringen neurologischen Voraussetzungen
verhältnismäßig gute funktionelle Ergebnisse erzielen kann. Entscheidend ist
dabei die funktionsfördernde Rollstuhlversorgung vor allem bei Rollstuhlfahrern
ohne aktive Rumpfstabilität. Diese beiden Bereiche haben unmittelbare
Auswirkungen auf die Gestaltung und Erweiterung der Möglichkeiten im sozialen Umfeld.

Konflikte

Eine Konfliktsituation kann sich bei motorisch inkompletten, vor allem auch bei
weitgehend rollstuhlunabhängigen Paraplegikern ergeben: Da eine sportliche
Betätigung mit Nichtbehinderten oft nur eingeschränkt möglich ist, plädieren wir
hier im Einzelfall für eine angemessene Rollstuhlversorgung, um das in der Klinik
oder dem Reha-Zentrum erreichte Fitneßniveau zu erhalten und weiterzuent-
wickeln.

Ein weiterer Konflikt kann sich bei Rollstuhlfahrern im mit hohen finanziellen
Abhängigkeiten verbundenen Hochleistungssport ergeben, die dazu führen können, auf Kosten der eigenen Gesundheit den Verpflichtungen nachzukommen.
Um die Ziele zu erreichen, die Grenzen zu überwinden und die Konflikte zu lösen,
sind entsprechend qualifizierte Fachkräfte notwendig, die fähig sind die aktuellen
Probleme der Patienten zu erkennen und dann auf der Grundlage neurophysiologischer Kenntnisse die Wege und Mittel zur Lösung der Probleme abzustim-
men. Wir sehen in diesem Bereich Nachholbedarf.

Poster II

Patienten-Informationsgruppe – die theoretische Vorbereitung einer selbstverantwortlichen Alltagsbewältigung

K. LANGENKAMP, K. LÜDER, V. DREWS, H. BURGDÖRFER

Fast jeder Querschnittgelähmte durchläuft während der Erstrehabilitation verschiedene Phasen psychischer Prozesse: Zum einen erfordert der Abschied von verlorenen Möglichkeiten der Lebensgestaltung Trauerarbeit. Zum anderen entwickeln die Patienten erhebliche Sorgen und Ängste, die sich auf ihre persönliche Zukunft beziehen.

Um diese zukunftsorientierten Nöte zu reduzieren, brauchen unsere Patienten neben neuen positiven Erfahrungen auch behinderungsspezifische Informationen. So haben wir seit etwa 4 1/2 Jahren am Querschnittgelähmten-Zentrum in Hamburg ein regelmäßiges Informationsangebot während der Erstrehabilitation etabliert, die sog. Info-Gruppe.

Ziele

Sie soll den Patienten helfen, sich rechtzeitig adäqat über das Wesen und die Auswirkungen einer Querschnittlähmung zu informieren. Querschnittgelähmte brauchen neben aller physischen Rehabilitation auch theoretische Kenntnisse, um ihr Leben wieder so eigenverantwortlich und selbstbestimmt wie möglich zu gestalten. Das Wissen soll helfen, typischen Komplikationen in gesundheitlicher, partnerschaftlicher und sozialer Hinsicht vorzubeugen sowie auftretende Komplikationen rechtzeitig zu erkennen und folgerichtig zu handeln. Die Patienten müssen erfahren, wann, wo und wie sie bei Fragen und Problemen qualifizierte Auskunft und Hilfe finden.

Organisation

Unter dem Gesichtspunkt der Belastungsfähigkeit wird von den Krankengymnasten eine Gruppe von ca. 15 Teilnehmern, nach Alter und Geschlecht gemischt zusammengestellt. Diese Gruppe nimmt geschlossen für 8 aufeinanderfolgende Arbeitstage an 7 Nachmittagsveranstaltungen von 1–$1^1/_2$ Stunden und einer Abendveranstaltung von 2–3 Stunden Dauer teil. Die Konstanz der Gruppe soll zu einer Atmosphäre des Vertrauens beitragen, die den Beteiligten ermöglicht, ihre eigenen Nöte und Fragen anzusprechen. Für einen Veranstaltungszyklus übernimmt eine Krankengymnastin neben der durchgehenden Betreuung der Gruppe auch die äußere Organisation, z.B. die Bereitstellung der Medien, Reservierung des Raumes, Kontakte zu den Referenten, Stundenplanerstellung usw.

Für neue Patientengruppen wird der Veranstaltungszyklus entsprechend eines Jahresterminplanes (bei uns nach ca. 6 Wochen) wiederholt.

In regelmäßigen Konferenzen – sog. Referentengesprächen – treffen sich alle an der Informationsgruppe aktiv Beteiligten mit den Abteilungs- und Stationsleitungen des Zentrums zur Evaluation, zum Erfahrungsaustausch, zur Entwicklung und Umsetzung neuer Ideen.

Organisation:
Gruppengröße: ca. 15 Teilnehmer
Teilnehmerauswahl: durch KG-Abteilung
Zeitdauer: 7mal je 1–1,5 Stunden nachmittags
1mal 2–3 Stunden abends.

Organisation:
Referenten, Stundenplan durch eine Krankengymnastin.
Betreuung einer Patientengruppe durch eine Krankengymnastin
Regelmäßige Durchführung neuer Gruppen
Regelmäßige Konferenzen aller aktiv Beteiligten und Abteilungsleitungen

---

Inhalte

Inhaltlich werden derzeit 7 Themenkreise angesprochen. Bei der ersten Veranstaltung stehen das Erscheinungsbild und die Folgen einer Querschnittlähmung sowie Fragen zu Spastik, Mißempfindungen, Rückbildungen im Vordergrund. Beim Thema Blasenlähmung geht es um den Sinn bzw. Vor- und Nachteile verschiedener Entleerungsmethoden, Harnwegsinfekte, deren Prophylaxe und ähnliches. Der Zusammenhang zwischen sinnvoller Ernährung und Stuhlkonsistenz ist das Thema des 3. Nachmittags. Außerdem werden verschiedene Möglichkeiten zur zuverlässigen und regelmäßigen Darmentleerung angesprochen.

Themen:
– Verletzung der Wirbelsäule,
– Blasenlähmung,
– Verdauung und Ernährung,
– Hautschäden,
– Partnerschaft,
– Sexualität und Fertilität,
– Autonomes Leben,
– Abend mit „Ehemaligen".

Im Kapitel der Hautschäden geht es in erster Linie um Druckläsionen sowie die selbstverantwortliche Prophylaxe und Kontrolle durch die Betroffenen. Beim Thema Partnerschaft stehen die Sorge um den Fortbestand bereits bestehender Beziehungen oder die Angst der Ledigen, überhaupt einen Lebenspartner zu finden, im Vordergrund. Bei der 6. Veranstaltung sollen die verbleibenden Chancen der Sexualität und Fertilität sowie der Umgang mit den Funktionsverlusten Gesprächsthema sein.

Der folgende Nachmittag ist der Frage gewidmet, welche rechtlichen, finanziellen und technischen Möglichkeiten nach der Entlassung in Anspruch genommen werden können, um – selbst bei pflegerischer Abhängigkeit – ein möglichst selbständiges Leben zu führen.

Am letzten Abend haben die Teilnehmer die Chance, 2–3 ehemalige Patienten nach deren mehrjährigen Alltagserfahrungen mit der Querschnittlähmung zu befragen. So bestimmen hier die Teilnehmer selbst die Themen; oft geht es um beruflichen Wiedereinstieg, Kraftfahrzeuge, Reisen, Urlaub und Familienleben.

Nach Abschluß einer „Info-Gruppe" interessiert uns regelmäßig die Resonanz der Teilnehmer. Wir fragen seit geraumer Zeit mit Hilfe von Feedback-Bögen danach. Ihnen entnehmen wir, daß eine aktivierende Gesprächsführung auf lebhafteres Interesse stößt, als monologartige Referate. Sie ermutigt die Teilnehmer, sich zu artikulieren. Die Feedbacks haben auch erheblich zu einer Fortentwicklung des organisatorischen Konzeptes beigetragen, z. B. bezüglich der Veranstaltungszeiten, der Auswahl und Darstellung der Themen und der notwendigen schriftlichen Vorabinformation über Wesen, Ablauf und Themen der Info-Gruppe.

Folgerungen

Aus unserer 4 1/2jährigen Erfahrung in Hamburg mti der Info-Gruppe für weit über 350 Patienten ziehen wir folgende Schlüsse:

1. Die Entwicklung, Organisation und Durchführung einer Patienten-Informationsgruppe erfordert die konstruktive Zusammenarbeit aller an der Rehabilitation beteiligter Berufsgruppen und ihrer Leitungen.
2. Bei der gemeinsamen Zielsetzung und Themenauswahl müssen die Patientenbedürfnisse immer wieder berücksichtigt werden.
3. Von der längerfristigen Bereitschaft einer kleineren Gruppe (bei uns 4 Krankengymnasten) zur Übernahme der Organisation hängt der Erfolg und Fortbestand einer solchen Veranstaltungsreihe ganz wesentlich ab.
4. Neben der Vermittlung von Kenntnissen sollen durch aktivierende Gesprächsführung die persönlichen Erfahrungen, Wünsche und Ängste jeder Teilnehmergruppe einbezogen werden.
5. Wiederholte Auswertung der Teilnehmer-Feedbacks und regelmäßige Konferenzen der aktiv Beteiligten (Ärzte, Krankenschwestern und -pfleger, Krankengymnasten, Sozialarbeiter, Psychologen usw.) und Bereichs- sowie Stationsleiter führen zu einer kontinuierlichen Fortentwicklung der Organisationsformen und einer bedarfsgerechten Themen- und Referentenauswahl.

Folgerungen:
– Zusammenarbeit aller Berufsgruppen,
– Patientenbedürfnisse berücksichtigen,
– kleine Organisationsgruppe,
– aktivierende Gesprächsführung,
– Auswertung von Feedbacks,
– Referentengespräche.

Mit den Mitarbeitern von Zentren mit ähnlichen Projekten suchen wir den Erfahrungsaustausch und die Diskussion. Die übrigen Zentren möchten wir zu eigenen Informationsangeboten ermutigen.

Die Revolution in der Intimpflege –
Die Entwicklung eines Dermawaschgels für die Intimpflege

R. STRITTMACHER

Die verschenkte Zahnpastatube

Am 16. Februar 1992 habe ich einem querschnittgelähmten Patienten in Chiang Mai (Thailand) eine Tube Zahnpasta geschenkt, die er dann, zu meinem größten Erstaunen, für die Reinigung seines Penis einsetzte.

Die Idee

Im Hotel persönlich getestet kam ich zur Überzeugung, daß der Anwendungsbereich unüblich aber die Wirkung gerade im Intimbereich von größter Bedeutung sein könnte. Ich fühlte mich sehr frisch und hygienisch sauber, auch wenn die Paste etwas stark in der Wirkung war.

Start der Entwicklung

Das Ziel war, ein Dermawaschgel für die Intimpflege zu entwickeln, das die natürliche Hautflora nicht negativ beeinflußt und dennoch die pathogenen Keime vermindert, die Haut reinigt und leicht desinfiziert. Es galt, mit möglichst wenig Wirksubstanzen und deren Kombination ein Produkt zu entwickeln, das ohne rezeptpflichtige Substanzen und ohne Antibiotika auskam.
Am 26. Februar 1992 fanden wir die ideale Kombination. In vitro setzten wir auf Columbia CNA-Platten und MacConkey-Platten Kulturen von Enterokokken, Staphylokokkus aureus, Pseudomonas aeruginosa, coliforme Stäbchen und Candida albicans. Diese beimpften wir mit unserem Dermawaschgel. Der Erfolg war verblüffend – ja sensationell. Das Wachstum der Keime wurde gestoppt oder stark vermindert. Vergleichbare Waschgels oder Duschmittel zeigten diese Wirkung nicht.

Start mit Testpersonen

Der Einsatz des Intimwaschgels Nr. 522–525 wurde schon am 27. März 1992 vor allem bei persönlich bekannten Personen und beim Pflegepersonal im Schweizer Paraplegiker-Zentrum in Nottwil erprobt.

Verträglichkeit, Wirkung, Hautverhalten, Nebenwirkungen wurden bis Herbst 1992 beobachtet. Im Spätherbst 1992 setzten wir das Dermawaschgel bei der täglichen Intimpflege, vorerst bei 24 Patienten/innen, über 3 Monaten ein. Bakteriologische Kontrollen begleiteten die Erprobung des Dermawaschgels bei diesen Patienten.

Die Wirkung wurde speziell bei 35 Testpatienten/innen in verschiedenen Kliniken beobachtet. Alles waren Patienten und Patientinnen, die 4- bis 6stündlich einmalkatheterisiert wurden. Urinkondomträger waren 2 Patienten. Die Patienten/innen wurden getestet in folgenden Kliniken
– Schweizer Paraplegiker-Zentrum Nottwil (CH)   (w 6/m 6)
– Inselspital Bern (CH)   (w 4/m 6)
– AUVA-RZ Bad Häring (A)   (w 0/m 10)
– Reha Ward Chiang Mai (Thailand)   (w 0/m 3)

Später wurden 150 Patienten/innen über 6 Monate täglich mit dem Dermawaschgel gewaschen. In dieser Zeit wurden keine Hautveränderungen, Allergien oder Resistenzen im Anwendungsbereich beobachtet.

Vorgehen bei den bakteriologischen Tests

Bei allen Testpatienten/innen wurde täglich einmal die Intimpflege mit dem Dermawaschgel gemacht sowie ein bakteriologischer Abstrich mit einem Trockentupfer um die Harnröhrenöffnung herum, vor und nach dem Waschen abgenommen.

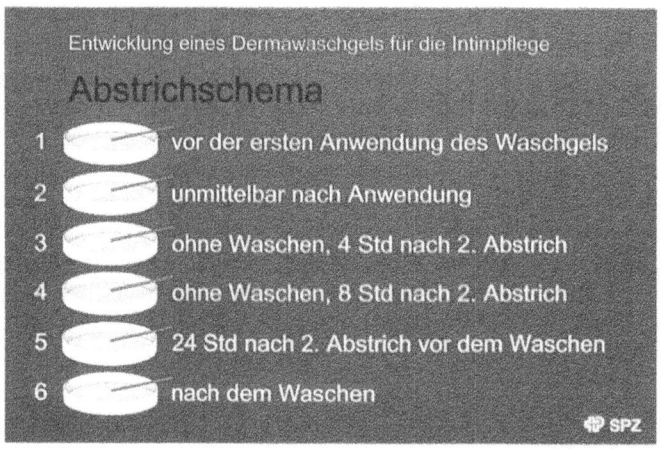

Erkenntnisse über die Intimpflege

Vorerst stellten wir fest, daß die Intimpflege bei den Männern sehr gut durchgeführt wurde und nachgewiesenermaßen bakteriologisch sauber bis sehr sauber bewertet werden konnte.

Bei den Frauen stellten wir vor dem Intimwaschen oft weniger Bakterien fest als nach dem Waschen. Das heißt, durch die Intimwaschung wurden Bakterien aus Hautfalten oder der Vagina selbst im Intimpflegebereich verschmiert, so daß dies zu einer starken Bakterienansammlung um den Harnröhrenbereich führte. Der Sauberkeitsgrad vor der Waschung im Intimbereich war also besser als nach der Waschung. Diese Feststellung erschreckte unser Pflegepersonal, besonders aber die Krankenpflegeschüler/innen im Grundpflegepraktikum sehr.

Die Intimpflege muß immer gewissenhaft und peinlich genau durchgeführt werden.

Nach diesen Erkenntnissen und der Überprüfung der Waschtechnik begannen wir mit der eigentlichen Studie.

Auswertung der Wirkung des Dermawaschgels

Bei 35 Patienten/innen konnten mehrheitlich vor der Anwendung viele Bakterien und nach der Anwendung wenig bis keine Bakterien nachgewiesen werden. Verblüffend war, daß bis 4 h nach der Anwendung des Waschgels kein Wachstum von Bakterien nachgewiesen werden konnte. Die Bakterienanzahl hat sich auch wirklich über die Intimpflegeperiode (1–21 Tage) bei allen Patienten verringert.

Interessant war die Beobachtung, daß der Wirkungseffekt des Dermawaschgels vor allem die pathogenen Keime verminderte und die natürlichen Hautkeime in ihrem Wachstum im Abstand von 10 min nach der Anwendung des Waschgels unterstützte. Dies im Gegensatz zu den pathologischen Keimen, diese wurden im Wachstum 240–360 min nach dem Waschen gehemmt.

Für Patienten, die alle 4–6 h einmalkatheterisiert werden, bringt die Intimpflege mit dem Dermawaschgel gute Vorteile. Die Wirkung kann verbessert werden, wenn der Dermawaschgel im Intimbereich eingerieben und erst nach einer Verweildauer von 30–60 s abgewaschen wird. Für die Patienten bringt dies eine optimale Sauberkeit im Intimbereich, ohne daß zu Desinfektionsmitteln gegriffen werden muß. Wird die tägliche Intimpflege 2- bis 3mal pro 24 h vorgenommen, kann für speziell gefährdete Patienten/innen (Zystitis, Urethritis, Sepsis) ein speziellerer Schutz erreicht werden.

Weitere Beobachtungen

Nach der Anwendung des Dermawaschgels wurde bei vielen Patienten/innen eine Geruchsminderung im Urogenitalbereich beobachtet. Viele Patienten/Patientinnen und andere Testpersonen mit chronischen Problemen im Analbereich meldeten, daß sie weniger Juckreiz und vor allem kein Hämorrhoidenbeißen unter der Anwendung des Dermawaschgels hatten.

Die Mehrzahl aller Testpersonen stellte weniger trockene Haut im Intimbereich fest.

Laborauswertungen
Labor SPZ Nottwil

Bei allen Patienten wurde festgestellt
– Vor dem Waschen: dichte bakterielle Besiedlung
– Nach dem Waschen: Wachstum stark bis ganz gehemmt
– Wirkung auch nach 4 h noch vorhanden.

UFAG Laboratorien, Sursee

Konservierungs-/Belastungstest, Impfung (Gabi 1290) 4.11.1992 des Dermawaschgels.
Getestete Bakterien:
– Aspergillus niger,
– Candida albicans,
– Escherichia coli,
– Pseudomonas aeruginosa,
– Staphylococcus faecalis,
– Enterobakter cloacae, usw.

Versuchsergebnisse:
Alle Bakterien, einschließlich Candida unter Mischsuspension, werden bereits 2 Tage nach der Beimpfung um mindestens fünf 10er Potenzen KBE/g auf unter 10 KBE reduziert. Bei Aspergillus liegt eine Reduktion ebenfalls bereits nach 2 Tagen

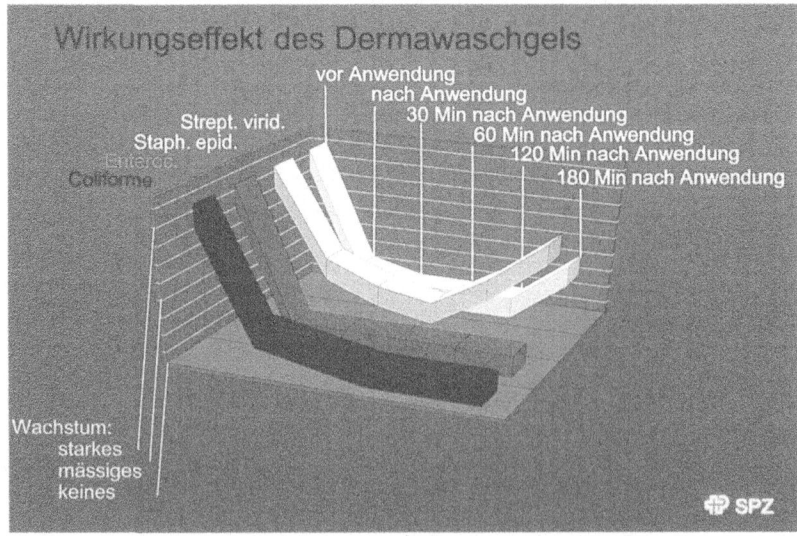

um zwei 10er Potenzen vor. Eine nachfolgende Vermehrung findet nicht statt. Dasselbe gilt für die Zweitbeimpfung.

Beurteilung:
Eine generelle Reduzierung der Bakterienzahlen in allen Fällen beweist eine Konservierungsbelastungsfähigkeit, die weit über vergleichbare pharmazeutische Produkte hinausgeht.

Clinical Microbiology Laboratory Maharaj Nakom Chiang Mai Hospital, Thailand

Das Bakterienwachstum auf den Kulturen war vor dem Anwenden des Intimwaschgels stark, nach dem Waschen bei allen Patienten 70–80 % vermindert, im Wachstum gehemmt bis 2 Tage nach dem Ausstrich.
Typisierte Keime: Staphylokokkus,
                      Proteus mirabilis,
                      Enterobakter Coli.

Getestet wurden 20 Patienten vom 12. November 2535 (= 1992) bis 20. März 2536 (= 1993). 3 Patienten wurden bakteriologisch ausgewertet.

Der Produktenamen

Nachdem in der Schweiz, in Österreich, Deutschland und Thailand ähnliche Resultate erzielt wurden, ging ich auf die Suche nach geeigneten Namen. Bald wurden die Gels für die Frauen „Femiclean" und für die Männer „Peniclean" genannt. Unter diesem Produktenamen wurden die Gels ab dem 7. April 1993 in verschiedenen Kliniken im In- und Ausland weiter zum Test eingesetzt. Bis heute konnten wir nur positive Rückmeldungen über die Anwendung entgegennehmen.

Beschreibung des Produktes durch den Hersteller

Femiclean, Peniclean ist ein leicht desinfizierendes, klares, schwach schäumendes, praktisch farbloses Hydrogel, das speziell für die tägliche Waschpflege im Urogenital- und Anusbereich entwickelt wurde. Der pH-Wert (5) ist leicht sauer gestellt.

Femiclean, Peniclean ist kein Medikament, die Wachstumshemmung von Mykobakterien, Staphylokokken, Pseudomonas, Enterobakterien und Coliforme resultiert aus der günstigen Kombination spezieller Tenside mit Prophylenglykol und einem üblichen Konservierungsmittel.

Femiclean und Peniclean sind farblose, leicht desinfizierende Gels für die tägliche Intimpflege. Sie wirken kühlend-erfrischend, vermindern Bakterienwachstum, stoppen Geruchsbildung im Intimbereich während Stunden. Sie bieten Sicherheit und Wohlbefinden rund um die Uhr.

Das Dermawaschgel Femiclean und Peniclean enthält milde, waschaktive, nicht schäumende Substanzen sowie natürliches Pfefferminzöl. Dieses wirkt während der Anwendung kühlend erfrischend und kann allenfalls auch als prickelnd bis leicht brennend empfunden werden.

Femiclean und Peniclean sind alkalifrei und haben einen pH-Wert 5. Hautveränderungen oder allergische Reaktionen nach der Anwendung von Femiclean und Peniclean sind bisher nicht beobachtet worden. Die beiden Gels werden biologisch abgebaut. Ihre Anwendung ist also auch für die Umwelt unbedenklich.

Anwendung von Femiclean und Peniclean

Um das Dermawaschgel im Intimbereich anzuwenden braucht man nicht Patient zu sein, d.h. die Anwendung ist für alle Menschen zu empfehlen. Analog zur Mundhygiene, nicht nur Patienten reinigen ihre Zähne. Der Dermawaschgel wird wie folgt angepriesen.

„Neu und erfrischend anders – die Intimpflege „Femiclean" für die Frau und „Peniclean" für den Mann."

Sehr empfehlenswert und problemlos anwendbar ist Femiclean oder Peniclean bei Erwachsenen jeden Alters.

– Mit etwa 5 cm Gel den Intimbereich einreiben, waschen.
– Mit Wasser gut nachspülen.

2mal täglich (morgens und abends) angewendet, verschafft das Gel Geruchsfreiheit, Sicherheit und Wohlbefinden rund um die Uhr.
Anwendungsbereich im Spital:
– Urologie
– Chirurgie
– Geriatrie
– Gynäkologie
– Katheterträger
– Kondomträger
– Anus praeter Träger.

Das Produkt auf dem Markt

Die Testergebnisse und die Erfahrung mit dem Dermawaschgel unterstützen uns, das Produkt weiteren Anwendern zu empfehlen.

Seit dem 7. April 1993 ist nun das Produkt in Tuben verpackt auf dem Markt.

CAD-Computer Aided Design – das ideale Instrument für technisches Zeichnen am Arbeitsplatz des Tetraplegikers

K. Emmenegger, D. Michel, H.-G. Koch, J. J. Glaesener, G. A. Zäch

Einleitung

Berufliche Eingliederung von Tetraplegikern, mit dem Ziel, trotz ihrer Behinderung eine 100%ige Arbeitsleistung zu erreichen, war vor dem Zeitalter des Computers nur Personen vorbehalten, die durch überdurchschnittliche Intelligenz ihre Behinderung wettmachen konnten.

Die Soft- und Hardware für computerunterstütztes Zeichnen (CAD), die individuell für jeden Tetraplegiker angepaßt werden müssen, ermöglichen es heute in der Palette der Zeichnerberufe vollwertige Arbeit zu leisten.

Wichtig ist, daß die Anpassungen einfach zu entfernen sind, so daß auch ein Nichtbehinderter den gleichen Arbeitsplatz benutzen kann.

Ein Tetraplegiker wird in vielen Fällen einen zweiten Arbeitsplatz zu Hause benötigen, um mit individuellen Arbeitszeiten die volle Leistung erreichen zu können und damit konkurrenzfähig zu sein.

Anhand von 8 Punkten stellen wir die Argumente zusammen, die es ermöglichen, das Ziel – eine berufliche Eingliederung von Tetraplegikern in der freien Marktwirtschaft – zu erreichen.

CAD – das computerunterstützte Zeichnen

Seit dem 1. Oktober 1990 werden in der Abteilung Berufsfindung im Schweizer Paraplegiker-Zentrum Nottwil Para- und Tetraplegiker ins Berufsleben eingegliedert. Die Erfahrungen der letzten beiden Jahre zeigen, daß sich für Tetraplegiker die CAD-Zeichnerberufe besonders eignen.

CAD, das computerunterstützte Zeichnen hat sich als Standard in vielen Wirtschaftszweigen durchgesetzt. Die Vorteile, aber auch die damit verbundenen Schwierigkeiten des CAD, werden anhand von 8 Punkten aufgezeigt:

1. Berufliche Abklärung

Die Abklärung der Eignung und Neigung des Patienten muß bei einem Tetraplegiker bereits an einer CAD-Anlage (nach einem entsprechenden Einführungskurs) erfolgen, da er in der Regel keine Handskizzen mehr anfertigen kann. Meist ist ein Einführungskurs (mind. 60 h) die einzige Möglichkeit, eine Abklärung durchzuführen. Die fachlichen Anforderungen wie räumliches Vorstellungs-

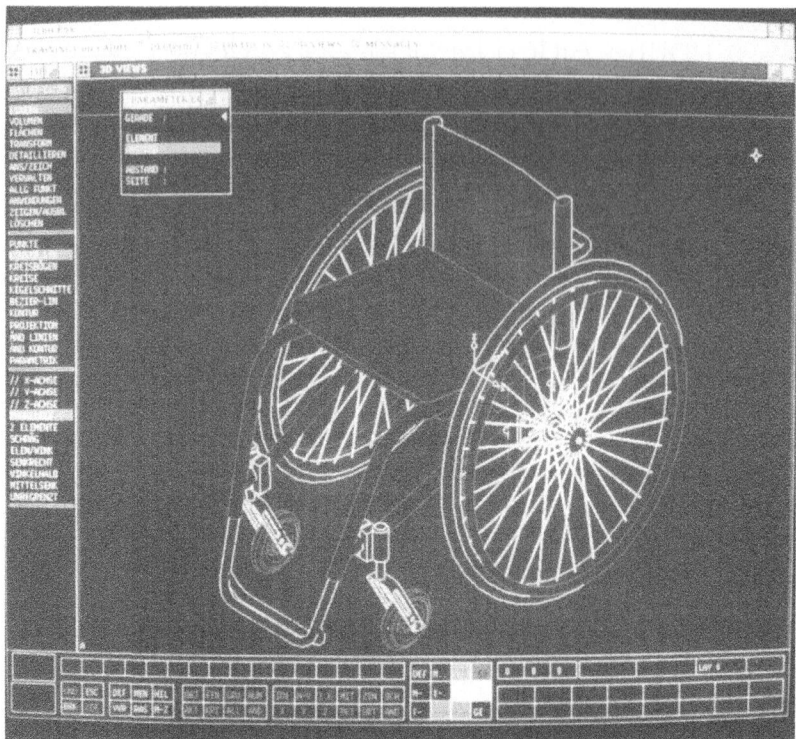

vermögen und gute Schulkenntnisse sind aber auch hier Voraussetzung für den erfolgreichen Abschluß einer Ausbildung.

2. Arbeitserprobung während des Klinikaufenthaltes

Schon nach einer kurzen Einarbeitungsphase kann die tägliche Arbeitszeit gesteigert und der Patient in Form von „Intensivwochen" (tägliche Arbeit am CAD-Bildschirm ohne Unterbruch bis zu 4 h) an einen Arbeitsrhythmus gewöhnt werden. So kommt er zu einem positiven Arbeitserlebnis und erlangt zunehmend Routine. Dies stärkt sein Selbstbewußtsein. Unsere Erfahrungen haben gezeigt, daß ein gutausgebildeter Tetraplegiker am CAD nahezu das Arbeitstempo eines Nichtbehinderten erreichen kann.

3. Individuelle Arbeitsplatzanpassung

Während dieser Erprobungszeit wird der Arbeitsplatz an die individuellen Bedürfnisse angepaßt. Dies geschieht in Zusammenarbeit mit der FST (Fondation Suisse pour les Téléthèses).

4. Zwei Arbeitsplätze: Zu Hause und beim Arbeitgeber

Optimal für den Tetraplegiker ist es, wenn er über 2 Arbeitsplätze verfügen kann: Einen zu Hause und einen beim Arbeitgeber, welche über ein Modem miteinander verbunden sind, um Daten auszutauschen. Dadurch läßt sich die Arbeitszeit erhöhen, da die aufwendigen Arbeitswege wegfallen. Der Anteil der Arbeitszeit zu Hause sollte nach unseren Erfahrungen nicht mehr als 3/5 der gesamten

Arbeitszeit (oder maximal 3 Tage/Woche) betragen, da sonst die Gefahr der Isolation besteht.

5. Schweizerische Finanzierungshilfen für den Arbeitsplatz
Die staatliche Invalidenversicherung (IV) hilft bei der Finanzierung der Arbeitsplatzeinrichtung. Dies hat den Vorteil, daß neben der behindertengerechten Anpassung auch eine Modernisierung des Arbeitsplatzes im Betrieb erfolgen kann.

6. Gute Verdienstmöglichkeit
Die Verdienstmöglichkeiten nach einer abgeschlossenen Zeichnerausbildung sind gut, vor allem wenn eine CAD-Zusatzausbildung vorgewiesen wird. Durch den ansprechenden Verdienst ist es möglich, daß ein Tetraplegiker mit 50% Arbeitszeit mehr als den von der IV festgesetzten Minimallohn verdient. Dadurch wird die CAD-Ausbildung von der IV bezahlt.

7. Breites Arbeitsangebot
Es gibt eine Vielfalt von Branchen, die CAD-Zeichner beschäftigen (Maschinenbau, Hoch-Tiefbau, Lüftung, Heizung etc.) Daneben eröffnet die Vernetzung mit anderen CA-Technologien wie CAM (Computer Aided Manufacturing), CAP (Computer Aided Planing), etc. weitere Möglichkeiten.

8. Trotz starker Behinderung bis zu 100% Arbeitsleistung
Der Tetraplegiker ist in der Beweglichkeit seiner oberen Extremitäten stark eingeschränkt. Der Aufbau (Bildschirmorientierte Menu-Bedienung) der heutigen CAD-Programme erlaubt es dem Patienten mit minimalen Bewegungen alle wichtigen Funktionen auszuüben. Dadurch kann eine dem Nichtbehinderten ebenbürtige Arbeitsleistung erreicht werden.

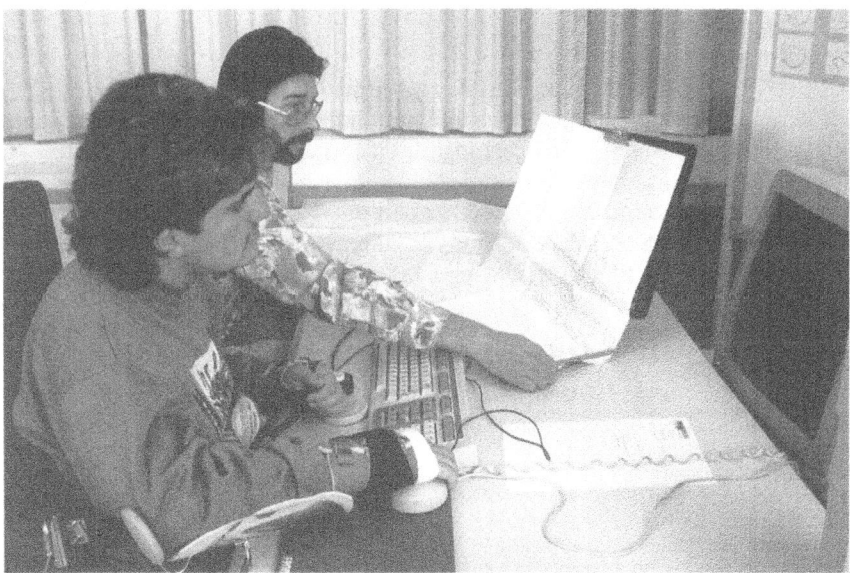

Sportbezogene Verletzungen und Erkrankungen bei querschnittgelähmten Rollstuhlleichtathleten im Zeitraum 1991/92

R. Kaiser, M. Grunze

Einleitung

Körperliche Aktivität und Bewegungstherapie spielen in der Rehabilitation querschnittgelähmter Patienten eine wesentliche Rolle. Eine frühzeitige krankengymnastische Betreuung stellt die Voraussetzung für die Frühmobilisierung der Patienten im Rollstuhl dar. Nach der Basismobilisation der Patienten mit dem Rollstuhl werden unterschiedliche Sport- und Geschicklichkeitsübungen angewandt, um unabhängige Mobilität zu erreichen. Verschiedene Sportarten haben sich in der Zeit nach der Frührehabilitation bewährt, um Kraft und Ausdauer zu trainieren. Ein gewünschter Nebeneffekt des Trainings ist die verbesserte Mobilität.

Von den Sportarten sind am weitesten verbreitet:
a) Rollstuhlleichtathletik (meist Fahrdisziplinen),
b) Rollstuhlbasketball,
c) Schwimmen,
d) Bogenschießen,
e) Badminton und
f) Tischtennis.

Die Kenntnis sportart- und läsionsbedingter Einflußfaktoren bei der Entstehung von Verletzungen ist die Voraussetzung für eine wirksame Primärprophylaxe.

Eine Zusammenstellung schwerwiegender sportbezogener Verletzungen und Erkrankungen (Trainingspause von mehr als 3 Tagen notwendig) bei 20 Rollstuhlleichtathleten (Alter: 33,7 ± 7,5 Jahre; Körpergewicht: 67,8 ± 9,9 kg; Körpergröße: 179 ± 10 cm) des A- und B-Kaders in den Jahren 1991 und 1992 (einschließlich Paralympics in Barcelona) zeigt die folgende Tabelle:

Tabelle 1.

Verletzungsformen	1991	1992
Verletzungen/Überlastschäden des Bewegungsapparates (s. Übersicht S. 173)	8	4
Entzündungen des Harn-/Respirationstraktes	6	3
Hautverbrennungen (s. Abb. 1, Tabelle 2)	4	0

Schwerwiegende und sportbezogene Verletzungen und Erkrankungen bei 20 Rollstuhlleichtathleten (Alter: 33,7 ± 7,5 Jahre; Körpergewicht: 67,8 ± 9,9 kg; Körpergröße: 179 ± 10 cm) des A- und B-Kaders in den Jahren 1991 und 1992 (einschließlich Paralympics in Barcelona).

Hautverbrennungen

Aufgrund der beträchtlichen Gefährdung der Gesundheit der Sportler wurde der Verletzungsmechanismus von uns näher untersucht [4].

Abbildung 1 zeigt die Korrelation zwischen Temperatur an der seitlichen Verkleidung eines mit 20 kg belasteten Rennrollstuhls und zurückgelegter Strecke auf dem Rollstuhlergometer (Ergotronic 9000, Fa. Sopur, Malsch) bei einem Schleifkontakt von 7 cm Länge bei einer Fahrgeschwindigkeit von 20 km/h mit und ohne angebrachtem Isolationsstreifen.

Tabelle 2 stellt die in der Literatur beschriebene Abhängigkeit zwischen Temperatur und Einwirkzeit bis zum Auftreten einer Hautschädigung dar.

Tabelle 2. Aus Eder 1974 [2]

7 °C	2 Stunden
50 °C	5 Stunden
58 °C	10 Sekunden
60 °C	5 Sekunden
65 °C	2 Sekunden

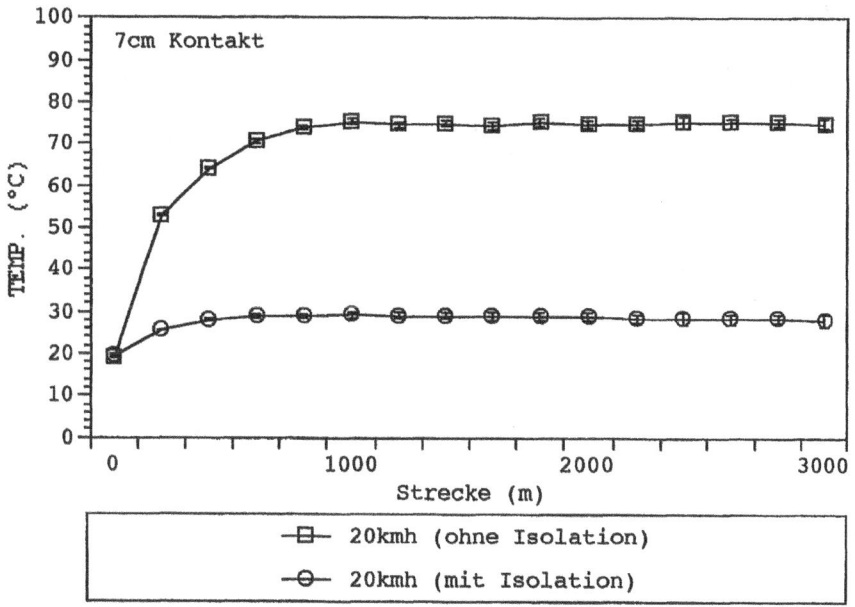

Abb. 1. Temperatur versus Strecke (ohne/mit Isolation)

Als geeignete Isolation diente eine mit Aluminium beschichtete Styroportapete, welche durch Anbringung am seitlichen Fahrerkorb im Falle eines Schleifkontakts eine gefährdende Temperaturerhöhung der Metallverkleidung vermeidet. Darüberhinaus dient das dabei auftretende Schleifgeräusch als akustisches Warnsignal.

Zusammenfassend hat sich gezeigt, daß aufgrund gestörter sensibler Innervation externe Temperatureinwirkungen von querschnittgelähmten Rollstuhlsportlern unterhalb der Läsionshöhe nicht wahrgenommen werden. Bei zu geringem Abstand (< 0,7 cm) zwischen Reifen und Metallverkleidung bzw. während einer Reifenpanne kann es nach wenigen Minuten infolge eines Schleifkontaktes an der seitlichen Verkleidung zu Temperaturen von über 75 °C kommen (s. Abb. 1). Hautverbrennungen sind die Folge.

Aufklärung von Trainer und Athleten über Verletzungsmechanismus und Empfehlung geeigneter präventiver Maßnahmen (Isolation zwischen Fahrerkorb und Rad, Mindestabstand zwischen Verkleidung und Rad von > 0,8 cm) führten dazu, daß keine weiteren Hautverbrennungen bei den von uns betreuten Athleten auftraten.

Schäden am Bewegungsapparat

Die in nachfolgender Übersicht aufgeführten Überlastschäden und Verletzungen bei 20 Rollstuhlleichtathleten in den Jahren 1991/92 sollen auf mögliche Schäden am Bewegungsapparat hinweisen:

- Bizepssehnensyndrom,
- Tendopathie der Supraspinatussehne,
- Epicondylitis humeri lateralis,
- Myegelosen (insbes. M. trapecius, M. rhomboideus, M. deltoideus),
- Zerrungen (M. trapezius, M. rhomboideus),
- Muskelhärten der Halsmuskulatur,
- Reizzustand des Processus styloideus radii.

Konservative Therapieverfahren waren bei allen Athleten ausreichend (Physiotherapie, antiphlogistische Therapie, kurze Trainingspause und Vermeiden sportartspezifischer Bewegungen).

Wie sich gezeigt hat, läßt ein Großteil der beobachteten sportbedingten Verletzungen durch geeignete präventive Maßnahmen verhindern. Die folgende Übersicht soll als Hilfe für im Rollstuhl tätige Personen dienen, um durch prophylaktische Maßnahmen Verletzungen zu vermeiden und um dem Rollstuhlsportler nicht durch vermeidbare Verletzungen die Freude am Sport zu nehmen.

Zusammenfassung

1. Hautverbrennungen können mittels hitzeisolierender Maßnahmen vermieden werden.

Übersicht: Zusammenstellung von in der Literatur beschriebenen Verletzungen, deren Ursachen und präventive Maßnahmen im Rollstuhlsport [1, 3–7]

Verletzung	Ursache	Präventive Maßnahmen
1. Bewegungsapparat	Muskuläre Imbalancen, Überbeanspruchung ohne adäquate Aufwärmphase, mangelnde muskuläre Aufbauphase, ungünstige Sitzposition u. Fahrtechnik	Adäquate muskuläre Aufbauphase, Physiotherapie, Techniktraining, Schutz alter Verletzungen (z. B. Tapeverband)
2. Hautverletzungen (s. Abb. 1, Tabelle 2) Blasen (insbes. an Händen und Rücken)	Scherkräfte beim Rollstuhlantrieb	Handschuhe, Tapeschutz, Polsterung, adäquate Bekleidung
Hautabschürfungen	Reibung zwischen Innenseite des Oberarms und Reifen	Oberarmschutz
Dekubitus	Trias: Druck, Friktion, Feuchtigkeit	Minderung des Drucks durch Änderung der Sitzposition; Sitzbeinentlastung, Polsterung, Hygiene; thermo- und feuchtigkeitsregulierende Kleidung
Verbrennungen	Schleifkontakt zwischen Reifen und Metallverkleidung (Reifenpanne, zu geringer Abstand)	Anbringung einer Isolation, Mindestabstand zwischen Reifen und seitlicher Verkleidung

Bei zunehmender Popularität der Rollstuhlleichtathletik sollte durch Kenntnis von Verletzungsmechanismen und durch geeignete Präventivmaßnahmen (s. Übersicht) das Verletzungsrisiko möglichst gering gehalten werden.

2. Die Verletzungsmechanismen bei Rollstuhlleichtathleten unterliegen sportart- und behinderungsspezifischen Einflußfaktoren wie:
   – gestörter Vasoregulation,
   – beeinträchtigter Thermoregulation,
   – gestörter sensibler Innervation,
   – Rollstuhlbauweise (eingeengter Fahrerkorb zur Rumpfstabilisation, negativer Sturz der Räder, geringer Abstand zwischen Reifen und seitlicher Verkleidung),
   – Fahrtechnik und Sitzposition.

Literatur

1. Curtis KA, Dillon DA (1985) Survey of wheelchair athletic injuries: common patterns and prevention. Paraplegia 23:170–175
2. Eder M (1974) In: Eder M, Gedigk P, Pathologie. Springer, Berlin Heidelberg New York, S. 313–314

3. Ferrara MS, Buckley WE, McCann BC, Limbird TJ, Powell JW, Robl R (1992) The injury experience of the competitive athlete with a disability: prevention implications. Med Sci Sports Exerc 24: 184–188
4. Grunze MF, Mulligan MS, Kaiser R, Schuler G (1993) Clinical aspects of wheelchair propulsion. In: Van der Woude LHV, Meijs PJM, van der Grinten BA, de Boer YA (eds) Ergonomics of manual wheelchair propulsion. IOS Press, Amsterdam, p 109–126
5. Marosky JG, Curtis KA (1984) Wheelchair sports medicine. Am J Sports Med 12:128–132
6. Nilson R, Nygaard P, Bjorholt PG (1985) Complications that may occur in those with spinal cord injuries who participate in sport. Paraplegia 23:152–158
7. Schaefer RS, Proffer DS (1989) Sports medicine for wheelchair athletes. Am Fam Physician 39:239–245
8. Shepard RJ (1988) Sports medicine and the wheelchair athlete. Sports Med 5:226–247

Poster VI

Paraplegie und Sport – Ziele und Grenzen

B. Schmidbauer

Unter Bezugnahme auf „Versehrtensport" von O. Kneisel, Wien
Am Beginn dieses Posterreferates will ich den Spruch von Christian Morgenstern stellen, der meiner Meinung sehr gut als Motivation zur allgemeinen sportlichen Betätigung dienen kann.
„Wenn man zum Leben JA sagt und das Leben sagt zu einem NEIN, so muß man auch zu diesem NEIN JA sagen!"

Ziele

Das Training hat folgende Ziele:
a) Training der normalen Muskeln oberhalb des Niveaus der Lähmung, die anatomische Beziehung zu dem gelähmten Bereich haben.

Die alte Vorstellung von Neurologen und Physiologen, daß nach einer Durchtrennung des Rückenmarks zwischen dem gelähmten Teil und dem normalen Teil des Organismus einschließlich des Gehirns keine Beziehung mehr besteht, ist sicher schon lange nicht mehr haltbar.

Man muß daran erinnern, daß der gelähmte Teil des Körpers auch bei kompletten Durchtrennungen des Rückenmarks, sogar im Halsmarkbereich, immer noch mit dem zentralnervösen System oberhalb der Läsion verbunden bleibt.

Dies wird durch die anatomische Anordnung bestimmter Muskelgruppen erreicht, die von Segmenten oberhalb der Rückenmarksunterbrechung innerviert werden, aber andererseits durch ihre Ansatzpunkte mit gelähmten Teilen der WS und besonders mit dem Becken verbunden sind. Bei einer Unterbrechung des thorakalen Rückenmarks sind die langen Rückenmuskeln die Muskelgruppe, die für diese physiologische Verbindung zur Verfügung stehen, die die Stabilität des Rumpfes wieder herstellen und die aufrechte Körperhaltung ermöglichen. Hierzu gehören der Latissimus dorsi, der Trapezius und die Muskeln der Bauchwand (Guttmann 1973).
b) Neuanpassung des sensorischen Systems durch Entwicklung eines neuen Schemas für das Haltungs- und Lageempfinden.
Eine Unterbrechung des Rückenmarks führt unterhalb der Läsion nicht nur zu einer Muskellähmung, sondern auch zu einem Verlust aller Formen der Sensibilität.

Als Folge des Verlusts der Lageempfindung wird die Erhaltung der vertikalen Körperposition um so schwieriger, je höher das Niveau der Unterbrechung liegt.

Der Paraplegiker muß daher ein neues Empfindungsmuster für Lage und Stellung im Raum entwickeln, um im Sitzen sein Gleichgewicht aufrechterhalten zu können. Dies ist eine Vorbedingung für die Teilnahme am Sport. Dieses neue Empfindungsschema wird durch die Innervation der vorher erwähnten normalen Rückenmuskeln aus höheren Segmenten oberhalb der Rückenmarkläsion ermöglicht. Hierbei haben die Muskeln, die von höheren Segmenten innerviert werden und an den gelähmten Teil des Körpers, besonders am Becken, ansetzen, eine große Bedeutung für die Entwicklung eines neuen Schemas propriozeptiver Sensibilität (Guttmann 1973).

c) Neuanpassung des kardiovaskulären Systems

Bei der sportlichen Ausbildung des Querschnittgelähmten ist die Neuanpassung des kardiovaskulären Systems ebenso wichtig wie die Anpassung von muskulären und sensomotorischen Mechanismen. Es muß daran erinnert werden, daß im Frühstadium der Querschnittlähmung das Gefäßsystem von gelähmten Gebieten als Folge einer Lähmung der Vasokonstriktoren seine vasomotorische Kontrolle verloren hat. Dies ist besonders ungünstig bei vollständigen Läsionen oberhalb des 5. Thorakalsegments, da hier die Kontrolle der Nerven des Eingeweidesystems (N. splanchnicus) aufgehoben ist. Wenn der Patient sich aus dem Liegen aufrichtet, kommt es zu einem schnellen und ungehemmten Einstrom von Blut in das Abdominalgebiet und in die untere Extremität als Folge der ausbleibenden Kontraktion der Blutgefäße im Eingeweidesystem. Dies wiederum führt zu einem verminderten venösen Rückstrom und als Folge zu einem ungenügenden Herzminutenvolumen und ungenügender Blutzirkulation im Gehirn. Dies kann zu rapidem Sinken des Blutdrucks und Ohnmacht führen (Guttmann 1973).

Aus dem eben Dargelegten ergeben sich angeführte Lernziele und Aufgaben:

1. Mobilisierung aller verbliebenen motorischen Fähigkeiten mit Hilfe geeigneter Bewegungsaufgaben.
2. Schulung der nichtgelähmten Muskulatur (Krafttraining) zur Übernahme kompensatorischer Leistungen.
3. Verbesserung der vegetativen Anpassungsfähigkeiten durch vielseitige Leibesübungen und gezieltes Kreislauf- und Atemtraining unter dosierter Belastung. Beachtung der mechanischen Bedeutung der körperlichen Bewegung für die Verdauungsfunktion.
4. Entwicklung und Festigung neuer Gleichgewichtsfunktionen und des Körperschemas.

Wie wir gesehen haben, ist je nach Höhe der Läsion bei einer Querschnittlähmung die Sensibilität und damit die Wahrnehmungsfähigkeit von Reizen aus den gelähmten Körperbereichen eingeschränkt oder nicht mehr vorhanden. Kinästhetische Wahrnehmungen und das „Körpergefühl" vermitteln das Bewußtsein über die räumliche Beziehung zu den Gegenständen der Umgebung. Man erfährt durch sie, in welcher Stellung sich die verschiedenen Teile des Körpers befinden.

Mit Hilfe seiner Augen muß nun der Gelähmte die Veränderungen seiner Stellung im Raum erkennen, kontrollieren und verbessern lernen und seine Haltung und Bewegungen darauf abstimmen (vgl. auch Walsh 1969).

5. Entwicklung und Schulung von Techniken im Umgang mit dem Rollstuhl (Rollstuhltraining), die der Bewältigung von Situationen im Alltag und im Sport dienen.

6. Vermeidung von behinderungsbedingten Sekundärschäden durch gezielte, systematisch durchgeführte gymnastische Übungen.

7. Erlernen und Festigen von sportmotorischen Fähigkeiten unter „Einverleibung" des Rollstuhles im Rahmen behinderungsadäquater Sportarten und Sportspiele mit dem Ziel der Verbesserung der allgemeinen Leistungsfähigkeit sowie der Förderung der Selbständigkeit.

Sachverzeichnis

GPSR Compliance

The European Union's (EU) General Product Safety Regulation (GPSR) is a set of rules that requires consumer products to be safe and our obligations to ensure this.

If you have any concerns about our products, you can contact us on ProductSafety@springernature.com

In case Publisher is established outside the EU, the EU authorized representative is:

Springer Nature Customer Service Center GmbH
Europaplatz 3
69115 Heidelberg, Germany

The manufacturer's authorised representative in the EU is Springer Nature Customer Service Centre GmbH, Europaplatz 3, 69115 Heidelberg, Germany. If you have any concerns regarding our products, please contact ProductSafety@springernature.com

Printed and bound by CPI Group (UK) Ltd, Croydon, CR0 4YY

23/04/2026

02095592-0009